Erotismo, sexualidade, casamento e infidelidade

Sexualidade conjugal e prevenção do HIV e da AIDS

Dados Internacionais de Catalogação na Publicação (CIP)
(Câmara Brasileira do Livro, SP, Brasil)

Zampieri, Ana Maria Fonseca

Erotismo, sexualidade, casamento e infidelidade : sexualidade conjugal e prevenção do HIV e da AIDS / Ana Maria Fonseca Zampieri. - São Paulo : Ágora, 2004.
Bibliografia.
ISBN 978-85-7183-871-0

1. Adultério 2. AIDS (Doença) - Prevenção 3. AIDS (Doença) em mulheres 4. Erotismo 5. HIV - Infecções - Prevenção 6. Sexo no casamento I. Título.

03-2446

CDD-616.89
NML-WM100

Índices para catálogo sistemático:
1. Sexualidade conjugal e prevenção do HIV e da AIDS : Psicologia clínica   612.85

www.summus.com.br

Compre em lugar de fotocopiar.
Cada real que você dá por um livro recompensa seus autores
e os convida a produzir mais sobre o tema;
incentiva seus editores a encomendar, traduzir e publicar
outras obras sobre o assunto;
e paga aos livreiros por estocar e levar até você livros
para a sua informação e o seu entretenimento.
Cada real que você dá pela fotocópia não autorizada de um livro
financia o crime
e ajuda a matar a produção intelectual de seu país.

Erotismo, sexualidade, casamento e infidelidade

Sexualidade conjugal e prevenção do HIV e da AIDS

Ana Maria Fonseca Zampieri

EDITORA
ÁGORA

EROTISMO, SEXUALIDADE, CASAMENTO E INFIDELIDADE
Sexualidade conjugal e prevenção do HIV e da AIDS
Copyright © 2003 by Ana Maria Fonseca Zampieri
Direitos desta edição reservados por Summus Editorial

Capa: **BVDA - Brasil Verde**
Editoração e fotolitos: **All Print**

Editora Ágora

Departamento editorial:
Rua Itapicuru, 613 – 7º andar
05006-000 – São Paulo – SP
Fone: (11) 3872-3322
Fax: (11) 3872-7476
http://www.editoraagora.com.br
e-mail: agora@editoraagora.com.br

Atendimento ao consumidor:
Summus Editorial
Fone: (11) 3865-9890

Vendas por atacado:
Fone: (11) 3873-8638
Fax: (11) 3873-7085
e-mail: vendas@summus.com.br

Impresso no Brasil

*... o sonho é ver as formas invisíveis
da distância imprecisa e, com sensíveis
movimentos da esperança e da vontade,
buscar na linha fria do horizonte
a árvore, a praia, a flor, a ave, a fonte:
os beijos merecidos da Verdade...*

Fernando Pessoa, 2000

*Às mulheres e aos homens
com quem aprendi,
compartilho
e
sigo transmitindo...
minhas histórias sobre o ser mulher e o ser homem.*

*A
Matilde Fonseca
Romilda Zampieri (in memorian)
Ana Paula Fonseca Zampieri
Poliana Fonseca Zampieri
e
Rosa Macedo.*

*A
Miguel Fonseca (in memorian)
Domingos Zampieri
Paulo Zampieri
Paulo Zampieri Jr.
Denis Fonseca Zampieri
e
Nelson Vitiello (in memorian).*

*Minha gratidão,
meu amor e minha
esperança.*

Agradecimentos

Este trabalho contém vários aspectos da visão de mundo, da ciência e das relações de gênero na conjugabilidade, que tenho aprendido e refletido com minha orientadora, nestes últimos dez anos de meu trabalho como pesquisadora. Não há como agradecer a abertura, a disponibilidade e o brilhantismo da orientação da querida profa. dra. Rosa Macedo Stefanini de Macedo, importante formadora dos terapeutas de família do Brasil e nossa homenageada, no ano de 2002, com todo o merecimento, pela Associação Brasileira de Terapia Familiar.

É um privilégio ser sua discípula, Rosa. Obrigada!

Tive a honra de ter um precioso colaborador na orientação deste trabalho. Homem que liderou trabalhos e várias pesquisas na Sociedade Brasileira da Sexualidade Humana durante muitos anos e formou inúmeros terapeutas sexuais, como eu, em todo este país. Nelson Vitiello, que perdemos no ano passado, é sem dúvida o grande precursor, idealista e responsável pela educação sexual no Brasil, seja na academia, nos consultórios, nas escolas e na vida. Embora ele não possa ter lido este trabalho em sua versão final, soube de todo o seu conteúdo e segui à risca as observações que, gentil e generosamente, fez no exame de qualificação desta dissertação.

Obrigada, Nelson!

Minha família nuclear participou ativamente da execução deste trabalho. Estiveram comigo todo este tempo meu marido, Paulo, e meus filhos, Ana Paula, Paulo Jr., Denis e Poliana. Reclamaram muito. Substituíram várias funções minhas. Ensinaram-me a lidar com a digitação dos textos, às vezes digitaram-nos, algumas transcreveram fitas, em outras me auxiliaram a editar as fitas de vídeo. Fizeram-me muitos chás e mimos, acolheram e acalmaram-me nas etapas difíceis. Nosso amor se solidificou nessas experiências.

Muito obrigada a vocês! Todo o meu amor, carinho e gratidão.

Há vinte anos tenho a assessoria da logística e da administração de minha família, da grande companheira Maria das Neves ou, simplesmente, a nossa Neivinha.

Obrigada pelo seu carinho e apoio.

Editar um texto é também corrigi-lo inúmeras vezes. Fazer trabalhos que coincidam o meu gosto estético com os padrões científicos não é uma tarefa simples, eu sei. Nilson Benis Junior tem sido meu querido, paciente e competente assistente nos trabalhos de digitação, formatação e montagem de todo este trabalho.

Muito obrigada, Nilson.

Agradeço a presteza e o carinho de Ana Márcia Vasconcelos, parceira importante na revisão da transcrição das fitas de vídeo e da língua portuguesa dos textos construídos com base nelas. Obrigada pela atenção e pelo capricho de seu trabalho.

Com carinho especial, agradeço à dra. Carmita Abdo, grande figura no desenvolvimento das pesquisas sobre a sexualidade dos brasileiros, por meio dos trabalhos que vem dirigindo no Programa de Sexualidade (ProSex) do Hospital das Clínicas da Faculdade de Medicina da Universidade de São Paulo. Agradeço a ela a paciência, a confiança e a disponibilidade com que vem acompanhando e avaliando meus trabalhos em sexualidade e prevenção da AIDS.

Outro agradecimento muito particular à dra. Mathilde Neder, que há quinze anos tem acompanhado, orientado e discutido minhas idéias e meus rumos. Sua firmeza, delicadeza, seu respeito e sua generosidade são marcantes em nosso vínculo atual de profissão e amizade.

Outros importantes profissionais a quem devo meus agradecimentos são o prof. dr. José Fonseca Filho, importante psicodramatista e escritor brasileiro, e a profa. dra. Mary Jane Spink, internacionalmente conhecida em trabalhos de

Psicologia Social, que já comentou artigos nossos em revistas especializadas.

Agradeço a parceria das colegas psicodramatistas Vanúsia Leal Andrade Peres e Eleusis das Graças Rodrigues de Andrade na coordenação do Programa de Pós-graduação dos cursos de terapia familiar, da Universidade Católica de Goiás e nos *Sociodramas Construtivistas* que temos dirigido no Centro de Atendimento e Ensino de Psicoterapia, Caep, de Goiânia. Pelo carinho, acolhimento e prestígio do meu trabalho. Muito obrigada!

Aos colegas, amigos e alunos do Instituto Bauruense de Psicodrama, especialmente a Regina Correa Lopes Vanin, Antonio Vanin e Raquel Mitelmão, Ademir Bono e Célia Larenti, pela aceitação, confiança e divulgação de meu trabalho na área da psicoterapia de casais, da terapia sexual e da prevenção da AIDS.

Às queridas e preciosas colegas e amigas Lúcia Bien e Luciana Bien Neuber, do Centro de Estudos Homo Sapiens, de Bauru, pelos convites e pelo prestígio de meus trabalhos nas Jornadas de Sexualidade Humana que têm realizado nos últimos seis anos. Pela oportunidade de divulgar os *Sociodramas Construtivistas* aos terapeutas e sexólogos de Bauru e da região, à comunidade bauruense e aos universitários dessa cidade. Obrigada pela confiança.

Às grandes amigas e parceiras do Psicodrama: Maria Eveline Cascardo Ramos, Marlene Magnobosco Marra e a meus alunos e supervisionandos do Instituto de Psicologia Aplicada de Brasília. Agradeço o incentivo e o apoio nesses últimos dez anos. E pelo que tenho aprendido, particularmente com Eveline, sobre como enfrentar momentos difíceis e desafios inesperados. A vocês todos de Brasília, meu muito obrigada e carinho.

Aos amigos e mestres da terapia sexual, especialmente aos da SBRASH, Sonia Daud, Mara Barasch, Francisco Anello, Paulo Geraldo Tessarioli, Zenilce Bruno, Ana Lúcia Cavalcanti, Eduardo Takeshi Yabusaki e Arlete Gravanic pelo apoio e incentivo a meu trabalho como pesquisadora na área da sexualidade humana.

Ao querido amigo e mestre dr. Useche, por ter me apresentado à obra do dr. Alzate, com quem trabalhou por anos e pela orientação segura e firme nos estudos do erotismo humano. Obrigada pela generosidade com que compartilhou comigo seus saberes.

À minha querida Rita Cohen, pela surpresa que me ofereceu na descoberta da generosidade, espiritualidade, capacidade de amor e esperança nas chamadas relações extramundos. Este livro tem tua influência e presença. Obrigada.

Aos amigos do Delphos, do Rio de Janeiro, particularmente a Cecília Veluk Baptista, Laurice Lévy, Maria do Carmo Rosa, Nice Brandão e Lilian Cortes, pelo apoio, incentivo e carinho de todos esses anos.

Aos amigos e colegas do Psicodrama pela facilitação e pelo apoio a meus trabalhos com o *Sociodrama Construtivista* nas várias escolas da Federação Brasileira de Psicodrama. À presidenta Heloisa Fleury, à Silvia Petrilli, a Ronaldo Pamplona e Carlos Borba.

A meus amigos companheiros e co-construtores da F&Z, escola onde dirijo cursos de formação em terapia sexual para casais e programas de prevenção de HIV e de AIDS, com especial atenção a Ana Maria Ramos Seixas, Ana Lúcia Coutinho, Luis Russo, José Paulo da Fonseca, Mariângela Mantovani, Marisa Barradas de Crasto, Lavínia Vieira, Suzana Barreto e Marisa Martins. Muito obrigada por todos estes anos de parceria constante e profícua. Reparto com vocês a alegria de concluir mais esta etapa em minha estrada profissional.

Quero agradecer à querida Lucila Leite Pimentel suas reflexões éticas e filosóficas sobre meu trabalho. Obrigada pela delicadeza e pelo carinho com que tem compartilhado comigo seus saberes de filósofa e de educadora de adolescentes nestes anos todos.

A meus queridos alunos e supervisionandos da F&Z Assessoria e Desenvolvimento em Educação e Saúde; do IBAP, de Bauru; do Caep e da UCG de Goiás e do CEPB e Inpa de Brasília. Agradeço o respeito e o carinho com que têm me acolhido durante todos estes anos.

A meus queridos mestres do Psicodrama, do Construtivismo e da Terapia Familiar: Ceneide Cerveny, Fernando Carlos Soares, Iedo Roberto Borges, Lino de Macedo, Régis Viana, Rojas Bermudez e Rosana Mantilla. Seus trabalhos têm desdobramentos nestes meus. Muito obrigada.

A meus pacientes com AIDS e com HIV, meus inspiradores na busca da prevenção desta enfermidade que se estabeleceu como uma pandemia no século anterior. Por meio de nomes fictícios como Joãos e Marias, agradeço-lhes muito e especialmente a confiança, luta e esperança.

Enfim, agradeço a todos os amigos, colegas e outros profissionais que contribuíram para a construção deste meu trabalho e que, eventualmente, eu não tenha lembrado de citar.

Obrigada a todos.

A porta da verdade estava aberta,
mas só deixava passar
meia pessoa de cada vez.

Assim não era possível atingir toda a verdade,
porque a meia pessoa que entrava
só trazia o perfil de meia verdade.
E sua segunda metade
voltava igualmente com meio perfil.
E os meios perfis não coincidiam.

Arrebentaram a porta. Derrubaram a porta.
Chegaram ao lugar luminoso
onde a verdade esplendia seus fogos.
Era dividida em metades
diferentes uma da outra.

Chegou-se a discutir qual a metade mais bela.
Nenhuma das duas era totalmente bela.
E carecia optar. Cada um optou conforme
seu capricho, sua ilusão, sua miopia.

Carlos Drummond de Andrade, 1984

Sumário

Prefácio 15

Introdução 17

1   A dança dos hormônios na sexualidade conjugal 23

2   Gênero e sexualidade conjugal 63

3   Erotismo e sexualidade na vida conjugal 131

4   A infidelidade conjugal no casamento ocidental 155

5   HIV e AIDS no casamento brasileiro 175

Considerações finais 205

Posfácio 217

Bibliografia 221

Prefácio

Há que se ter paixão para viver. Do contrário, a vida se concretiza como um mero esboço daquilo que o Criador projetou, nada além de uma sombra da magnitude que o homem sonha alcançar.

Há que se ter coragem. Do contrário, a paixão não realiza o sonho, a magnitude não se impõe à sombra.

Ana Maria Fonseca Zampieri é uma dessas raras e preciosas criaturas que não temem viver com muita paixão. Eu não cheguei a conhecê-la em seus anos verdes, mas na maturidade de suas convicções e de seus atos. E não foi difícil notá-la, admirá-la e imaginar como deve ter sido irriquieta e criativa, desde a infância. Como deve ter-se envolvido por inteiro em tudo o que acreditou e escolheu.

Sei que escolheu a Psicologia, a carreira acadêmica, ser psicoterapeuta, casar, ter filhos, trabalhar muito, pesquisar, ousar e fazer. Sei que acredita na família, que ama intensamente os seus e que sabe estender esse sentimento aos outros, àqueles sobre os quais pesquisa, enquanto vai aliviando as angústias, desatando os nós, soltando as amarras, definindo as possibilidades e os limites.

Erotismo, sexualidade, casamento e infidelidade são os temas que Ana Maria estudou e sobre os quais escreveu sua tese de doutorado, brilhantemente defendida em 2002, na Pontifícia Universidade Católica de São Paulo. Essa defesa coroou, com as mesmas paixão e coragem de sempre, o trabalho honesto e determinado da doutoranda que – cercada de muitos amigos, alunos, ex-alunos e familiares – soube transmitir o que realizou e escreveu e soube acolher o que ouviu da Banca Examinadora.

A tese, transformada em livro, ultrapassa agora (e pela Editora Ágora) os limites da Academia, para levar conhecimento e experiência a quem queira aprender mais e objetivamente lidar com os casais e suas motivações, com as pessoas e seu universo conjugal. O mesmo universo no qual, de modo sutil e marcante a um só tempo, Ana Maria vai se insinuando e desvendando. Depois, vai interagindo, resgatando e ajudando a resolver.

Ana Maria resolve. Emprega seu talento para fazer do conhecimento, da paixão e da coragem veículos de transformação e incentivo a uma prática sexual mais saudável e gratificante para os casais. De forma surpreendente, consegue propiciar um clima intimista e, curiosamente, favorece o compartilhar, em grandes grupos, sendo a excelente diretora de Psicodrama que é.

Ela parte de um reconhecido arcabouço teórico e exerce uma técnica que sensibiliza para a responsabilidade e o compromisso no relacionamento a dois, o que reverte em saúde e qualidade de vida para os parceiros.

É contagiante vê-la trabalhando e este livro se encarrega do registro e da transmissão desse método singular, resultado de décadas de estudo, pesquisa e aprimoramento. Décadas de coragem e de paixão. Décadas da vida de Ana Maria...

Profa. dra. Carmita Helena Najjar Abdo
Professora livre-docente do Departamento de Psiquiatria da
Faculdade de Medicina da Universidade de São Paulo
Coordenadora do Projeto Sexualidade (ProSex)
da Universidade de São Paulo

Introdução

... Aproxima-te mais!
Mais perto!
Perto!
Tão perto
que tuas palavras
saiam de meus lábios...

Rudolf Peyer, 2002

Este livro pretende abordar e articular temas ainda tabus de nossas vidas, como o erótico, o sexo e a infidelidade no cenário do casamento brasileiro heterossexual, e ainda colocar o holofote em um protagonista escondido nesse palco: a AIDS em pessoas casadas.

Em 1994, a Conferência Internacional das Nações Unidas sobre a População e Desenvolvimento, que aconteceu no Cairo, falou da saúde como sendo um estado de bem-estar físico, mental e social e não, portanto, de mera ausência de enfermidades. Entendemos, então, que a saúde sexual deva dar às pessoas a capacidade de desfrutar de uma vida sexual satisfatória e sem riscos de enfermidades, em que os gêneros masculino e feminino possam ter a liberdade de decidir como, com quem e com que freqüência ter relações sexuais. E que estas relações possam fazê-las sentir-se pertencentes aos seus grupos sociofamiliares, sem conflitos de individualidades e de poder baseados em diferenças pessoais.

Sabemos que os temas sexualidade e AIDS ainda são temidos em nossa cultura. Sexualidade e reprodução permanecem como noções idênticas para várias pessoas. Quando, por exemplo, a ciência destes últimos três anos anunciou que poderia produzir o primeiro ser humano pela clonagem, a meta sexual de homens e mulheres ficou abalada. O choque cultural após os atentados de 11 de setembro de 2001, nos Estados Unidos, fez com que os costumes da religião mulçumana ficassem em evidência e, com eles, o direito dos homens à poligamia e à repressão da mulher. Em 2002, vários escândalos de padres católicos, que abusavam sexualmente de meninos nos Estados Unidos e na Europa, colocaram o foco de luz do cenário sexual na questão do celibato do clero e na homossexualidade. Em São Paulo, um famoso hebiatra sedava seus pacientes, para deles abusar sexualmente. Assim, a pedofilia foi questão de debates também no Brasil. Nos dias de hoje uma jovem mulher da Nigéria correu o risco de ser morta por apedrejamento por ter sido considerada adúltera, e a condenação só foi suspensa por influência de intensa mobilização internacional.

No que refere à AIDS, falar de controle da sexualidade remete as pessoas ao controle de suas vidas que poderes religiosos e políticos já exerceram para se estabelecer como força na sociedade. A AIDS foi ligada à homossexualidade masculina e reencena os argumentos oficiais da Igreja, como aqueles em que Deus teria mandado destruir as cidades de Sodoma e Gomorra porque havia *gays* e, assim, estava instalado o problema do sexo sem procriação. Hoje ainda há quem pense que a AIDS é outro castigo divino.

Em nosso país, a consciência sobre o risco da AIDS existe. Contudo, quando se trata de mulheres casadas, que desempenham os papéis de esposa e de mãe, estas negam, muitas vezes, sua vulnerabilidade porque isto pode agredir os campos demarcados fortemente das representações de gênero que orientam todo o panorama da sua identidade sexual. Quanto ao homem casado, essa consciência de risco à AIDS esbarra, com freqüência, na definição de masculino, que se dá prioritariamente por oposição ao feminino e nas defesas de sua masculinidade, que não deve ser questionada.

Como pesquisadora, terapeuta sexual, terapeuta de casais e psicodramatista, interessei-me nas possibilidades de investigações sobre sexualidade e AIDS, desde 1982. Sei da lentidão das mudanças nos comportamentos sexuais; da pluralidade das trajetórias e biografias sexuais das pessoas e das dificuldades de comunicação que elas têm sobre estes temas, ligados a outros igualmente considerados tabus como satisfação erótica dos casais, infidelidade sexual, posições sexuais e orgasmo, entre tantos outros. Como psicodramatista, tenho a experiência de trabalhar com *Sociodramas Construtivistas* com grupos, mediante representações de papéis sociais dramatizados no enredo co-construído pelo grupo, o que facilita mudanças de visão de mundo e de atitudes em vínculos profundos. Tudo isso vem se processando e articulando em meu mundo profissional, nos últimos 27 anos.

Em 1996 apresentei a dissertação de mestrado em Psicologia Clínica, em que os resultados finais de pesquisas sobre AIDS em grupos de crianças, adolescentes e adultos apontavam para uma caracterização brasileira desta enfermidade, ligada à heterossexualidade. Naquela ocasião coloquei como hipótese, para o ano 2000, ser a mulher, esposa e mãe, o principal protagonista do HIV e da AIDS, no cenário brasileiro. Falava, então, da similaridade da AIDS brasileira à AIDS africana, onde predominantemente os heterossexuais são os mais infectados. Infelizmente essa hipótese se concretizou.

Esta foi uma das motivações básicas para as pesquisas e para os estudos de uma dissertação de doutorado em Psicologia Clínica: a infecção do HIV e da AIDS nos casais brasileiros e, mais precisamente, como promover esta prevenção. Percebi que seria importante propor pesquisas quantitativas que avaliassem as conceituações dos casais sobre HIV, AIDS e sua prevenção, antes de fazer com que eles vivenciassem a possibilidade de uma educação preventiva eficaz quanto à essa enfermidade. Outro aspecto discutido e especialmente desejado foi o de poder avaliar a metodologia por mim chamada de *Sociodrama Construtivista*, apresentada igualmente em minha dissertação de mestrado, como eficaz para a prevenção de HIV e de AIDS e, desta vez, na prevenção para casais heterossexuais casados. Estes resultados serão publicados posteriormente em outro livro.

Penso que esta metodologia, que passo a chamar de *Sociodrama Construtivista da Sexualidade Conjugal na Prevenção de HIV e de AIDS no Casamento*, deveria explorar os mitos, as crenças e os valores articulados à sexualidade conjugal e cujas desconstruções favoreceriam dois aspectos simultaneamente: a melhoria da qualidade sexual dos casais e suas sensibilizações e conscientizações quanto a terem atitudes sexuais que os deixam vulneráveis ao HIV e à AIDS.

Outra questão valorizada é a responsabilidade social de empresas quanto à saúde sexual e à prevenção de HIV e de AIDS de seus funcionários. Dessa forma, nasceu a proposta de efetuar estas pesquisas interventivas nos locais de trabalho. Contava com a possibilidade de essas pesquisas promoverem um efeito multiplicador dentro das relações profissionais dos pesquisados. Então, propus fazer, com os casais pesquisados e com base nos resultados obtidos, *Manuais de Educação Sexual para Casais*, os quais seriam distribuídos por eles em suas redes profissionais e familiares. Para incentivar isso, pedi aos casais pesquisados que fizessem dedicatórias a pessoas de suas vidas privadas, dedicatórias que fariam parte dos *Manuais de Educação Sexual para Casais*.

Conseguir estes espaços nas empresas foi a etapa mais difícil deste trabalho. Foram necessárias inúmeras reuniões, com infindáveis questionamentos por parte de seus responsáveis, habitualmente médicos do trabalho, psicólogos, enfermeiros e assistentes sociais. De quinze empresas consultadas no Brasil, apenas três concordaram e aceitaram esta proposta. Todos estes casais tiveram participações voluntárias mediante convites do serviço médico de suas empresas. Também foram voluntárias as participações de seus cônjuges. Eles permitiram e autorizaram que as pesquisas realizadas com eles pudessem ser filmadas para estudos posteriores da pesquisadora e, ainda, para a confecção de uma fita de vídeo, com edição de momentos selecionados por ela, para fazer parte dos anexos deste trabalho.

Em síntese, este livro objetiva trazer conceitos teóricos quanto aos temas casamento, sexualidade, erotismo, fidelidade, HIV e AIDS no casamento brasileiro. Entendo que estes estudos são imprescindíveis para promover e avaliar quantitativa e qualitativamente a metodologia do *Sociodrama Construtivista*, para conhecimento da sexualidade conjugal brasileira, na prevenção do HIV e da AIDS.

Os recursos teóricos utilizados são os de estudiosos da sexualidade humana e da AIDS, primordialmente. Entre estes autores estão médicos, sexólogos, antropólogos, sociólogos, assistentes sociais, psiquiatras, teólogos e psicólogos, cientistas dos séculos XX e XXI, como se pode observar nas referências bibliográficas que compõem este livro.

Apresento, agora, o conteúdo desta obra. O capítulo é chamado "A dança dos hormônios na sexualidade conjugal", onde se encontram estudos que relacionam os hormônios, diferenciados por gênero masculino e feminino, bem como suas influências nas sexualidades dos casais em seus vários estágios de desenvolvimento e nos diversos ciclos de suas vidas sexuais.

No capítulo "Gênero e sexualidade conjugal", apresento diversos estudos sobre gênero, diferenciados em subitens assim designados: história, biologia, repressão sexual, masturbação, orgasmo, sexo oral, sexo anal, bissexualidade, uso do preservativo, mitos e posições sexuais. Este estudo faz-se primordial para a compreensão de atitudes sexuais de homens e de mulheres brasileiras.

Como considero importante para a educação sexual preventiva do HIV e da AIDS para casais a diferenciação entre sexo reprodutivo e sexo erótico, desenvolvi o capítulo em torno de conceituações do erotismo na vida conjugal e de sua repressão na história da sexualidade humana ocidental. Estes fatos, a meu ver, interferem substancialmente nas atitudes e na saúde sexual dos casais de nossa cultura. Nesta perspectiva construí o capítulo "Erotismo e sexualidade na vida conjugal".

"A infidelidade conjugal no casamento ocidental" é o capítulo deste livro onde discorro sobre como se compreendem e como se desenvolvem atitudes de infidelidade sexual nos casamentos da cultura ocidental. Focalizo, também, os mitos e as conseqüências dessas infidelidades nos casamentos em geral, sob enfoques biológicos, sociais e psicológicos. Este capítulo ajuda a compreender como o HIV é transmitido entre os casais heterossexuais.

Por último, apresento o capítulo "HIV e AIDS no casamento brasileiro". Após a apresentação da história do HIV e da AIDS no mundo, discuto as diversas dinâmicas que a infecção desta enfermidade tem, especificamente, nos casamentos heterossexuais brasileiros. Neste capítulo observo, ainda, como a maioria das pessoas casadas diz conhecer adequadamente os mecanismos de transmissão da AIDS, mas como, também, isso não modifica suas atitudes de vulnerabilidade a essa doença. Analiso, ainda, a dificuldade de se alterar comportamentos sexuais de risco, porque estes seguem lógicas diferentes das difundidas por profissionais de saúde pública, em geral. Considero este capítulo uma contribuição importante para quaisquer programas de prevenção de HIV e de AIDS para casais brasileiros.

Apresentarei a pesquisa propriamente dita em outro livro que chamarei *Sociodrama Construtivista da Sexualidade Conjugal na Prevenção do HIV e da AIDS no Casamento: uma nova tecnologia de saúde preventiva*. Nele estão as questões-problema desta pesquisa; seus objetivos e método; a população pesquisada identificada, inclusive com um genograma simplificado da família nuclear destes casais e as transcrições *ipsis literis* de todos os doze *Sociodramas Construtivitas* realizados nas três empresas. Os resultados obtidos de análises qualitativas e os resultados quantitativos, com seus gráficos e percentuais, encontram-se nessa obra.

Nas "Considerações finais" articulo os vários itens da teoria estudada e sugiro que a qualidade sexual dos casais brasileiros seja desenvolvida paralela à educação preventiva de HIV e de AIDS, por acreditar que saúde e doença formam um contínuo reversível.

Se falar de sexualidade no casamento sem citar o erotismo e a infidelidade conjugal, estarei reduzindo as possibilidades de entendimento a uma visão linear que não alcança a complexidade em que o amor e a AIDS convivem na vida de nossos casais brasileiros.

1

A dança dos hormônios na sexualidade conjugal

... no súbito, incontido orgasmo, novos e estranhos frêmitos nela despertaram. Frementes, frementes, como o palpitar de leve chama, leves e macias como plumas, as entranhas de Constance começaram a derreter-se lá dentro. Era como o som de um sino que, de vibração em vibração, atinge o apogeu. Ela não teve consciência dos gemidos e grittinhos selvagens que deu até o fim. Mas acabou depressa demais... ela não podia acabar sozinha... não podia... sentiu que o bruto do homem estremecia de novo dentro de sua carne e tornava a crescer em estranhos ritmos até ocupar todo o vácuo de sua consciência... um profundo turbilhão de sensações que vibravam e mergulhavam por toda a sua carne e toda a sua consciência, até torná-la um redemoinho concêntrico de sensações...

D. H. Lawrence, 1989

Sabemos que a sexualidade conjugal não pode ser reduzida a pontos de vista particulares específicos, mas precisa de uma abordagem sistêmica, em que a trama de aspectos clínicos, hormonais, psicológicos, culturais, antropológicos, sociais e comportamentais, entre tantos outros, tem múltiplas, complexas e infinitas combinações. Quando discutimos a questão da sexualidade de um casal, seja no *setting* terapêutico ou no educacional, estamos efetuando um corte, uma seleção desta complexa realidade. Apenas seleciono um tema protagonista para este trabalho, porém não pretendo abstraí-lo de toda a sua rede de complexidades, em constante dinamismo e interinfluências.

No que diz respeito aos aspectos clínicos ou orgânicos da sexualidade humana, seleciono a questão dos hormônios, pela importância que este tema tem nas relações de desejo, de buscas, de encontros e desencontros no cenário da sexualidade dos casais. Busco ainda compreender a interferência que a diversidade hormonal entre homens e mulheres e entre as suas várias fases de ciclo de vida promove em questões de sexualidade conjugal e infidelidade sexual no casamento.

Em nome dos complexos dinamismos e das diversidades dessas combinações hormonais nos ciclos do desenvolvimento da sexualidade humana, entre homens e mulheres, é que chamo este capítulo de "A dança dos hormônios na sexualidade conjugal". Farei uma breve revisão dos aspectos hormonais, suas funções e diferenciações sexuais segundo o gênero e de como isto faz parte do cotidiano da vida sexual dos casais.

Na sexualidade humana distinguimos os componentes biológicos e socioculturais. Segundo o sexólogo colombiano Alzate (1997), esta é uma divisão metodologicamente útil, porém incorreta já que a sociedade e a cultura também são produtos da biologia, uma vez que os fenômenos socioculturais, que têm origem em atos psíquicos, são gerados por mecanismos neurofisiológicos e culturais. O componente biológico constitui o substrato comportamental. Este, por sua vez, determinado pela cultura, possui influências positivas ou negativas sobre o comportamento biológico.

A mais antiga função da sexualidade humana é a reprodução e a mais moderna, o prazer, de acordo com Useche (1999). Podemos dizer, de acordo com pesquisas de Alzate (1997), que 99% dos coitos que um casal tem durante sua vida conjugal são para a busca do prazer. Dessa forma, a importância do erotismo na vida sexual do ser humano é um produto do processo evolutivo da hominização. Para esse autor há certo orgasmo em alguns macacos, porém mais vegetativo e indiferenciado que erótico. Comparado a todos os outros animais, o homem tem um mundo muito mais amplo, dado seu grau de inteligência biológica, em que surgem as funções da linguagem, do simbólico e da função erótica.

Do ponto de vista filogênico, o controle primário das atividades sexuais é realizado pelos hormônios sexuais. Todavia, esta importância vai tornando-se menor à medida que o córtex cerebral se desenvolve. Há, basicamente, duas classes de efeitos hormonais sexuais sobre o comportamento animal. Os de desenvolvimento que tendem a ser permanentes ou invisíveis, podendo alguns permanecer latentes até uma fase posterior da vida do animal. E os concorrentes, que são reversíveis, interativos, não se limitam a um dado período do desenvolvimento e regulam a atração entre machos e fêmeas.

No mundo animal por ocasião do cio ocorre nas fêmeas uma concentração de estrógenos mais elevada, tornando-a atraída pelo macho e buscando-o ativamente. Nos machos, os andrógenos permitem a eles se excitarem com a fêmea receptiva e copular com ela. Na fêmea, esses andrógenos produzidos pelo córtex supra-renal induzem à receptividade sexual ante o macho, além de estimular a produção de substâncias que o atraem pelo olfato. A progesterona potencializa nas fêmeas a ação dos estrógenos.

Já no nível evolutivo dos seres humanos, há uma independência maior do comportamento sexual em relação aos hormônios, de tal forma que homens e mulheres estão capacitados para a atividade sexual fora da função reprodutora; o que nos revela certa autonomia da função erótica humana.

O olfato representa relevante papel na transmissão e recepção de mensagens sexuais na maioria dos mamíferos. Mesmo nos seres humanos, apesar de não percebermos muito, há a percepção de odores das secreções dos casais, como do suor, da urina, da secreção vaginal e outros. Estes odores exercem a influência no erotismo de várias pessoas. Assim também sabemos que alguns perfumes estão associados a lembranças de objetos sexuais desejados.

A testosterona, importante hormônio deste estudo, é produzida nos testículos, nos ovários e no córtex adrenal. Na circulação, ela age como um pró-hormônio para a formação de duas classes de esteróides: os androgênios reduzidos, que atuam como mediadores intracelulares da maior parte dos atos dos androgênios e dos estrogênios, que aumentam alguns efeitos androgênicos e bloqueiam outros. A observação de que a castração produz o eunuco propriamente creditado ao homem primitivo marca os primórdios da endocrinologia. A descoberta de que os testículos são glândulas de secreção interna é atribuída a Bertholf (1849). Contudo, a testosterona foi um dos últimos hormônios esteróides a ser isolado de forma pura. Secretada pelos testículos ela é o principal andrógeno plasmático dos homens. Nas mulheres, pequenas quantidades de testosterona são sintetizadas pelos ovários e adrenais.

A concentração plasmática de testosterona nos machos está relativamente elevada em três períodos da vida: a fase de desenvolvimento embrionário na qual ocorre a diferenciação fenotípica do macho, o período neonatal e ao longo da vida sexual adulta. As concentrações começam a subir nos embriões masculinos por volta da oitava semana de desenvolvimento e a cair antes do nascimento. Posteriormente, elevam-se durante o período neonatal e então caem a valores pré-púberes típicos, poucos meses após o nascimento.

Na época da puberdade masculina, a hipófise começa a secretar maiores quantidades de hormônio luteinizante (LH) e do hormônio folículo-estimulante (FSH). As gonadotrofinas são secretadas de modo cíclico, inicialmente sincronizado com o ciclo do sono; todavia, com a evolução da puberdade, ocorrem secreções pulsáteis durante os períodos de sono e vigília. O hipotálamo e a hipófise tornam-se menos sensíveis ao *feedback* inibitório dos hormônios sexuais durante a puberdade. O evento que inicia tais fenômenos é desconhecido.

No homem adulto, as concentrações de LH, de FSH e de testosterona no plasma oscilam durante o dia, embora os valores integrados sejam relativamente constantes.

Os androgênios possuem distintas funções em diferentes fases da vida. Durante a vida embrionária eles virilizam o trato urogenital do embrião masculino e as suas ações são centrais para o desenvolvimento do fenótipo masculino. O papel dos androgênios, se existir durante o período neonatal quando surge a sua secreção de androgênios, não é definido, mas pode envolver funções de desenvolvimento dentro do sistema nervoso central.

Na puberdade, os hormônios transformam o garoto em homem. A mínima secreção de androgênios dos testículos pré-puberais e do córtex adrenal suprime a secreção de gonadotrofina, até que, em idade variável, torna-se menos sensível ao *feedback* inibitório. Os testículos começam a aumentar, logo depois o pênis e os escrotos crescem e surgem os pêlos púbicos. No início da puberdade a ereção peniana e a masturbação tornam-se freqüentes na maioria dos garotos e quase simultaneamente as propriedades de promover o crescimento dos androgênios provocam um aumento na altura e no desenvolvimento da musculatura esquelética, que contribui para o rápido aumento do peso corpóreo. Como os músculos crescem fisicamente, o vigor aumenta e os testículos alcançam proporções adultas antes que todas as mudanças da puberdade tenham se completado. Como resultado das ações dos androgênios a pele torna-se mais espessa, com tendência a ser oleosa em virtude da proliferação das glândulas sebáceas e este último efeito predispõe o entupimento e a infecção levando à formação de acne em alguns indivíduos. A gordura subcutânea se perde e as veias são proeminentes sobre a pele. Os pêlos do tronco e dos membros desenvolvem-se no padrão típico do macho. O crescimento da laringe provoca, no início, uma dificuldade no ajuste do tom da voz e depois a torna grave permanentemente. O crescimento da barba e de pêlos nas pernas são outros eventos da puberdade, são as últimas das características sexuais secundárias a se desenvolver. Ao mesmo tempo, naqueles em que a herança determina mostram-se os primeiros sinais de calvície, com recesso das linhas capilares nas têmporas e a diminuição do cabelo no topo. Aproximadamente nessa época, o principal surto de crescimento chega ao fim e as epífises dos grandes ossos começam a se fechar. Nos anos seguintes há em geral um a dois centímetros de crescimento.

Os androgênios podem responder em parte pelos comportamentos agressivos dos machos. O padrão de comportamento diferente entre os machos e as fêmeas sugere uma importante participação dos hormônios no comportamento sexual. Por exemplo, o comportamento sexual de ratas fêmeas é mudado para o de machos, após tratamento com testosterona tanto em neonatos quanto em adultos.

Quando usados em mulheres, todos os androgênios possuem o risco de causar masculinização e outras manifestações indesejáveis como acne, crescimento de pêlos faciais e agravamento da voz. Ocorrem irregularidades menstruais e a secreção da gonadrotofina é suspensa. Efeitos colaterais feminizantes, em particular a ginecomastia, podem acontecer em homens que recebem androgênios. Os efeitos colaterais feminizantes são particularmente intensos em crianças e em homens com doenças hepáticas. A formação cíclica e controlada dos estrogênios e da progesterona é uma função peculiar do ovário. Esses hormônios desempenham um papel vital na preparação do aparelho reprodutor feminino tanto para recepção do esperma quanto para a implantação do óvulo fertilizado.

Os ovários constituem a mais importante fonte de estrogênios numa mulher em pré-menopausa. Os estrogênios são os principais responsáveis pelas mudanças que ocorrem na puberdade em garotas e realizam uma longa ação como encarregados pelos atributos da feminilidade. Por uma ação direta causam o crescimento e desenvolvimento da vagina, do útero e trompas de Falópio. Provocam o aumento das mamas, com promoção do crescimento dos dúcteis, desenvolvimento do estroma, depósito de gordura, efeito nos quais os hormônios hipofisários também têm participação. Contribuem, ainda, de modo pouco compreendido, moldando os contornos do corpo, dando uma forma ao esqueleto e provocando mudanças na epífise dos ossos longos, o que condiciona o pico de crescimento da puberdade. O crescimento dos pêlos axilares e púbicos e a pigmentação geral da pele, dos mamilos, das aréolas e da região genital também são efeitos do estrogênio.

O principal enigma é a natureza cíclica relativamente precisa e pulsátil da secreção hipofisária das gonadotrofinas e, assim, da secreção ovariana de estrogênios e progesteronas. Além das oscilações mais prolongadas e maiores das gonadotrofinas durante o ciclo menstrual, existem variações menores e mais curtas das concentrações plasmáticas de gonadotrofinas em mulheres normais. O significado da secreção pulsátil que causa tais contrações é desconhecido. Ao contrário, a secreção diária total de gonadotrofinas em homens é bastante instável enquanto a secreção durante o curso do dia é variável.

Veremos, em seguida, a descrição do papel desempenhado pelos hormônios na diferenciação sexual do indivíduo, no desenvolvimento e na manutenção da função erótica.

Os principais hormônios e substâncias que circulam por artérias e veias, inundando os cérebros e as emoções sexuais de homens e de mulheres são:

Desidroepiandrosterona

É a chamada mãe dos hormônios porque a maioria dos hormônios sexuais é derivada dela, que é produzida pela ação de diversas enzimas sobre a molécula de DHEA. De certa forma é a DHEA que nos diz quando podemos ou não ter relações sexuais. Esse hormônio está envolvido no impulso sexual, no orgasmo e na atração física.

Feromônio

Substância química que causa uma reação específica por meio do olfato de animais, em geral da mesma espécie. Os estudiosos chamam a isso comunicação por contato químico. Moléculas produzidas por nosso corpo podem afetar o comportamento e os humores. Contudo, sendo moléculas produzidas por outra pessoa os feromônios são os únicos com o poder não só de influenciar mas também de ditar nosso comportamento.

Nossos ancestrais fizeram tentativas bastante engenhosas para controlar o poder dos feromônios. Secreções corporais como urina, suor, sangue menstrual, cabelos e pedaços de unha eram utilizados para provocar, no objeto de desejo, uma dependência do odor ou do sabor do apaixonado esperançoso.

Existem diversos tipos de feromônios: sexuais, territoriais e outros. A ciência moderna descobriu alguns feromônios no suor e nas secreções vaginais, mas não identificou totalmente os feromônios sexuais dos seres humanos. Os feromônios produzidos a partir do DHEA parecem ser exclusivos do indivíduo, como as impressões digitais. Então, cada um de nós tem sua impressão olfativa e quando nos deslocamos pelo espaço deixamos uma linha de moléculas de cheiro no ar. Nossa pele está virtualmente banhada por essas moléculas, cada centímetro quadrado de pele emite um milhão de células por hora, deixando atrás de nós nossa impressão olfativa particular. Os feromônios humanos, em vez de causar irresistíveis compulsões sexuais como ocorrem em outros animais, parecem influenciar mais a sensualidade do que a sexualidade, proporcionando sensação de bem-estar e intimidade inexplicáveis na presença de uma pessoa relativamente estranha, em vez de causar intenção incontrolável de sexo, de acordo com Greenshaw (1998).

Os feromônios humanos podem ter ações sobre o cérebro e o sistema nervoso através de uma pequena cavidade no interior de cada narina: o órgão vulmerianonasal ou OVM. Nossos receptores subliminares desse órgão localizam-se numa região chamada parte pigmentada da mucosa nasal, no septo nasal e ao longo da parte superior do nariz. Esses receptores, que renovam constantemente suas células, podem ser afetados pelo que comemos, por medicamentos, pela idade, radiação e pelos hormônios.

O olfato da mulher é mais aguçado do que o do homem e sua percepção de cheiros é mais refinada. Talvez seja por isso que homens e mulheres reajam de formas tão diversas a aromas como: perfumes, água-de-colônia, chulé, suor e outros.

Alguns feromônios no suor humano influenciam o ciclo menstrual. Mulheres que convivem, por exemplo, sangram juntas. Inúmeros estudos provam que esses feromônios dos ciclos sincronizados são causados pelo odor da transpiração.

Nós não sentimos o cheiro dos feromônios do mesmo jeito que sentimos o cheiro de perfume, mas registramos o odor em algum nível do cérebro e respondemos a ele emocional e fisicamente, sem nenhuma percepção consciente de que o catalisador seja um cheiro. Surge daí uma questão interessante: a que outros aspectos do cheiro os seres humanos reagem inconscientemente? Então, o odor está ligado ao sexo? Os sistemas que formam o mecanismo de nosso olfato e a área do cérebro em que registramos certas emoções fortes estão tão próximos que a estimulação do nariz tem uma trilha direta para os centros cerebrais controladores de comportamentos, emoções e decisões.

A influência de diversos odores em sentimentos e comportamentos, quer percebidos, quer não é muito mais extensa e poderosa do que se registrou até hoje, diz a dra. Greenshaw (1998), médica norte-americana, pesquisadora de hormônios humanos. O suor masculino contém substância chamada androsterona, encontrada em algumas loções pós-barba. Na Rússia e em outros lugares, essa pesquisadora fez experiências com aromaterapia para melhorar o humor e as atitudes de pacientes, fortalecendo os sistemas imunológicos e provocando cura e convalescença.

Ocitocina

É uma molécula que influencia a vida humana pelo tato, um agente de ligação crucial para os relacionamentos. Quando duas pessoas se tocam, se há afeto por parte delas, os níveis de ocitocina elevam-se. Na verdade, a simples lembrança da pessoa querida já basta para elevar essas taxas hormonais na corrente sanguínea.

É a ocitocina que liga e prende as pessoas que se amam: companheiros, amigos, familiares e crianças. Essa substância além de ter envolvimento profundo na determinação dos comportamentos paterno e materno, provoca as contrações do útero durante o parto e o orgasmo; reduz o estresse e coloca as pessoas em contato umas com as outras.

PEA: Feniletilamina

Conhecida como a molécula do amor, é uma substância natural, similar à anfetamina que faz as pessoas sentir-se como se estivessem num estado alterado de consciência. A PEA ou feniletilamina é encontrada nos chocolates, na corrente sanguínea de pessoas apaixonadas e em refrigerantes dietéticos. Tem semelhança com o componente ativo dos comprimidos redutores de apetite. Talvez por isso algumas pessoas percam a fome enquanto estão apaixonadas. A feniletilamina atinge picos máximos durante o orgasmo.

Existe certo tipo de depressão causada pelas flutuações nos níveis de PEA ou feniletilamina, que pode ser corrigido por meio de antidepressivos, de acordo com Greenshaw (1998).

Com respeito ao papel sexual, PEA é um estimulante que aumenta durante o orgasmo e provoca, quanto ao comportamento, aturdimento e excitação. Pode estar envolvida no amor à primeira vista e causar dependência química do amor.

A visão e o contato visual nos seres humanos, ou seja, tocar com os olhos, adquire outro significado. Os animais inferiores não possuem essa capacidade de visão sexual. À medida que o cérebro humano evoluiu, centros mais elevados inibiram-se à resposta inclusive das áreas cognitivas do córtex e do sistema límbico. Ao mesmo tempo, a natureza dos grupos sexuais mais importantes migrou do olfato e do toque, que são diretos e reflexivos, para a visão, que autoriza a tomada de decisões a distância. Além disso, tais desejos e atrações podem ser memorizados e recordados, levando a uma ação no futuro. Talvez seja por isso que a aparência física tenha se tornado tão importante para homens e mulheres modernos.

Existe amor à primeira vista? Os únicos que acreditam nessa possibilidade são os que vivenciam a experiência. Será que poderemos dizer que a PEA está na química como componente visual do amor à primeira vista, naquele olhar que hipnotiza e enfeitiça? Hoje se sabe que a reação a esse tipo de olhar é processada pelo corpo e cérebro humanos e causa uma reação de PEA circulante. Os feromônios, o odor secreto que atrai e o toque que prende as pessoas, com a PEA, completam o cenário daquele momento mágico: o do amor à primeira vista, diz Greenshaw.

Pesquisadores especulam a possibilidade de a PEA elevar-se a níveis exagerados nesses períodos de romance. Essa substância é conhecida como um potente antidepressivo e pessoas atingidas por esse amor fulminante ficam profundamente deprimidas quando o romance termina. Em vez de passar pelos tradicionais sintomas de depressão, perda de apetite, insônia e letargia, os dependentes de PEA que perdem o objeto amado comem e/ou dormem em excesso e entram em crise emocional. Essa é uma reação em cadeia, semelhante à causada pela supressão da anfetamina, como descreveu o dr. Michael Liepowitz (1983), psiquiatra da Universidade da Colúmbia e autor do livro *A química do amor*. Pessoas separadas do seu amado entram em síndrome de abstinência quando os níveis de PEA se reduzem rapidamente. O dr. Liepowitz sugeriu o chocolate como antídoto para essa dor, esse tipo de depressão.

Níveis anormalmente elevados de PEA figuram com mais freqüência em mulheres do que em homens, o que geralmente ocorre durante a ovulação ou próximo a ela. Isso pode indicar que a PEA desempenha um papel no desejo feminino de acasalamento e de procriação.

Estrogênio

Esse hormônio, responsável por certa suavidade tanto física quanto emocional, torna as mulheres mais atraentes para os homens. O crescimento dos seios é uma reação ao estrogênio. O odor característico de uma fêmea ou o olfato feminino dependem desse hormônio, que governa o impulso receptivo da mulher e a torna dócil ao homem, cuja testosterona move-o a buscá-la.

O estrogênio governa o sexo receptivo: o desejo é de ser penetrada e ter um bebê. Conseqüentemente, o desejo pelo coito e por outras atividades heterossexuais é estimulado pelo estrogênio. Níveis normais desse hormônio geralmente produzem uma sensação de bem-estar e necessidade de criar intimidade. Inundada de estrogênio, a mulher recebe bem o convite para o sexo e o orgasmo é buscado.

O estrogênio também governa o impulso sexual proativo numa mulher, com a ajuda da ocitocina, da progesterona e de um pouco de LHRH. Com o estrogênio e a ocitocina trabalhando juntos a resposta de sedução aumenta. Sedutora e persistente, porém gentil, a mulher manifesta seu desejo sexual.

Testosterona

Esse hormônio estimula diretamente o desejo porque eleva os níveis de dopamina, neurotransmissor que sabidamente aumenta o impulso sexual. A testosterona tem mais influência no impulso sexual do que na potência ou freqüência sexuais. É também um hormônio belicoso porque deflagra agressividade, competitividade e até violência. Poderoso afrodisíaco para os dois sexos, impulsiona para o sexo genital e o orgasmo. Faz com que as pessoas desejem a atividade sexual e promove a masturbação ou o sexo sem compromisso. Esse hormônio, de acordo com a dra. Greenshaw, causa uma urgência sexual irresistível que abomina relacionamento, a menos que este represente uma conquista ou um ganho de poder.

Tendo uma quantidade consideravelmente menor de testosterona que os homens, as mulheres são mais receptivas à intimidade pessoal e menos relutantes quanto a envolvimento e compromisso.

A testosterona também exerce função de antidepressivo mas torna principalmente os homens zangados e irritáveis quando atingem níveis elevados. Possui propriedades antidepressivas mais poderosas que as do estrogênio.

Desempenha um poderoso papel na sexualidade feminina, em sua vida social e profissional. Esse hormônio altera o jogo quando homens e mulheres competem profissionalmente entre si, estabelecendo ordens hierárquicas e controle. Em estudos com animais e com indivíduos do sexo masculino, os níveis de testosterona são mais altos nos que saem vitoriosos nos combates. Segundo a dra. Greenshaw, alguns estudos relatam que as mulheres bem-sucedidas nos negócios e nos esportes têm níveis mais altos desse hormônio.

A dra. Greenshaw cita ainda que uma das características mais importantes da psicobiologia masculina, detectada em estudos da Universidade Estadual da Pensilvânia, em 1995, é que quando um homem alcança *status* por esforços próprios, ele se sente bem e experimenta uma elevação nos níveis hormonais.

A testosterona foi reconhecida como um hormônio sexual no início do século, mas somente nos últimos quinze anos seu notável papel na sexualidade masculina foi demonstrado por meio de experimentos controlados. A partir daí, a maioria dos estudos demonstrou que homens deficientes em testosterona são beneficiados com a reposição deste hormônio. Isso sugere que a testosterona, além de ser um afrodisíaco natural, é também um antidepressivo. Contudo, tanto em homens quanto em mulheres, o aspecto mais surpreendente da testosterona é sua influência positiva sobre o desejo sexual.

O impulso liberado pela testosterona da puberdade não termina depois da adolescência. Mesmo já adulto, um homem mediano tem cerca de 500 nanogramas de testosterona por decilitro de sangue, embora a faixa de 300 a 1.100 nanogramas seja considerada saudável. O impacto de toda essa testosterona é tão visível que um endocrinologista é capaz de dizer muito sobre os níveis hormonais só pelo exame dos pêlos do corpo, especialmente a distribuição dos pêlos pubianos.

Obviamente a testosterona não é a única molécula que gera o desejo, pois além dela existe uma complexa interação de substâncias químicas, inclusive peptídios, vários neurotransmissores e outros hormônios que desempenham na excitação sexual papéis destacados e secundários.

A testosterona é responsável pela busca de atividade sexual e pelo impulso para o orgasmo. Motiva a mulher a seduzir e perseguir seu objeto de desejo sexual, além de promover a masturbação, como já falamos. Mulheres com níveis altos de testosterona freqüentemente se masturbam, mesmo que o seu parceiro sexual esteja prontamente disponível. Nesse nível, o impulso sexual da mulher é mais semelhante ao do homem, mas pesquisas da dra. Greenshaw mostram que a maioria dos homens acha essas mulheres desconcertantes.

Serotonina

Níveis elevados de serotonina esfriam o impulso sexual, enquanto níveis reduzidos o intensificam. Esta substância é qualificada como neurotransmissor, ou seja, a sua função é auxiliar a transmissão de sinais cerebrais entre duas terminações nervosas. Também pode suprimir o impulso sexual e retardar o orgasmo.

Altos níveis de serotonina no homem, inibem sua agressividade. Baixos níveis, podem fazer com que as pessoas se tornem pouco seletivas sexualmente, violentas, agressivas e cruéis.

Experiências com animais expostos à redução artificial de serotonina fizeram com que participassem de sexo grupal de forma violenta e frenética, copulando com indivíduos do mesmo sexo ou do sexo oposto e chegando a ferir e até matar.

Níveis baixos de serotonina nos seres humanos promovem a responsividade, além de um impulso sexual mais agressivo. As mulheres tendem a ter orgasmo com mais rapidez e os homens ejaculam mais depressa.

A serotonina pode ter, também, alguma relação com o processo de escolha de parceiros sexuais, talvez desempenhando um papel importante na opção sexual dos seres humanos.

Dopanima

É a personificação do desejo de sexo bem como da busca de qualquer prazer. É um neurotransmissor mais conhecido por dar prazer de todos os tipos. Sua carência pode deixar as pessoas deprimidas, incapazes de alegria, prazer, entusiasmo, excitação e vibração.

Reúne em si a maioria de todas as dependências, desde a cocaína até o álcool e talvez seja também o que torna as pessoas dependentes umas das outras, já que seu papel principal é promover a antecipação do prazer. Geralmente ela aumenta o impulso sexual.

Progesterona

É um agressor natural sexual. A progesterona mata o impulso sexual em ambos os sexos, principalmente por reduzir a testosterona. Diminui os odores sexuais positivos, os feromônios em animais, podendo até provocar na mulher um cheiro desagradável aos homens, o que reduz a probabilidade de atração recíproca. É um hormônio paradoxal porque de um lado pode deixar as mulheres irritadas e agressivas e nesse aspecto esse hormônio tem um efeito similar ao da testosterona, ao provocar hostilidade nos homens; pode torná-las carinhosas, principalmente com os filhos. Sabemos que a progesterona tem propriedades levemente sedativas, anestésicas, além de exercer um efeito calmante.

Quanto ao comportamento, a progesterona estimula o senso de proteção e agressão defensiva; embota a percepção, pode causar depressão e irritabilidade e promove a amamentação.

A progesterona afeta o impulso sexual em ambos os sexos:

- Como reprime a excitação nervosa, ela atenua os focos sexuais pelo amortecimento das sensações em geral e nos órgãos sexuais em particular.
- Ela reduz a reatividade do LHRH que também deixa o impulso embotado, ou seja, o hormônio do impulso sexual produzido na hipófise fica silenciado.

- Reduz a dopamina no centro de reforço do cérebro. Se a progesterona reduz a dopamina nos seres humanos, ela deve reduzir ainda mais o impulso sexual e o prazer.

Uma mulher desejosa de sexo irradia estrogênios. A progesterona cancela esse efeito de modo que talvez a mulher se saia melhor se flertar durante a primeira metade do seu ciclo, antes que se elevem os níveis desse hormônio. Quando este ocorre normalmente parece complementar o desejo sexual. A maioria das mulheres parece não perder inteiramente o desejo ou a resposta sexual durante a segunda metade do ciclo menstrual, a chamada fase luteínica, quando os níveis de progesterona atingem o seu pico.

As fantasias sexuais são dependentes da testosterona, o que parece explicar por que homens têm mais fantasias sexuais e muitas mulheres têm tanta dificuldade em tê-las. As fantasias femininas evoluem a partir da infância para conteúdos sexuais, mas normalmente incluem um tema de relacionamento.

Normalmente as fantasias dos homens são concentradas nos sexos oral, genital e em outros atos genitais específicos, sendo que freqüentemente usam fotos ou lêem pornografia explícita.

Prolactina

É um hormônio gentil associado à amamentação. Quando ele aumenta na gravidez e no aleitamento, o impulso sexual diminui e quando se apresenta em níveis anormalmente elevados, os homens perdem o desejo e tornam-se impotentes. Quando os níveis de prolactina são reduzidos, de volta à faixa normal, os sentimentos e as respostas sexuais retornam.

A dopamina inibe a prolactina aumentando indiretamente o impulso sexual. O estrogênio aumenta de forma gradual a secreção de prolactina, diminuindo, quando ausente, o impulso sexual agressivo e deixando, como força primária na mulher, o impulso sexual repetitivo.

Tanto em homens como em mulheres a secreção de prolactina é aumentada pelo exercício físico, pelo estresse cirúrgico ou psicológico, na estimulação dos mamilos e durante o sono.

A amenorréia, que é a ausência de sangramento menstrual, também está associada a elevados níveis de prolactina.

Vasopressina

É denominada a molécula da monogamia pelos estudiosos dos hormônios humanos. Ela trabalha próxima à testosterona, dosando o comportamento sexual masculino, evitando que ele atinja extremos ou fique caloroso demais.

A vasopressina tem uma influência equilibradora. Está envolvida na regulação da temperatura dos seres humanos e, de alguma forma, governa ou influencia a hibernação dos animais, tendo algum tipo de papel regulador na atividade sexual. Ela impede que a temperatura do ser humano atinja extremos e talvez seja responsável por certo sentido de prudência, atenuando a intensidade de alguns sentimentos e estreitando um pouco a faixa emocional de alguns indivíduos.

Desvia a atenção do indivíduo do abstrato para o concreto, do passado e do futuro, para o "aqui e agora", melhorando a memória, a capacidade cognitiva e a concentração. Portanto, a vasopressina é, em geral, o propiciador de uma vivência sexual mais concentrada e prazerosa.

A sexualidade está intimamente ligada à testosterona como desejo e orgasmo, ao estrogênio e à ocitocina, como receptividade sexual.

Além desses hormônios, existem vários outros, mais de trinta, como o LHRH e o hormônio de crescimento, que têm influência sobre o sexo. Mas estes são os mais importantes para o nosso estudo, que está ligado à influência dos hormônios na busca, concretização e rejeição do sexo entre homens e mulheres.

Sintetizando, os atores hormonais desta dança sexual são:

PEA: a instigadora.

Estrogênio: o caloroso e sedutor.

Progesterona: a protetora e psicótica.

Testosterona: a lutadora, a agressiva e a caçadora.

LHRH: o diretor, o liberador do hormônio luteinizante, perfeitamente capaz de explorar a distribuição de todo esse elenco de atores hormonais.

Prolactina: a governanta. Desativa o impulso sexual inspirando maternidade e amamentação.

Ocitocina: a concorrente subterrânea do contato sexual, a que envolve os casais.

Vasopressina: a que evita que a pessoa se desvie do parceiro(a) e a direciona para a relação.

DHEA: contribui para o impulso sexual de homens e mulheres de várias formas, aumentando a libido ao sensibilizar as zonas erógenas para o tato e promovendo odores sexuais positivos.

Dopamina e serotonina: a primeira aumenta o impulso enquanto a segunda pisa no freio da busca sexual.

A testosterona aquece, solicita, leva ao desejo, a fantasias, ao sexo e ao orgasmo. O estrogênio favorece a receptividade ou pode esfriar o apetite sexual. A progesterona pode esfriar os adolescentes ou deixar mulheres irritadas e deprimidas pois tem o poder de diminuir a sensação genital. Um esquenta, o outro é ambivalente e o outro esfria. São hormônios em suas várias danças para os encontros sexuais entre homens e mulheres.

Embora cada uma dessas substâncias tenha suas características, a magia ocorre quando elas interagem, criando ciclos e picos que alternadamente distraem ou atraem homens e mulheres e vice-versa.

Sabemos do perigo em sermos reducionistas quando privilegiamos um dos aspectos da sexualidade. Queremos aqui lembrar que estamos atentos todo o tempo a isto; apenas que os refletores – neste exato momento – estão sobre a dança destes hormônios que interagem tão complexa e dinamicamente em nossas vidas sexuais, como já falamos no início deste capítulo.

Muitos de nossos hormônios tanto se elevam como reduzem em nossos corpos de forma cíclica e, dependendo da substância, do mecanismo que precipita a sua liberação, o ciclo pode levar alguns minutos, um dia, uma semana, um mês, uma estação, um ano ou toda a vida. Existem ciclos dentro dos ciclos. Por exemplo, os níveis de testosterona oscilam no homem a cada 15 ou 20 minutos, seguindo ainda ritmos diários, semanais e anuais. Esses ciclos de testosterona exercem uma grande influência no humor e no comportamento de um homem.

Os níveis de testosterona parecem ser influenciados por várias coisas, por exemplo, as estações do ano, o ambiente, a competição, as forças armadas, o estresse, uma xícara de café e outros.

O poder e a ação de hormônios como a testosterona ocorrem de várias maneiras. Em primeiro lugar, é necessário que se disponha de uma quantidade de cada hormônio; depois é preciso haver uma quantidade suficiente de hormônio circulante, na forma de uma molécula livre ou ativa. O hormônio não pode estar totalmente ligado a moléculas transportadoras.

A velocidade ou as taxas de alteração dos níveis de hormônios pode ser tão ou mais importante que a quantidade de alterações. Por exemplo: as ondas repentinas de testosterona no sangue do homem a cada 15 minutos podem ter um impacto físico e emocional maior que as alterações mais expressivas, porém mais graduais que alguns dos hormônios que flutuam durante o ciclo menstrual da mulher.

Outros compostos químicos são igualmente secretados em surtos criando pulsos na corrente sanguínea a intervalos definidos por nossos relógios biológicos, pelas experiências emocionais e por influências externas. Alguns hormônios como a ocitocina não obedecem a padrões regulares, elevando-se e caindo de acordo com as necessidades do corpo, com o meio ambiente, com quem e em quem as pessoas tocam.

A DHEA, a desidroepiandrosterona, que é o nosso principal hormônio de ligação, passa por ciclos diários. É um dos hormônios mais voláteis, com picos imprevisíveis que reagem não só ao ambiente como às nossas emoções. Níveis de DHEA podem se centuplicar em dado instante. Esse hormônio se reduz drasticamente em condições de estresse. É uma das razões pelas quais o impulso sexual pode ser reduzido em condições agudas de estresse e também uma razão para o homem perder uma ereção quando se preocupa com o seu desempenho sexual. A prima-irmã dessa molécula que é a DHEAS é consistentemente instável numa base diária. Como a DHEA e a DHEAS são metabolicamente idênticas, com exceção do fator estabilidade, costuma-se utilizar DHEA para se referir a ambas.

Tanto no homem como na mulher, o ciclo de DHEA também cobre o espaço de uma vida. Entre os nossos hormônios, esse é o único que alcança o pico no início da vida e começa a cair significativamente a partir daí. Ele se eleva rápida e imediatamente antes da puberdade, atingindo o máximo entre os 25 e 30 anos. Vai se reduzindo, no mínimo, na altura dos sessenta anos; podendo chegar a menos de 5% dos níveis máximos da vida adulta e, em geral, é impossível de ser detectado após os setenta anos. A evidente redução de DHEA nos homens após os quarenta anos contrasta agudamente com a testosterona que só declina notavelmente, no homem, após os sessenta anos.

Ironicamente por não se reduzir de maneira violenta na menopausa, a DHEA é vista como fator que mantém o impulso sexual da mulher no período em que os estrogênios estão se reduzindo.

O hormônio DHEA amortece uma parte do choque sexual causado nas mulheres pelas variações hormonais. Diminui gradual mas consistentemente com o envelhecimento e pode explicar algumas das alterações na menopausa, com o passar do tempo. Essa redução não é tão drástica nem tão pronunciada quanto à famosa supressão de estrogênio nas mulheres.

Diferentemente do DHEA, que se comporta da mesma maneira em ambos os sexos, os padrões, ritmos e as concentrações de outras substâncias hormonais divergem em homens e mulheres. Na maioria dos casos, os padrões hormonais variam também de acordo com a idade. Essas variações poderiam ser, talvez, consideradas definidoras das diferenças entre os sexos. As características resultantes não são certas ou erradas, mas estas distinções relacionadas a sexo não apenas se equilibram entre si, como ainda tornam homens e mulheres mais interdependentes do que gostariam de admitir. Aqui existe uma complementaridade. Os hormônios também respondem às ações de outros hormônios, os altos e baixos de um deles freqüentemente afetam a secreção dos outros. Todos esses ciclos são influenciados por indicativos do ambiente desde o que as pessoas bebem e comem até o estresse emocional; as pessoas que freqüentam, os esportes que praticam e outros. A vasopressina aumenta em condições de estresse e a testosterona se reduz, por exemplo.

Estudos da dra. Greenshaw (1998) mostraram que quando um grupo de homens convive por algum tempo, o nível médio de testosterona cai, como um dos exemplos desta interinfluência entre hormônios e ambiente.

O padrão hormonal mais conhecido é o ciclo menstrual feminino. Dia a dia, corpo e cérebro de uma mulher são banhados por uma solução diferente. Essa mistura altera o comportamento dela e a visão que tem do mundo que a cerca. Pode haver 28 tonalidades diferentes de hormônios em uma mesma mulher. Embora a quantidade relativa dos principais hormônios existentes no corpo varie diária e, em geral, gradualmente, em alguns casos ela se altera abruptamente. De uma fase a outra do ciclo feminino, as alterações são sempre dinâmicas: estrogênio, testosterona, progesterona e outras substâncias vêem e vão como bailarinos numa coreografia. Há indícios físicos e alterações de humor decorrentes dessa dança hormonal; muitas mulheres tornam-se irritadas antes da menstruação e podem não perceber que ocorrem mais conflitos de relacionamento nessa época do que em qualquer outra. O bom senso nos diz ser essa a fase do mês mais potencialmente explosiva para os relacionamentos.

Estudiosos dos hormônios humanos, como a dra. Greenshaw (1998), dizem que as mulheres têm três vidas hormonais.

A primeira vida da mulher vai do nascimento até a puberdade; a segunda, está compreendida entre a puberdade e a menopausa e a terceira, a partir daí. As mulheres vivenciam esse período de formas distintas e levam vidas diferentes, dependendo de terem adotado ou não uma terapia de reposição hormonal. Algumas fazem as duas coisas: adotam uma terapia de reposição hormonal por alguns anos e posteriormente deixam de tomar o hormônio, ou o contrário. Existem aqueles grupos de mulheres que são cirurgicamente forçadas a uma menopausa prematura mediante a remoção do útero (histerectomia) ou dos ovários (ovarectomia) ou por quimioterapia.

As mulheres mencionam a ocorrência de três picos sexuais relacionados na alteração do ciclo mensal: ovulação, pré-menstrual e menstrual. No pico da ovulação, geralmente acontece o mais forte pico sexual, mas esse dado não é rigoroso. Durante a ovulação, tanto a testosterona quanto o estrogênio alcançam o apogeu. A testosterona estimula o impulso sexual agressivo, aumentando o interesse da mulher e o estrogênio cresce, tornando-a sexualmente atraente e receptiva. Esse é o período em que a mulher é mais fértil.

Receptividade é a palavra-chave, já que é muito importante haver desejo para que se inicie a atividade sexual. De fato, o impulso sexual agressivo no meio do ciclo é menos intenso do que mais tarde, nos picos sexuais pré-menstrual e menstrual. Durante o período pré-menstrual, o pico sexual mais intenso ocorre em muitas mulheres, o que parece ilógico do ponto de vista reprodutivo, mas, pela carga hormonal, é compreensível. Quanto ao período menstrual sabemos, por pesquisas, que algumas mulheres experimentam o aumento da libido durante a menstruação.

Os homens têm flutuações de testosterona, uma espécie de síndrome pré-menstrual horária. A andropausa, é a versão masculina da menopausa, de acordo com a dra. Greenshaw. Os homens oscilam a cada 15 ou 20 minutos aproximadamente, ao longo de um dia, seu nível de testosterona. Esses aumentos constantes da testosterona são responsáveis pelos pensamentos e impulsos sexuais que podem ocorrer aos homens a cada 20 minutos durante o dia. Eles parecem ter mais apetites sexuais durante a manhã quando os níveis desse hormônio atingem o seu máximo.

Experimentamos picos sexuais, diária, mensal ou anualmente. O orgasmo é uma experiência de pico que algumas pessoas desfrutam com mais freqüência do que outras. Cada vez que um orgasmo ocorre, as alterações que ajudaram a deflagrar esse clímax voltam a se alterar em resposta a ele. Durante a estimulação, a excitação e o orgasmo, a ocitocina cresce e a DHEA aumenta no cérebro e talvez em alguns pontos estratégicos do corpo. A PEA, ou feniletilamina está presente em toda a parte. Às vezes, a testosterona aumenta, outras, não.

Correlacionar impulso sexual com padrões bioquímicos prefixados, é difícil, porque a libido varia amplamente de um indivíduo para outro e, além disso, é constantemente alterada em função de forças externas como: ingestão de drogas ou de álcool, cansaço, doenças, estresse, condições emocionais, condições de relacionamento e até mesmo de clima atmosférico.

Os picos sexuais dos homens e das mulheres são menos distintos ou mais pronunciados de acordo com as variáveis citadas. É possível também que a sexualidade ocorra num padrão de família, contudo é difícil quando se mede algo tão complexo quanto impulso sexual, determinar em que ponto a biologia se retira e começa a influência ambiental. Entendemos que a interinfluência constante é a melhor resposta até esta fase de estudos da sexualidade humana.

Há estágios sexuais distintos e previsíveis, entre homens e mulheres, que lhes alteram a natureza em média a cada dez anos de suas vidas. Existe uma noção equivocada, mas predominante, de que os padrões sexuais são firmemente estabelecidos durante a infância às vezes antes dos cinco anos de idade e que permanecem fixos para o resto da vida. Na verdade, os padrões sexuais de vidas humanas são muito mais estimulantes e versáteis do que a maioria percebe. Eles mudam várias vezes, com ou sem ajuda, para melhor ou para pior, por todo tempo em que vivem os seres humanos. Os estágios sexuais envolvem não só a função erótica e o sentimento das pessoas, como incluem alterações que ocorrem de uma década a outra, de acordo com os componentes psicológicos, emocionais e relacionais delas. Sexualmente, algumas das alterações como a velocidade da ejaculação e a facilidade do orgasmo resultam tanto de forças fisiológicas quanto forças psicológicas.

Os estágios, picos e ciclos sexuais se sobrepõem, interagem e se interinfluenciam circularmente. Os estágios ocorrem a cada década; os picos a cada hora, dia ou mês, dependendo do gênero da pessoa e dos padrões individuais. A maioria dos homens atinge o apogeu fisiológico durante a adolescência e o psicológico após os cinqüenta anos. As mulheres alcançam o apogeu sexual na faixa dos trinta a quarenta anos, e o apogeu psicológico na fase dos cinqüenta.

Os ciclos podem se referir a padrões horários, diários, mensais, anuais ou mesmo de uma vida inteira e, às vezes, as linhas que os separam são indistintas. Cada vez que as pessoas entram em um novo estágio sexual, com o mesmo parceiro ou com um novo, a transição de um estágio a outro pode ser dolorosa. Cada vez que entram num novo estágio sexual, forma-se uma relação diferente. Existe uma considerável variação individual e alguns estágios ocorrem fora de seqüência, por exemplo, mulheres que têm filhos muito mais tarde. Outras pessoas talvez saltem um ou outro estágio completamente, como é o caso do homem que nunca assumiu um compromisso permanente.

Homens e mulheres da mesma idade, ao atravessarem seus estágios sexuais, não são necessariamente adequados uns aos outros; podem estar fora de sincronia, o que acarreta tensões capazes de complementar ou complicar um relacionamento.

Para aumentar a complexidade desses fenômenos, temos sempre dois níveis de compatibilidade a serem considerados: o sexual e o emocional. Uma mulher pode ainda não ter atingido o seu apogeu sexual mas está no auge de sua receptividade estrogênica o que a torna suave, sexualmente receptiva, mas não exigente ou insistente para o orgasmo. Ela gosta de sexo com ou sem orgasmo. Por exemplo, mulheres de vinte anos se realizam mais com a penetração, com o abraço, com o contato físico do que com o sexo mobilizado pelo orgasmo.

Embora emocional e intelectualmente homens e mulheres de idades próximas combinem mais, do ponto de vista estritamente sexual eles podem ser inadequados um para o outro, sobretudo quanto mais jovens forem de acordo com Mary Batten (1995), quando ela estuda como as fêmeas escolhem seus parceiros. Essa disparidade, quando em plena força, representa um dilema grande em culturas em que a poligamia não é a norma. Uma mulher mais velha em geral manifesta traços tradicionalmente considerados masculinos como poder de decisão, poder de afirmação, sexualidade física e independência. Os homens mais velhos expandem sua dimensão feminina de contato físico, ternura, intuição, paciência e compreensão. Podemos então pensar que, ao amadurecerem, homens e mulheres tornam-se cada vez mais compatíveis do ponto de vista sexual e emocional.

A sexualidade é um processo dinâmico e mutável que atravessa crises previsíveis no curso de uma vida, em que cada estágio sexual enfrentado precária ou adequadamente é, em certo sentido, um rito de passagem. Essas passagens sexuais representam padrões típicos experimentados pela maioria de homens e de mulheres de nossa sociedade, em que forças sociais e psicológicas conspiram para alterar o padrão, muitas vezes levando os estágios a ocorrer fora da seqüência, como grandes traumas, divórcio, morte do cônjuge ou de filhos, crise financeira e outros.

O primeiro estágio é o da infância que vai do nascimento à puberdade. Ainda no útero, bebês do sexo masculino têm freqüentes ereções e aproximadamente metade dos meninos vem ao mundo com uma ereção plena antes mesmo que o cordão umbilical seja cortado. As meninas têm lubrificação com um ritmo regular ainda no útero materno e há bebês do sexo feminino que têm minimenstruações ainda no berçário resultado de uma súbita suspensão na produção de estrogênio ao serem separadas das mães, no parto. O bebê nasce com todo o seu equipamento sexual intacto o qual permanece em estado latente aguardando instruções da programação hormonal que estréia na puberdade. Esta é uma fase de latência, do ponto de vista hormonal.

As crianças, desde o começo, são bombardeadas, por dentro e por fora, pela sexualidade. A curiosidade que sentem provoca-as, enquanto os hormônios sexuais vão trabalhando e manipulando essas carências e desejos. A testosterona e o estrogênio estão em jogo mantendo acesa uma chama piloto da atividade sexual.

Os traços característicos da sexualidade infantil, então, envolvem a curiosidade, excitabilidade, masturbação, as brincadeiras e os jogos sexuais.

O segundo estágio é o da adolescência. Esse é o conhecido momento de loucura hormonal, quando a natureza prepara ambos os sexos para a reprodução. As meninas florescem e sangram quando começam a menstruar e desenvolver os seios e os quadris curvilíneos. A voz dos meninos começa a se modificar e o pênis incha nos momentos mais inconvenientes. No auge do ataque de testosterona, os meninos podem se comportar agressivamente como fanfarrões, tornarem-se obcecados por garotas e se masturbarem incansavelmente.

As influências hormonais ajudadas e favorecidas pelos costumes sociais determinam direções divergentes entre meninos e meninas adolescentes. Com a chegada da puberdade, as diferenças já manifestas entre os sexos tornam-se mais dramáticas. A adolescência é o estágio sexual emocional em que ambos os sexos estão mais sujeitos a perturbações. Os catalisadores do desastre são os tumultuados hormônios que fustigam suas emoções, às vezes indo além de sua capacidade de suportação.

A primeira vez que se deparou com a testosterona, provavelmente o bebê estava no ventre de sua mãe enquanto forças desse hormônio dotavam o feto feminino de traços e acessórios masculinos. Quando a testosterona volta à cena o suave e terno garotinho adquire um forte odor; vê brotar pêlos aqui e ali e até mesmo no rosto; muda a forma do corpo, do humor, da personalidade e nem o tom de sua voz continua o mesmo. O rosto entra em erupção. É dramática essa transformação, mas nós nem percebemos porque ela é muito comum. Começam a existir ereções inconvenientes. É uma manifestação visível do efeito da testosterona.

Sob a influência desse hormônio, os meninos tornam-se mais competitivos ao se aproximarem da puberdade. Começam a experimentar descargas noturnas, os chamados "sonhos molhados" e quando acordados tecem fantasias com cenas de sexo explícito. Durante esse período, eles podem ter dificuldades de abordar as meninas e muitos fazem experiências uns com os outros, freqüentemente sem orientação sexual relevante. A masturbação mútua ou em rodinhas, ou concursos de xixi a distância são apenas alguns exemplos de comportamento inspirado por sua libido indiscriminada.

Embora tenham consideravelmente menos estrogênio do que as mulheres, os homens têm picos desse hormônio na puberdade. Às vezes, pode acontecer uma hipertrofia de uma das mamas durante ou antes da puberdade, que pode se tratar, na verdade, de um surto estrogênico temporário que desaparece espontaneamente.

Nas meninas a testosterona também opera, mas em níveis mais baixos. Quando esse hormônio se excede, as mulheres tornam-se agressivas e incontroláveis, começando a comportar-se como se fossem do sexo masculino. Essas moças sexualmente agressivas, um pouco discriminadas, se enquadram em duas categorias, segundo a dra. Greenshaw (1998). A primeira se compõe de moças muito carentes, provavelmente com baixo teor de testosterona, além de baixa auto-estima, que trocam o sexo por qualquer tipo de atenção. Na segunda categoria, quase o extremo oposto, encontram-se as garotas hipersexuais e motivadas pela testosterona. A atração do sexo para elas é genital e física, o poder é seu afrodisíaco. Esse tipo de garota costuma se gabar de suas façanhas, desafia os homens e procura exercer controle. Nenhum desses dois modelos é regra geral entre os adolescentes.

A garota adolescente que apresenta níveis normais de testosterona, de acordo com a idade, experimenta durante a puberdade níveis suficientes desse hormônio para estimular as suas necessidades sexuais, que podem estar voltadas para a masturbação e não para os garotos. De fato, nessa idade, as meninas masturbam-se mais por causa da testosterona. Também têm lubrificação intensa, nesta fase, graças ao estrogênio.

A testosterona aumenta um pouco durante a adolescência de uma menina, mas é o estrogênio que aumenta muito, esculpindo o seu corpo e transformando-a em uma mulher cheia de curvas; redistribuindo e aumentando a gordura corporal, fazendo crescer os seios, menstruar, ter os seios sensíveis, cólicas menstruais, mudanças de humor e corrimento. Embora sejam variações que não aparecem externamente, como os pêlos faciais dos meninos, são elementos que provocam o caos dentro do corpo e da mente de uma menina adolescente. Ela se sente diferente, nem sempre bem, porque também ocorrem mudanças bruscas no comportamento dela e dos outros, tanto em homens como em mulheres. O pai pára de tocá-la e, às vezes, os rapazes começam a fazê-lo. Algumas mulheres adultas retraem-se passando a considerá-la uma ameaça. Tios e amigos da vizinhança que nunca a notaram começam a olhá-la com interesse. As garotas adolescentes, sejam retraídas, bem ajustadas ou pouco centradas, transformam-se em ímãs sexuais, experiência que tanto pode emocioná-las quanto assustá-las.

Sabemos que os contrastes entre os sexos são maiores em alguns estágios do que em outros e a adolescência é a época de maior disparidade ainda que as necessidades emocionais sejam semelhantes, como questões de auto-estima e busca de aprovação. Os objetivos sexuais básicos diferem mais drasticamente entre os gêneros durante a adolescência. Os rapazes se preocupam com orgasmos e conquistas enquanto as moças querem contato físico, carícias preliminares, afeição e amor. Os adolescentes, embora pareçam emocional e sexualmente descombinados, têm um importante ponto de interseção, que é a necessidade de contato físico. A maioria dos rapazes e das moças experimenta mais momentos de toques e carícias do que em outras épocas de suas vidas. As meninas gostam de ser tocadas e eles as tocam na esperança de que elas lhe permitam um coito ou uma aproximação sexual.

O coito torna-se socialmente mais aceitável para o adolescente com o passar do tempo e com a liberdade pessoal também aumenta a oportunidade de praticá-lo. Ironicamente, na maioria dos casos, ocorre uma súbita e perturbadora interrupção de contato físico. Os homens começam a perder a paciência ou a persistência para a quantidade de carícias físicas que as mulheres desejam muito e passam a querer diretamente a penetração. No momento do sexo genital e do orgasmo, pelo menos o do orgasmo do adolescente masculino, tanto os homens quanto as mulheres estão sendo estimulados pela testosterona. Porém, sem a intimidade e a excitação provocada pelas carícias físicas pelo corpo todo, os níveis de ocitocina de uma mulher não se manifestam, os estrogênios não se elevam e a testosterona não assume comando.

Existem diferenças entre o orgasmo feminino e masculino, os hormônios atacam de todos os lados e os sexos estão fisicamente desajustados na adolescência. Essas diferenças podem marcar as questões que homens e mulheres deverão enfrentar por toda a vida.

No terceiro estágio, que vai dos vinte aos trinta anos aproximadamente, os homens e as mulheres estão emocionalmente mais desajustados entre si do que em qualquer outra fase. Física e anatomicamente ambos estão no apogeu do desejo. As mulheres se encontram na plenitude do seu período reprodutivo e fisiologicamente no auge da receptividade sexual. Emocionalmente, tendem à complacência e à concórdia. São menos exigentes do ponto de vista sexual e constituem verdadeiros ímãs para homens de qualquer idade. Aos trinta anos a mulher esforça-se para agradar aos homens para que se sinta amada e valorizada por eles. Isso é um efeito típico do estrogênio. Para ela a atenção sexual converte-se em aprovação; ela costuma procurar amor e atrair-se por um homem poderoso e controlador, que a faz sentir mais segurança, que cuida dela como um pai; entretanto, pode ao mesmo tempo fazê-la sentir-se menos segura ao dominá-la, criticá-la e infantilizá-la. Uma mulher saturada de estrogênio vai sentir-se atraída por um homem com níveis elevados de testosterona que é o dominador, o líder do bando.

Na faixa dos vinte anos, a atenção dos homens está menos centrada para o orgasmo do que quando adolescente. Seu ego sexual emergente começa a assumir a tarefa de satisfazer a mulher, não o interesse dela em essencial, mas como forma de validação de seus próprios talentos. Como a prática é o que o leva à perfeição, então alguns homens tratam o sexo como alguma modalidade de atletismo e às vezes se transformam em predadores sexuais, muitas vezes medindo a própria virilidade pela variedade e freqüência de suas conquistas. Interiormente esses homens tornam-se cada vez mais desligados emocionalmente nesta fase diante da experiência sexual. A maioria das mulheres deste estágio gosta do coito, da penetração, desde que obtenha as outras coisas que deseja como sentimento de intimidade e de ligação. Nessa fase, as mulheres querem que os homens lhes alisem os seios, acariciem os cabelos, as costas, o pescoço, suguem seus seios, beijem suas coxas, usem a língua nas partes mais íntimas e prazerosas e, sobretudo, apreciem o que estão fazendo. Quando elas não vivenciam todas essas coisas também não se desligam e o que pode acontecer é que vão existir dois corpos ardentes em plena ação, mas despidos de emoções, pois, enquanto ela busca romance, ele procura sexo e essas necessidades contrastantes e intensamente urgentes podem causar muita tensão, confusão, dor e ambivalência.

O *quarto estágio* ocorre entre trinta e quarenta anos. À medida que os homens entram na faixa dos trinta, suas necessidades sexuais de coito urgente diminuem. Talvez a vasopressina, que é a molécula monogâmica, tenha mais oportunidade de ação química nesse momento, mas sabemos que as forças sociais e psicológicas conspiram para tornar o compromisso mais atraente quando os homens se tornam mais velhos. O homem, que já teve a sorte de se apaixonar, pode ter aprendido que o sexo é mais gratificante quando o coração também está envolvido. A sua maturidade lhe dá mais ascendência sobre os hormônios e ele pode canalizar a testosterona associada para o relacionamento da sua preferência. Muitas mulheres, às vezes, já fracassaram em relações de casamentos com ou sem filhos; envolveram-se e decepcionaram-se. Estão determinadas a não se deixar enganar novamente, podem querer atender às suas necessidades em primeiro lugar, o que seria uma atitude saudável, se não fosse acompanhada por amargura e ressentimento. O curioso é que essa independência e força de caráter são bastante atraentes para muitos homens de trinta anos, que podem estar cansados de mulheres dependentes e agarradas a eles.

Para os que casaram na casa dos vinte, a década dos trinta e poucos anos é a melhor ou a pior época para o casal, pois é uma fase de maior risco para a ocorrência de casos amorosos e/ou de relações extraconjugais. Se houver descontentamento e desilusões no casamento, os dois parceiros poderão ter investido energia a mais no trabalho e a menos na relação. O contato físico que ele tem com ela pode ser cada vez menor, principalmente se a discórdia criou uma distância entre eles. Por sua vez, a mulher, para preencher a sua necessidade de afeto e garantir sua dose de ocitocina, recorre aos filhos. Isso se torna mais ou menos evidente. Porém, quando as crianças não querem mais ficar no colo, sua estimulação possivelmente estará em nível baixo. Os hormônios da mulher em geral estão deixando-a menos reticente e mais proativa em busca do que ela deseja.

Se a faixa dos vinte aos trinta anos foi uma época de pico de receptividade, na dos trinta aos quarenta acontece o pico da responsividade. Aos vinte e poucos anos o que motivava a mulher era dar prazer ao seu parceiro, mas agora ela está preocupada com a própria satisfação. Nessa idade a mulher se sente mais à vontade em relação ao sexo, mais consciente do seu próprio corpo e das suas necessidades; pode estar mais segura de si, mais decidida e exigente na cama. Se antes ela não era multiorgásmica é provável que se torne agora. No passado a mulher ficava lisonjeada com a atenção, mas não era receptiva aos homens de fora do casamento; agora ela pode começar a reconsiderar essa questão.

A maioria dos homens dessa faixa já esteve casado pela primeira vez e muitos deles só conseguem se obrigar a sair de um casamento se houver uma substituta a espera. Às vezes um homem que não se casou é invejado pelos outros; é visto como alguém sem grandes responsabilidades ou pesos, sem envolvimentos e grandes cargas financeiras. Mas ele pode se cansar dos namoros constantes, da busca de sexo e sentir-se solitário. Mesmo assim, poderá ser cauteloso e tentar achar o impossível: uma mulher maravilhosa com quem possa até se casar sem perceber, nesse processo, que pode estar se preparando para o efeito ocitocina e para o compromisso.

Depois dos quarenta anos, *o quinto estágio*, pela primeira vez as forças biológicas começam a traçar o caminho inverso do afastamento entre homens e mulheres. Esta é a época em que se podem alcançar certa segurança sexual e alguma maturidade emocional. Homens e mulheres começam a se tornar mais compatíveis, já não sendo uma luta a complementação mútua, embora algumas pessoas não se dêem conta disso e fiquem presas a padrões do passado.

Neste estágio, ao contrário da mulher, o homem está menos motivado para o orgasmo, tendo aprendido a valorizar as carícias físicas. Graças às mudanças fisiológicas e ao benefício da experiência, o homem dessa idade já pode conseguir retardar a ejaculação. Também já não busca só a penetração o tempo todo; envolve-se emocionalmente durante o sexo e aprecia isso. Esse homem torna-se mais aberto, mais inclinado a desfrutar a intimidade e a conversar. Se o ninho se esvaziou de filhos, sobrará mais tempo para o casal apreciar um ao outro. O resultado definitivo dessas mudanças pode ser o renascer do romance e uma atividade sexual esplendorosa, se o homem estiver em paz com o balanço que fez da meia-idade e a mulher tiver perdido os melindres que talvez tenha adquirido entre os vinte e quarenta anos.

Se a ocitocina é a supercola dos relacionamentos, um agente aglutinante superior a todos os outros, a meia-idade pode ser uma época de transformações para mulheres e para homens. Elas querem abrir asas, experimentar talentos e passar por novas experiências. Começam a se afastar de casa justamente quando os homens de sua vida começam a querer voltar. Enquanto o homem passa a valorizar o prazer do acolhimento doméstico e resolve ficar mais tempo com a família, a mulher pode desejar dedicar-se mais ao lado profissional. Talvez pela primeira vez neste estágio homens e mulheres passem a ter o mesmo referencial, biológica e psicologicamente falando. Os desafios enfrentados pelos casais compõem um território comum e, em vez de sentir-se ameaçados, um pode apoiar o outro naquilo que estiver passando e criar uma força vital dinâmica ou gerar discórdias e conflitos que podem culminar no divórcio.

Psicologicamente, a mulher nesse estágio pode ter oportunidades de superar suas inibições e reservas sexuais e comportar-se de forma mais esperada para uma figura masculina, pois o sexo não mais a assusta. O homem, por sua vez, pôde superar suas reservas e suas inibições emocionais. Ambos têm de enfrentar o fato de que metamorfoses irreversíveis estão atuando, fazendo-os passar da juventude para a maturidade, preocupados menos ou mais com a perspectiva da perda da atração física e das mudanças biológicas, que ao longo do tempo possam afetá-los sexualmente.

Fisiologicamente, as diferenças sutis na corrente sanguínea percebidas nos anos anteriores começam a se manifestar mais claramente. Essas mudanças vão estar indistintas e indefiníveis até que chegue a síndrome da menopausa; sendo o alcance dessas mudanças tão profundo que muitas vezes não percebem isso bem. Na mulher, os estrogênios reduzem-se gradualmente e de tal modo que a quantidade relativa de testosterona passa a ter mais impacto. No homem, os níveis de testosterona diminuem, tornando-os menos agressivos e exigentes do ponto de vista sexual, justamente no momento em que a mulher se torna mais agressiva do que antes, como já vimos. O efeito final pode produzir dois parceiros mais compatíveis e sensuais.

Na menopausa, uma mudança hormonal drástica começa a afetar mulheres muito antes da suspensão da sua menstruação, havendo verdadeiras convulsões emocionais, dependendo da adoção ou não da reposição hormonal, da maneira como a mulher se adapta psicologicamente a essa fase e da qualidade e do apoio que recebe do seu parceiro, do seu médico, de filhos, amigos e colegas. Embora a menopausa natural ocorra entre os quarenta e sessenta anos, a menopausa cirúrgica médica, causada pela remoção dos ovários ou por quimioterapia, pode se estabelecer em qualquer estágio.

Para o homem, a meia-idade também é um ajuste emocional, físico e sexual em que terá de repensar o futuro e o passado. É o período cada vez mais conhecido como menopausa masculina ou andropausa. Dependendo do estágio sexual em que o homem se encontre, o impacto sobre emoções, desempenho sexual e relacionamento vai variar, da mesma forma que para as mulheres. A andropausa acarreta no homem modificações biológicas, fisiológicas e químicas no contexto de seus valores profissionais, sociais e de relacionamento. Ela ocorre normalmente entre os quarenta e cinqüenta anos, mas pode acontecer em qualquer época. Ela pode se instalar de uma forma gradual ou abrupta; pode ser desencadeada por uma perda de emprego, viuvez, divórcio, lesão física, revezes financeiros, diminuição do impulso sexual ou impotência, entre outras. Todavia, há um processo fisiológico envolvido nisso. A DHEA cai precipitadamente cerca de 3% ao ano, à medida que o homem envelhece. Quando ele chega aos oitenta já é praticamente impossível detectar esse hormônio. A testosterona total e a testosterona livre também diminuem a cada ano.

Na menopausa, à medida que o estrogênio se reduz também diminui a ocitocina que é dependente dele. Assim, o desejo de tocar e ser tocado esmaece e quando há contato físico este pode não ser tão agradável por causa da alteração na sensação e na percepção causada pela queda dos níveis de estrogênio. A irritabilidade acontece devido à privação de estrogênio, que também contribui para a aversão ao toque. O estrogênio governa o impulso sexual receptivo e se a mulher não tem mais estrogênio, ela não será muito convidativa nem disponível. Se seu nível de testosterona também estiver reduzido, o seu impulso sexual ativo diminui sobremaneira ou desaparece e praticamente tudo o que lhe restará será a progesterona que, como já vimos, é o que dispara a fuga do sexo. Os efeitos indiretos da retirada do estrogênio sobre o sexo são globais. Uma mulher com tonteiras, palpitações, irritabilidade, ansiedade, insônia, depressão e dores de cabeça não é uma parceira sexual muito cooperativa ou responsiva.

O sexto estágio é o dos cinqüenta aos sessenta anos, época em que homens e mulheres podem se combinar perfeitamente, tanto sexual quanto emocionalmente se permanecerem saudáveis e puderem estar ligados um ao outro. O homem de cinqüenta anos em geral amadurece e fica mais suave sexual e emocionalmente. Nessa fase é possível que para um homem mais ajustado emocionalmente, as moças tenham perdido seu poder de atração e eles se sintam mais atraídos e excitados pela intimidade com a mulher com quem tenham sentimentos de experiência partilhada e uma história comum. No nível sexual, uma mulher calorosa, segura de si, sexualmente consciente na faixa dos cinqüenta anos projeta a sexualidade e o poder interior que o homem nivelado com ela pode considerar imensamente erótico.

Um homem na casa dos cinqüenta, que tenha evoluído e mantido o gosto pela vida, pode ser a síntese da atração sexual para uma mulher da mesma idade. Ele é vigoroso, mas não predatório. É um amante mais gentil e cheio de consideração. Tendo-se atenuado a ânsia pelo orgasmo, ele se beneficia disso; passa a saborear o encanto e a intimidade das carícias preliminares e aprecia deixar-se ficar junto a ela após a relação sexual, para acariciar, abraçar e se comunicar. Pela primeira vez, talvez, ele perceba o tocar e ser tocado. Ao mesmo tempo, a mulher se torna mais inclinada a tomar iniciativas no sexo e induz o orgasmo, fato extremamente encantador para o homem que se sente sexualmente seguro. Então, técnica, entusiasmo e experiência se encontram. Homem e mulher não inverteram suas posições, apenas caminharam um para o outro sexualmente e tornaram-se mais parecidos. Isso derruba o mito da decadência sexual na meia-idade.

A mulher de cinqüenta anos pode saber como viver sem um companheiro, mas com freqüência prefere ter um como parte de seu mundo, se ela se manteve em boa forma. Ela tem um misto de sexualidade, sensualidade e autoconfiança. Sabe mais o que quer, como ser gentil e os homens podem sentir admiração e apreço por ela. Pode ser sexualmente mais inovadora, cheia de surpresas.

Isso tudo tem por pressuposto a boa saúde dos parceiros e a ausência de medicações que possam interromper sua vida sexual. A cada década aumenta a chance de problemas de saúde, sendo cada vez mais crucial o abandono de hábitos que a juventude parece perdoar, como o uso de álcool e drogas, má alimentação e vida sedentária.

O *sétimo estágio* dá-se aos sessenta anos, etapa que pode ser também sensual para indivíduos de boa saúde, com boas atitudes e bons parceiros. Homens e mulheres podem ter outras vantagens, como mais tempo para o lazer se tiverem uma boa aposentadoria ou situação financeira estável.

Não ocorrem mudanças hormonais drásticas durante a sétima década da vida. A DHEA continua a cair e, sem uma reposição estrogênica, os estrogênios diminuem nas mulheres e a testosterona se manifesta cada vez mais. Às vezes até chega a surgir um leve buço e a voz pode ficar parecida à do marido. Assim, também alguns homens da faixa dos sessenta podem se tornar mais femininos, às vezes crescendo o busto, por um efeito estrogênico.

No *oitavo estágio*, que acontece após os setenta anos, fora questões de saúde, a vida de uma pessoa dessa idade depende muito da maneira como ela tenha administrado sua vida nas etapas anteriores. Pode haver várias disfunções sexuais com tratamento a curto prazo, mas muitos podem desfrutar de sexo na velhice; outros requerem medicação e/ou procedimento cirúrgico. Às vezes, uma mulher nessa fase pode ser esclarecida sobre conceitos equivocados e começar a ter orgasmo.

A questão fundamental sobre o envelhecimento é que, exceto em casos de enfermidades debilitantes, não existe razão pela qual uma mulher e um homem não possam desfrutar amor, romance, intimidade e sexo enquanto vivem.

Embora a transição de um estágio a outro, em geral, seja suave, pode ser freqüente a precipitação de uma crise no casamento, pois os períodos de transição são fases especialmente vulneráveis, em que os relacionamentos podem se dissolver, sobreviver às tempestades ou promover distanciamentos emocionais importantes, mesmo que o casal permaneça junto. Os que sobrevivem prosperam, de certa maneira, mesmo que permaneçam com o mesmo parceiro.

Aproximadamente a cada dez anos, há uma nova e diferente relação ao se passar de um estágio sexual para o outro. Além disso, existe o fato de os hormônios comuns a ambos os sexos se encontrarem em níveis diferentes e também divergirem para cada sexo em períodos diferentes da vida e, ainda, do dia havendo um processo de química intrigante. Há picos sexuais cuja sincronia ainda parece ser programada só para garantir que, quando um dos parceiros não estiver pensando em sexo, o outro estará. Torna-se evidente que os estágios sexuais só poderão ser plenamente compreendidos se relacionados, inclusive, a essas outras forças hormonais a eles interligadas, ainda que independentes.

Impulsos sexuais normais são diferentes de um dia para o outro, de uma pessoa para outra, especialmente de um homem para uma mulher. Todavia, quando a comunicação e a cooperação funcionam bem num casal, não é difícil desfrutar o contato sexual com freqüência. O que determina a quantidade e qualidade das experiências sexuais não é a proporção de hormônios, mas a maneira como cada um exercita sua sexualidade e a freqüência com que os casais se tocam. Esses hormônios são tão sensíveis ao ambiente físico e emocional que as pessoas podem influenciá-los imensamente para melhor ou para pior, mediante o que dizem ou fazem em suas relações afetivas e sexuais.

Há milhares de anos os poetas cantam sobre o amor que mantém seu mistério. Há um mágico ímã que atrai determinada pessoa em vez de outra. A palavra que usamos para descrever essa magia especial é química. A descrição perfeita para o sentimento que combina um aturdimento vertiginoso de um encontro proibido com a euforia de um ataque de endorfina é a onda sensual de uma droga proibida. As aparências, os cheiros e os sinais que as pessoas enviam influenciam o amor, o enlevo e o desejo sexual. Os hormônios que produzimos determinam quem escolhemos amar e o que podemos ou não fazer em relação a isso.

> ...*Uma nuvem rosada flutuou até ele, envolveu-o e levou-o a galopar para a fazenda de Mama Elena. Juan – este era o nome do soldado – sem saber bem porque abandonou o campo de batalha, deixando o soldado inimigo semimorto. Um poder mais alto dirigia-lhe as ações. Era possuído de uma premência, ir mais depressa possível ao encontro com o desconhecido, num lugar indeterminado. Mas não foi difícil encontrá-lo. O aroma do corpo de Gertrudis lhe serviu de guia...*
>
> Laura Esquivel, 1990

Antes de vivenciar o momento erótico já estão operando nas pessoas as forças sexuais, diversas vezes sem o conhecimento e consentimento delas. Aromas e sensações táteis, além de visões, manipulam de modo inacreditável suas escolhas e ações.

Há razões para acreditar que o sexo aumenta nossa expectativa de vida e sem dúvida dados provam que o contato físico freqüente proporciona a longevidade e melhora a qualidade de vida. Os idosos podem ficar infelizes e morrerem mais cedo se não forem tocados. O fato é que ter alguém ou algo para tocar mantém as pessoas vivas por mais tempo, e sexo é toque.

O toque exerce poder no sistema humano ao elevar o nível das substâncias que prolongam as expectativas de vida como DHEA, ocitocina, endorfina, hormônio do crescimento e, ao suprimir as que podem encurtá-la, como o cortisol e a adrenalina. O toque torna o pulso e o ritmo cardíaco mais lentos, elimina o estresse e aumenta o bem-estar.

Alfred Kinsey (1953) disse que durante o ato sexual o corpo é transformado. A pessoa pode não estar consciente da elevação de sua temperatura em sua superfície corporal ou na do parceiro. A identificação da excitação sexual como uma febre, um ardor, um fogo, um calor ou uma ardência testemunha a percepção geral de que realmente ocorre uma subida da temperatura superficial. Ao mesmo tempo, a pele muda de cor. O que é conhecido como rubor sexual começa com freqüência na parte superior do abdome e do rosto, espalhando-se depois para os seios, o pescoço, o tórax, as coxas, os braços, o baixo-ventre, as nádegas e as costas, aprofundando-se, em alguns casos, do vermelho-claro para o vermelho-escuro ou até mesmo o intenso roxo-avermelhado. Uma fina película de transpiração aparece em várias partes do corpo. Os olhos se dilatam e cintilam com o aumento da umidade. O sangue que corre para a superfície altera o contorno de várias partes do corpo, fazendo inchar os lábios, espessando o nariz, os glóbulos da orelha e aumentando os seios. Como a carne em torno dos olhos e da boca fica mais cheia, as rugas do rosto ficam reduzidas ou apagadas e anos de vida parecem diminuir.

A maioria dos desejos emocionais e sexuais dos seres humanos nos pontos altos e baixos pode ser atribuída a mudanças hormonais que ocorrem no cérebro, como vimos até agora. É natural, por exemplo, que aquela primeira onda de paixão se enfraqueça com o tempo. Em parte isso ocorre porque os níveis de feniletilamina gradualmente se reduzem, ou porque as terminações nervosas simplesmente ficam menos reativas. Em outras palavras, no intervalo entre o começo de tudo, a fase da paixão e as bodas de prata, o cérebro vai gradualmente desenvolvendo resistência às drogas naturais do amor.

Inversamente, há substâncias químicas que ajudam a manter a união. Sentimentos de amor e compromisso podem ser atribuídos a substâncias químicas do cérebro denominadas endorfinas (morfinas endógenas). Elas aliviam a dor e reduzem a ansiedade, permitindo que as pessoas vivenciem uma sensação de segurança, estabilidade e tranqüilidade, diz Helen Fisher (1995).

Não é novidade que o orgasmo gera fortes sentimentos de apego. A química também está por trás disso. A substância química chamada ocitocina, secretada pela glândula pituitária do cérebro, é três a cinco vezes mais abundante durante o orgasmo do que em qualquer outro momento. A ocitocina talvez desempenhe algum papel na estimulação do impulso sexual e de sentimentos de prazer e gratificação durante o contato corporal, a excitação sexual e a satisfação. Essas emoções, por sua vez, podem gerar mudanças químicas que aumentam o sentimento de apego.

Sabemos que quanto mais orgasmos a pessoa tiver, tantos mais desejará ter. Quanto mais relações sexuais orgásmicas ela tiver, tanto mais fortes e freqüentes serão seus orgasmos. A educação sexual adequada pode ser, então, um estímulo a uma saúde melhor que possibilite um aumento da qualidade de vida dos casais de quaisquer classes sociais.

Vimos como os hormônios possuem uma dança toda própria em seres humanos e como há encontros e desencontros nas diferenças hormonais entre homens e mulheres. Lembremo-nos de que diferença não significa desigualdade, construção social tão presente nas categorias de gênero do que seja feminino ou masculino. Estes estudos nos mostram bem como tais simetrias e complementaridades hormonais entre homens e mulheres podem ser passos disrítmicos de uma dança tão fantástica, exuberante e misteriosa como a vida e relação sexual entre homens e mulheres.

Um desses passos nos chamou a atenção: a similaridade entre homens e mulheres quanto à influência que a ocitocina e a feniletilamina têm na intensidade de seus orgasmos. As oscilações hormonais nos homens são diárias, graduais e constantes, enquanto nas mulheres são cíclicas, fortes e desiguais.

A testosterona é uma grande passista neste "baile hormonal": move o homem a buscar a mulher – que, por sua vez, pelo estrogênio, torna-se receptiva. É a testosterona, ainda, que estimula ambos para o sexo genital e para o orgasmo, elevando os níveis de dopamina. A testosterona oscila durante o dia, as estações do ano, em situações de competição e estresse.

Poderoso afrodisíaco, a testosterona em níveis mais elevados provoca irresistíveis urgências sexuais, desvalorizando o relacionamento amoroso e a intimidade tão almejada pelas mulheres, principalmente as mais jovens. A ocitocina presente nestas fases faz com que a mulher deseje mais proximidade do que prazer imediato.

O mais interessante dessa dança é a possibilidade de uma espécie de "inversão de papéis" na fase madura, em que o homem com cinqüenta anos quer expandir seu contato físico, sua ternura e paciência e encontra uma parceria com mais independência sexual e maiores exigências de orgasmo. Quantos movimentos esta dança hormonal nos traz!

Há momentos em que a dança fica quase paralisada ou ameaçada, quando a progesterona, presente na gravidez e no aleitamento, nesse espetáculo, pode reduzir o desejo sexual.

É preciso, portanto, considerar toda esta dança de hormônios, seus compassos e descompassos nas diferenças intergenéricas e ao longo dos vários ciclos de vida de homens e de mulheres, quando estudarmos ou diagnosticarmos suas sexualidades nos papéis de marido e de esposa.

Esclarecer aspectos básicos dessa dança hormonal pode ser importante na construção de programas de educação sexual para casais. Tais informações podem auxiliar na desconstrução de vários mitos e tabus de nossa cultura brasileira, que mantém um diálogo conjugal pobre e perturbado por crenças. Este diálogo, por sua vez, poderá ser substituído por outro, centrado em dados funcionais dos seres humanos, construtivo na cooperação dada pelo processo de legitimar diferenças que, ao contrário e em geral, tendem a produzir desigualdades pouco saudáveis.

Lembramo-nos sempre da interinfluência desses hormônios com aspectos psicossociais dos casais que estudamos.

A compreensão da complexidade dos vários ritmos, das diversas intensidades e coreografias desta chamada dança hormonal na sexualidade conjugal instrumentaliza-nos como terapeutas de casais, psicoterapeutas, sexólogos e educadores.

Os passos podem ser de um bolero cadenciado, de uma valsa mais lenta ou de um *rock and roll* pesado; de um *twist* agitado e rápido ou ainda de um forró alucinante ou de um *rap* falante. E estes atores todos, em seus passos dinâmicos e flutuantes: testosterona, progesterona, ocitocina, serotonina, prolactina, vasopressina, feniletilamina, entre tantos outros, constituem a fantástica dança dos hormônios na sexualidade entre homens e mulheres.

Cada um de nós seleciona uma parte da realidade e é a visão multifacetada dessa realidade que nos faz co-pesquisadores desta chamada verdade científica. Este estudo ampliou minha visão da sexualidade humana, antes muito mais temperada pelos aspectos psicológicos, antropológicos e sociais deste fenômeno tão rico e complexo: a sexualidade conjugal.

2

Gênero e sexualidade conjugal

> ... A mulher só se torna mulher sob o olhar de um homem: o homem só se torna homem sob o olhar de uma mulher. O que isto expressa é exatamente a reciprocidade em que um se descobre por meio do outro...
>
> Simone de Beauvoir, 1952

Os estudos sobre gênero neste livro têm como objetivo o reconhecimento de como as diferenças entre homens e mulheres transformam-se em desigualdades e em forças de poder, em que o duplo padrão de moralidade da cultura machista ainda presente entre nós mantém atitudes de vulnerabilidade à infecção ao HIV e à propagação da AIDS entre casais heterossexuais em nosso país.

Vejamos como estas diferenciações ocorreram ao longo da história. Sabemos que na espécie humana houve um primeiro ponto de mutação quando os hominídeos se separaram dos primatas há mais de 2 milhões de anos, o que deu início à Pré-História. O lento despertar da animalidade para a humanidade levou mais de um milhão e meio de anos.

Um segundo ponto de mutação ocorreu aproximadamente há 500 mil anos, quando o ser humano inventou o machado de pedra lascada e introduziu as sociedades de caça, que criaram novas e diferentes estruturas psíquicas e coletivas.

Um terceiro ponto, há mais ou menos 10 mil anos, precipitou-se pela invenção dos métodos de fundir os metais e pela criação da agricultura, ocasionando o fim do estágio nômade e a formação das aldeias, dos estados e dos impérios, no sentido antigo do termo.

O salto seguinte deu-se há menos de trezentos anos com a emergência da civilização urbana e industrial, que provocou uma enorme aceleração dos inventos científicos e tecnológicos, uma organização social mais complexa e a individualização da consciência.

É só recentemente, no final do século XX e no início do século XXI, que de fato podemos falar da emergência de uma nova consciência. A aceleração histórica e tecnológica torna-se incontrolável e imprevisível. Mais de 90% de todas as grandes invenções da humanidade caminhou de uma lenta escalada para uma aceleração explosiva, principalmente depois da invenção das tecnologias eletrônicas, das quais a mais importante é a do computador, que dá início à segunda revolução industrial.

Essa nova consciência precisa ter, no seu âmago, a noção de cuidado, de solidariedade, de compartilhamento de vida e dos bens da natureza, criando para isso novas estruturas socioeconômicas, políticas e psicológicas.

Terá de ser uma mutação não individual ou coletiva apenas, mas também sistêmica. Não só tecnológica, mas social e cultural, em que a educação e a saúde preventiva possam ser sinônimas. Uma cultura saudável, que privilegie as relações democráticas entre homens e mulheres, em que diferenças não signifiquem discriminações, preconceitos e dominação.

Do ponto de vista anatômico, vemos que homens e fêmeas têm diferenças. Mantidas na ignorância delas mesmas, na vergonha de seus genitais e no aparente perigo da sexualidade, as mulheres acabam por se desconhecer. Apesar dos avanços da física quântica, dos conhecimentos da perspectiva sistêmica e do conceito de um mundo interconectado, a visão dualista subsiste e requer esforço de todos para que um novo enfoque mais democrático e saudável possa alcançar níveis importantes de mudança.

Falarei, neste capítulo, sobre gênero e sua história de diferenciações nos vários movimentos feministas. Depois brevemente citarei as relações de gênero com o amor romântico, para um aprofundamento no entendimento da manutenção de alguns mitos presentes nas relações sexuais conjugais. Prosseguirei, analisando gênero, sexo e masturbação.

Outro assunto que rapidamente relaciono a gênero é o da religião e suas repressões diferenciadas por gênero feminino e masculino.

Farei breves reflexões sobre gênero e psicologia e gênero e biologia nos discursos médicos dos últimos anos.

Discutirei a visão da família ocidental sobre as questões de gênero, nas posições sexuais permitidas aos cônjuges e os pontos que relacionam gênero ao sexo oral e anal. Isso particularmente me interessa como pesquisadora das possibilidades de sexo seguro, na prevenção de AIDS nos casamentos heterossexuais.

Falarei, ainda, de gênero ligado às desigualdades sociais e a repressões sexuais.

Outras questões importantes acerca de gênero referem-se ao uso do preservativo entre os cônjuges e a visão da bissexualidade por parte dos casais heterossexuais.

Entendo que estes estudos fazem parte da constituição da identidade sexual dos casais em geral, em suas práticas reveladas implícita e explicitamente.

Gênero e sua história

> ... A ausência do prazer sexual e amoroso constitui uma privação que afeta a qualidade de vida e empobrece as experiências vitais tanto da beleza, valor estético e transcendência...
>
> María Londoño, 1996

Os primeiros cinco anos da década de 1960 são apontados como fundamentais nos estudos femininos sobre a mulher. Nos anos de 1970, há a Declaração dos Direitos Humanos, das Nações Unidas, em que as mulheres passam a ser reconhecidas como sujeitos de direitos inalienáveis.

Uma das primeiras hipóteses das feministas diz que a subordinação que afeta quase todas as mulheres é uma questão de poder público, no qual encontramos a ordem patriarcal existente desde as sociedades arcaicas bíblicas. Essa visão totalizadora do patriarcado foi tomada pelo saber acadêmico e pelo discurso político das cientistas e pesquisadoras dessa época. Especialmente algumas mulheres desse mundo acadêmico começaram a gerar conhecimentos sobre as condições de vida delas, a resgatar do passado e do presente os aspectos de suas vidas, na sociedade e na cultura e, sobretudo, a torná-las visíveis na sua história e no seu cotidiano, em suas relações familiares, sociais e profissionais, entre outras. Estes estudos, de acordo com Barbieri (1990), enfatizaram as relações homem–mulher, homem–homem e mulher–mulher, numa sociedade geradora da subordinação dessas mulheres, como já falamos.

Quanto à relação entre o patriarcado e o domínio masculino, o descobrimento do papel do homem na gravidez, aliado à sua possibilidade de produzir armas e fazer guerras, entre outros fatores, facilitou o processo histórico de relação de conflitos entre homens e mulheres.

É nesta ocasião e por meio destes estudos que surgiu e se expandiu o conceito de gênero como categoria. Uma categoria que é constituída socialmente, além de seus aspectos anatômicos e fisiológicos. Iniciou-se a era do sexo social e da sociedade sexuada, ou seja, aquela dividida em sexos.

A perspectiva de gênero está ligada a outros campos como educação, a legislação e as praticas médicas. Os estudos de gênero detectáveis nos pensamentos de Platão e de Aristóteles afirmavam a inferioridade feminina em contraposição à superioridade masculina.

A partir da Revolução Francesa, que trouxe valores modernos aos conceitos de igualdade e de fraternidade, as mulheres da Europa e depois as dos Estados Unidos começaram a relacionar seus direitos como cidadãs. Todavia, a rígida moral vitoriana, desenvolvida a partir do século XIX na Europa, esquivou-se e camuflou alguns princípios de igualdade feminina e masculina, com suas imposições políticas, religiosas e científicas, passando a representar socialmente as mulheres como mães, virgens, esposas, frágeis e efêmeras.

Ainda no século XIX, o sexo foi conhecido em discurso, de acordo com Foucault (1990). Todavia, este discurso substituiu as práticas de confissão da Igreja. Depois vieram os psiquiatras e os sexólogos para determiná-lo.

A revolução burguesa da família nuclear definiu a sexualidade feminina como função reprodutora, utilitária e securitária. A nova ética do trabalho do desenvolvimento capitalista do Ocidente reprimiu a sexualidade não reprodutiva, de forma que a sexualidade normal era a heterossexual, conjugal e monogâmica. A própria medicina classificou e normatizou as condutas sexuais humanas, surgindo as patologias, as disfunções e os sintomas sexuais ligados à homossexualidade de crianças, adolescentes e idosos; os voyeuristas, os fetichistas e tantos outros.

Donzelot (1991) mostra-nos como a sexualidade desse período tornou-se um dispositivo de poder que passou a regular questões individuais e sociais como natalidade, fecundidade, idade do matrimônio, nascimentos legítimos e ilegítimos, periodicidade e freqüência das relações sexuais, incidência de práticas contraceptivas e outras.

A sociedade foi, portanto, construindo uma idéia de sexualidade ligada ao casamento heterossexual, em que o amor-paixão, afeto que acaba rapidamente, passou a ser parte necessária, ao lado do amor. Cônjuges deveriam ter, nesta atração sexual exclusiva, paixão e amor eternos. Estes discursos passaram a promover, nas mulheres, uma dissociação de seus estados de enamoramento dos seus desejos sexuais. Isso se transformou num dispositivo de poder nas relações intergenéricas, em que o desenvolvimento de uma dupla moral sexual exige a fidelidade absoluta afetiva e sexual das esposas e materializa uma tendência polígama dos maridos. Vemos este duplo padrão moral de sexualidade nos casais com quem trabalhamos até hoje. Esta herança ainda dificulta que as mulheres se protejam do HIV e de outras doenças sexualmente transmissíveis, por aceitarem, tacitamente, esta natural infidelidade sexual dos maridos, como homem polígamo, em geral.

Foucault (1980) fala da organização e da regulamentação do tempo, do espaço e dos movimentos das vidas cotidianas das pessoas, em que seus corpos são moldados e marcados pelo caminho das formas históricas predominantes de individualidade, de desejo, masculinidade e feminilidade e os corpos femininos tornaram-se dóceis, com suas forças e energias habituadas ao controle externo, à sujeição, à transformação e ao aperfeiçoamento ditado. É o poder social que regulamenta o acesso ao corpo feminino: quem pode com ele ter relações sexuais, quem tem preferência a esse acesso e a criação de mecanismos que asseguram exclusividade. Este mesmo controle do corpo da mulher está presente no trabalho dela, em sua capacidade erótica e de reprodução. Neste cenário, o corpo feminino tornou-se objeto por excelência e o falo foi constituído como símbolo do poder. Dessa forma, símbolos, valores e normas socioculturais fazem com que no prazer sexual particular e na reprodução existam mais as tensões coletivas do que as decisões individuais. As culturas designam as diversas diferenças entre o masculino e o feminino, exceção feita, em geral, à maternidade como função reprodutiva da espécie. Todavia, mesmo neste aspecto, hoje começam a ser discutidas novas possibilidades de reprodução podendo este diferencial feminino vir a ser transformado.

Como sistema de poder, a questão gênero atua separando e dividindo as mulheres, outorgando certos poderes a algumas delas e à maioria dos homens e, ainda, estruturando o psiquismo humano com base em relações de poder e de subordinação em função de sexo e de idade.

As desigualdades de gênero estão articuladas a outras como a distância de geração, a dinâmica da reprodução capitalista, com as hierarquias entre os gêneros e entre as raças. Dessa forma, observamos na América Latina a dominação capitalista, o machismo, a discriminação racial e a marginalização de todos os diferentes, como os homossexuais, por exemplo. Isso constitui alicerces para uma cultura conjugal aprendida e reforçada no seio da família, em que o homem branco educado representa o personagem com maior poder, seja social, familiar, profissional ou sexual. Se, portanto, este homem se recusa a admitir seu risco em ser infectado pelo HIV ou a aprender o sexo seguro, por exemplo, fica difícil a negociação e discussão feminina em muitos grupos sociais latino-americanos, se não for em sua maioria.

Conhecer os protagonistas dominadores, suas relações complementares, suas vidas e seus imaginários sobre suas relações de gênero, poder e sexualidade é fundamental, em quaisquer propostas de saúde pública que privilegiem a sexualidade e a prevenção de doenças sexualmente transmissíveis de nossas famílias e de nossos casais.

No dia 8 de março é celebrado o Dia Internacional da Mulher, em homenagem a 150 sufragistas. Nesse dia, em 1857, operárias de uma indústria têxtil de Nova York foram queimadas vivas, trancadas por seus patrões dentro da fábrica, em represália à greve por melhores salários e redução da jornada de trabalho para dez horas.

Na segunda década do século XX, o movimento feminista conseguiu que a maioria dos países industrializados desse direito de voto às mulheres. No entanto, continuou a discriminação profissional, que se agravou durante a Grande Depressão dos anos de 1930, quando, tanto na Europa quanto nos Estados Unidos, as mulheres foram as primeiras a ser despedidas para dar lugar aos homens chefes de família.

O movimento feminista brasileiro começou efetivamente em 1966, influenciado pelos Estados Unidos, com a fundação da Organização Nacional em Prol das Mulheres. Surgiu na luta pelos direitos civis e contra a guerra do Vietnã. Em 1975, quando a ONU instituiu o Ano Internacional da Mulher, as feministas já haviam conseguido muitas de suas exigências.

Com a conquista do direito ao voto, ao trabalho e ao controle da natalidade, o movimento feminista alterou o *status* pessoal da mulher.

Outro aspecto revolucionário da liberação da mulher é o seu novo senso de independência sexual. Embora resulte em confusão moral, uma situação em que as pessoas não sabem o que é certo ou errado, a revolução sexual dos anos de 1960 tem o mérito de retirar do domínio público os aspectos mais íntimos do sexo e devolvê-los ao privado.

No Brasil, a independência feminina apresenta nítidas características de classe e cor. No século XIX foram registradas algumas manifestações feministas em conexão com a campanha abolicionista. Em 1932, o código eleitoral consagrou o direito de voto das mulheres. Iniciado nas camadas médias e em organizações de partido de esquerda, o feminismo expandiu-se, mesclando-se com as camadas populares, por meio de um amplo trabalho comunitário, como o da ala progressista da Igreja Católica nas Comunidades Eclesiais de Base (CEBs), que reuniram clubes de mães e associações de donas-de-casa, voltando-se, a partir dos anos de 1970, para a melhoria das condições de vida e constituindo um importante foco de resistência ao regime autoritário vigente no país. Os possíveis desacordos, como temas ligados à sexualidade, aborto e planejamento familiar, foram publicamente evitados. Outro traço do feminismo no Brasil são os movimentos sociais nas periferias, que reivindicaram melhor distribuição dos equipamentos de infra-estrutura urbana e dos bens de consumo coletivos.

Mais tarde surgiram os Centros da Mulher Brasileira em São Paulo e no Rio de Janeiro, reunindo basicamente mulheres profissionais, e o Movimento Feminino pela Anistia. Em 1975, o movimento feminista abrigou o movimento lésbico.

A partir de 1981, o movimento feminista brasileiro viveu conflitos que se acentuaram com o entrecruzamento do movimento homossexual e do movimento negro, o que resultou em diversas cisões.

Cresceram no país as pesquisas sobre a mulher, sobretudo na área de ciências humanas e houve uma explosão de livros, jornais, artigos e revistas voltados para a condição feminina.

Em 1985 criaram-se as Delegacias de Defesa da Mulher, para atender as vítimas de estupro, espancamento ou qualquer forma de violência. Hoje essas delegacias já existem em vários estados do Brasil. Também nesse ano foi instalado o Conselho Nacional dos Direitos da Mulher, que foi o primeiro reconhecimento, por parte do governo federal, da existência da desigualdade sexual e da importância da atuação das mulheres no país. No ano seguinte, 26 mulheres foram eleitas para a Assembléia Nacional Constituinte, contando com a presença de uma deputada negra.

Hoje, em mais de dois terços dos países do mundo a mulher é autorizada a votar nas eleições nacionais. Ela representa quase 50% da força de trabalho no mundo inteiro. No Brasil, segundo o IBGE de 2000, a mulher representa quase 45% do mundo profissional, sendo que 25% delas sustentam suas famílias. Todavia, as mulheres são menos educadas formalmente que os homens e continuam ganhando um salário inferior pelo mesmo trabalho. A média mundial do salário das mulheres é de 25% do salário do homem e a mulher brasileira recebe, em média, 50% do que o homem recebe, sem falar que esta mulher cumpre dupla jornada de trabalho. Devido aos preconceitos, são exceções as mulheres que ocupam cargos de maior responsabilidade e poder. E são elas as primeiras a perder o emprego.

O feminismo brasileiro da década de 1970 era visto como sinônimo de vida burguesa e de importação de idéias. Em 1975, no Ano Internacional da Mulher, houve idéias precursoras da realização, em 1978, no Rio de Janeiro, do primeiro concurso de pesquisas sobre a mulher trabalhadora do Brasil. Observamos que a ciência, até então vista como androcêntrica, abriu espaços para estudos de gênero, em que desvendar a opressão das mulheres trouxe contribuições fundamentais para o entendimento da sociedade brasileira.

Estas propostas acadêmicas iniciaram transformações nos paradigmas científicos, em que novas narrativas, assim como a revisão das antigas, produziram outros questionamentos, novas interpretações da subordinação feminina e sua relação com as organizações social, econômica, política e psicológica. Dessa maneira, o silêncio da experiência e da voz das mulheres como objetos de pesquisa tem sido, até os dias de hoje, no século XXI, gradualmente quebrado e substituído por buscas mais democráticas nas relações intergenéricas.

O darwinismo, com sua visão biológica, tem sido especialmente criticado pelas feministas, por trazer alguns mitos da fêmea passiva ou por sustentar imutáveis diferenças de habilidades entre homens e mulheres. Todavia, pensamos que apesar de hormônios, apetites, odores, sensações e genitais contarem, como explicado no capítulo anterior, no estabelecimento de diferenças entre homens e mulheres, o corpo biológico é um veículo, mas seu condutor são as construções sociais. A maior aceitação das diferenças intergenéricas, a nosso ver, está nas idéias científicas, em fatos científicos que tomam o modelo masculino como referência para também descrever o feminino, fazendo com que o padrão masculino se imponha sobre ele.

Nas discussões gregas da anatomia do homem e da mulher, o corpo humano era unissexual, com os dois sexos presentes e, externamente, com versões diferentes. Os gregos enfatizavam que os órgãos femininos e masculinos seriam homólogos. A ciência do pensamento anatômico dessa época evoluiu, apresentando as mulheres como homens ao contrário, ou seja, o útero seria o escroto feminino, os ovários seriam os testículos, a vulva seria o prepúcio e a vagina corresponderia ao pênis. Surgiram, nessa ocasião, mitos em que as mulheres seriam essencialmente homens, em que a falta de um ardor vital para a perfeição resultou na retenção de estruturas que, nos homens, evoluidamente são aparentes.

Em minha prática clínica como terapeuta sexual de casais, noto até hoje algumas crenças que consideram as mulheres anatômica e psicologicamente castradas, com dificuldades em atingir o prazer por serem biologicamente inferiores ao homens. É surpreendente observar como padrões de diferenciações intergenéricas são transgeracionalmente transmitidos e presentes na cultura vigente.

Pesquisas recentes mostram que as mulheres dispõem de uma sexualidade fisiologicamente parecida com a dos homens. Se, por exemplo, um homem e uma mulher assistirem a um filme estimulador sexualmente, a vagina deverá ficar tão entumecida quanto o pênis. O que varia são os condicionamentos a aceitar ou não este tipo de experiência como excitante. O pesquisador britânico Robin Baker (2000) mostra, por exemplo, como uma vagina pode ficar lubrificada durante um estupro, mas não haver orgasmo nesse tipo de experiência.

Em termos de definições sobre gênero, destacamos a de Rubin (1970) que fala do conjunto de disposições por meio das quais uma sociedade transforma a sexualidade biológica em práticas, símbolos, representações, normas e valores que elas elaboram com base nas diferenças sexuais anátomo-fisiológicas e que dão sentido às satisfações dos impulsos sexuais, à reprodução da espécie humana e ao relacionamento entre as pessoas.

John Money (1980) propôs a expressão "papel de gênero" para discriminar o conjunto de condutas atribuídas a homens e a mulheres. Outro estudioso das relações humanas, Robert Stoller (1968), estabeleceu a diferença conceitual entre sexo e gênero, com o primeiro totalmente ligado às diferenças determinadas pelo corpo e o segundo, aos significados atribuídos ao fato de ser homem ou ser mulher em cada cultura e em cada pessoa.

Quero ressaltar, aqui, que atualmente há outras definições de gênero que ampliam o campo do feminino e do masculino. O psiquiatra brasileiro Ronaldo Pamplona da Costa (1994), psicodramatista brasileiro estudioso de sexualidade humana, fala-nos de onze possibilidades de sexo e gênero, a saber: o homem homossexual, o homem heterossexual, a mulher homossexual, a mulher heterossexual, o homem bissexual, a mulher bissexual, o travesti, a mulher travesti, o transexual feminino, o transexual masculino e os hermafroditas. Dessa forma, privilegiamos em nossas práticas e enfoques teóricos como as pessoas se sentem e se comportam nas diversas possibilidades existentes nas inter-relações entre a base natural e as construções sociais e familiares. Acrescento a isso toda a rede de crenças, de traços de personalidade, de valores e de condutas que diferenciam os vários gêneros e implicam desigualdades e hierarquias entre eles.

O século XX é, sem dúvida, uma época de importantes conquistas femininas nas pesquisas sobre gênero.

São importantes as reflexões de Simone de Beauvoir (1952) e suas denúncias sobre o aprisionamento da sexualidade feminina à reprodução e ao casamento, como também as de Lévi-Strauss (1949), que mostrou como a divisão sexual do trabalho seria um produto cultural para provocar dependência entre os sexos.

As feministas da década de 1970 que lutaram contra as desigualdades de gênero foram apoiadas pelo progresso das técnicas anticonceptivas, que possibilitaram a separação entre sexualidade e maternidade no imaginário social e nas práticas dos casais.

Temos ainda, no século XX, e, especificamente nos anos de 1980, estudos que explicitaram a marginalização social das mulheres e sobre a chamada nova masculinidade, entre homens, mulheres e suas famílias. Na década de 1990, os estudos de gênero coincidem com a idéia pós-moderna da pluralidade e da diversidade, pela análise das práticas da vida cotidiana, das subjetividades e das intersubjetividades. Nesta época, há conversações interdisciplinares que não concluem e não sintetizam, mas buscam a legitimação de subjetividades constituídas sobre as palavras, o imaginário e a ressignificação de antigas definições do que é ser homem e ser mulher, em seus vários papéis e funções.

Entretanto, quando se fala de América Latina e em particular do Brasil, verificamos, já no século XXI, três tipos de tendências sobre os saberes de gênero que coexistem: os pré-modernos, na pobreza; os modernos, com o avanço da mulher ao trabalho remunerado e à educação e, por fim, os pós-modernos em que, por exemplo, mulheres se submetem a modernas técnicas de fertilização assistida para adquirir os papéis de mães. Há, ainda, mulheres sós que buscam a inseminação artificial como um projeto solitário, sem participação masculina, a chamada "produção independente".

O vínculo idealizado do casal heterossexual ainda hoje se dá como base em um modelo vincular assimétrico, de dominação-submissão e com maior permissividade para a infidelidade masculina.

Os estudos de gênero devem focalizar as peculiaridades sociais, históricas, biológicas e psicológicas de homens e de mulheres, observando, principalmente, como suas categorias possam estar constituídas e legitimadas por processos de naturalização que, ainda hoje, determinam a sexualidade nos papéis de ser homem e de ser mulher.

Identificar estas categorizações e contextualizá-las às diversidades culturais de nossos grupos de casais é fundamental para entender como promover-lhes educação sexual preventiva para o HIV e a AIDS.

Gênero e biologia

> ... somos os filhos do cosmos... nele vivemos como ciganos. Somos diferentes e distantes dele devido a nossa cultura...
>
> Edgar Morin, 2002

Há muitas crenças entre os casais brasileiros baseadas na superioridade biológica dos homens sobre as mulheres.

Atualmente sabemos que as diferenças entre os cérebros masculino e feminino são tão pequenas que são necessários experimentos sofisticadíssimos para descobrir até mesmo o menor índice de diferenças. Além disso, não está muito claro se essas diferenças são geneticamente programadas, aprendidas culturalmente, ou uma interação entre fatores genéticos e culturais.

Pesquisas mostram que as mulheres parecem um pouco melhores do que os homens no que tange às capacidades verbais e à coordenação entre mãos e olhos. Já os homens, mostram-se mais eficientes em tarefas de orientação espacial.

As diferenças entre cérebro e sexo humanos são praticamente inexistentes quando comparadas à maioria das outras espécies animais, que têm diferenças comportamentais e cognitivas acentuadas entre os sexos. Parece que nos tornamos humanos não porque os homens iam à caça, as mulheres carregavam os filhos e colhiam plantas, mas porque, quando surgiam as necessidades, os dois sexos podiam trocar de papéis. Os humanos substituíam de forma eficaz uma divisão instintiva de trabalho baseada na função biológica básica, mas não limitada por ela.

Pesquisadores confirmaram ter encontrado diferenças estruturais no cérebro de homens e mulheres adultos, mas não está claro se essas diferenças são inatas ou acontecem graças a alguma interação complexa entre os genes, os hormônios e a socialização.

A interação entre a biologia e a cultura é complexa em todos os aspectos da vida. A genética, o ambiente hormonal intra-uterino, as experiências profundas de aprendizagem desde a infância, fatores sociais e políticos desempenham papéis importantes no desenvolvimento e nas vivências de identidade sexual de gênero.

Noções de que as mulheres são menos motivadas sexualmente que os homens, de que a heterossexualidade monogâmica é a norma natural, não são determinações biológicas.

O sexo biológico como uma idéia distinta é, na verdade, parte do sistema de gênero ocidental moderno, um sistema em que a ciência e o conhecimento podem estar intimamente ligados a preconceitos, mitos, crenças e pressupostos inconscientes arraigados. É necessário que nós, terapeutas e educadores da sexualidade humana, facilitemos a desconstrução de mitos que naturalizam diferenças intergenéricas como determinadas pela biologia. Essas desconstruções facilitam novas possibilidades de visão sobre a sexualidade conjugal, por exemplo, quanto à admissão tácita de que os homens são naturalmente infiéis e que necessitam mais de sexo do que as mulheres. Novas narrativas sobre as vidas sexuais conjugais são importantes na construção de estratégias para o diálogo e a negociação do sexo seguro desses casais, para citar apenas uma dessas possibilidades.

Gênero e repressão sexual

> *... A raça humana vem saqueando a Terra de forma insustentável e dar às mulheres maior poder de decisão sobre o seu futuro pode salvar o planeta da destruição...*
>
> Fundo das Nações Unidas para
> a População (Funap) – 2001

No período pós-romântico, desde os meados do século XIX, assistimos a um grande movimento de repressão da sexualidade sob a bandeira da moral vitoriana, em que a teoria da deterioração e as especulações sobre os efeitos deletérios da masturbação dominavam o pensamento médico. A figura da insanidade masturbatória pode ser considerada um dos principais analisadores dos discursos médico-assistenciais e ético-políticos a partir do século XVIII.

O tema sexualidade parece ter sido forjado no início do século XIX, em relação a como novas formas de organização dos saberes e do exercício dos poderes sobre a sexualidade se inscreveram em dois registros complementares ainda que por vezes conflituais: o da biologia, da reprodução e o da ciência do sexo (Foucault, 1976). Todavia, desde o final do século XVI assistimos aos chamados defensores da hipótese repressiva, pela multiplicação e pela diversificação dos discursos sobre sexo. A repressão da sexualidade no triplo sentido de proibição, condenação ao silêncio e a eliminação do campo das visibilidades encontraria a explicação no desenvolvimento do capitalismo e na necessidade de canalizar as energias sexuais para o processo produtivo.

As sociedades muçulmanas, japonesa ou indiana possuem a chamada *Ars Erótica*. As sociedades ocidentais, em contrapartida, construíram a *Scientia Sexualis*. A nossa sociedade ocidental desenvolveu nos discursos dos dois últimos séculos, para dizer a verdade sobre o sexo, processos que se ordenam essencialmente a uma forma de poder-saber rigorosamente oposta à arte das iniciações. Trata-se da confissão, pois desde o início do cristianismo o sexo foi matéria privilegiada dela. É na confissão que temos o elemento nuclear do dispositivo de produção da verdade sobre o sexo que operou nas sociedades ocidentais a partir do século XVI. Foucault refere-se à codificação clínica do saber-falar; à combinação da confissão com técnicas do exame, do interrogatório e do questionário; à aceitação de um postulado de causalidade geral e difusa da sexualidade, em que o sexo está na origem de tudo. A duplicação da confissão pelo método interpretativo não se trata apenas de tudo ouvir, mas também de tudo interpretar e, finalmente, há a medicalização dos efeitos da confissão e a substituição das categorias de pecado ou de transgressão, pelas categorias nosográficas de normal e de patológico.

A psicologia freudiana trouxe poucas informações sobre a biologia da vida sexual do homem e, do ponto de vista da terapia, observo um deslocamento na primeira sexologia, com a neurose substituindo a prevenção, como alvo principal da intervenção analítica. Porém, os comportamentos sexuais não eram diretamente visados, pois a cura decorreria naturalmente da reestruturação da personalidade obtida pela análise. Infelizmente a própria psicanálise reproduziu como norma o primado da genitalidade masculina, em que a anatomia do homem é o destino sexual da mulher.

A principal forma de controle social da sexualidade é mediatizada por ideologias de instituições cujas características estruturais interagem para produzir controles sociais sobre a expressão sexual.

A evolução da sexologia mostra-nos claramente que ela passa por um processo de naturalização de um conceito-chave que é o de necessidade, de instinto, de impulso ou de pulsão. E é neste conceito, mediante suas múltiplas versões, que se contextualiza a incidência da biologia no comportamento.

A naturalização da sexualidade tem, portanto, implicações diretas nas teorias e nos modelos explicativos do próprio desenvolvimento sexual.

Percebo que todas as tentativas de explicação do desenvolvimento sexual são correlatas de modelos normativos do masculino e do feminino, em que uma leitura ingênua tende a considerar tais modelos configurações naturais, com base nos quais o masculino e o feminino se definem como identidade e funcionam como oposição ou alteridade. Esses modelos são arbitrários por serem o produto de uma construção histórico-social. O estudo do desenvolvimento sexual é prisioneiro das mesmas determinações ideológicas, sobretudo com relação ao desenvolvimento social, afetivo e moral. A expressão do desenvolvimento psicossocial é freqüentemente utilizada e comporta uma ambigüidade, na medida em que permite a diluição sexual na temática da identidade e dos processos de identificação, devolvendo os desejos e os comportamentos à lógica da maturidade e à ideologia vigente.

O espaço cultural que humaniza o ser humano cria normas, molda personalidades, dita o certo e o errado e força cada um a escolher entre caminhos disponíveis. A liberdade acaba sendo o direito de tomar este ou aquele desvio, mas sem sair dos trilhos, segundo Foucault (1979).

Na nossa cultura há, para os adolescentes, uma orientação ambígua e contraditória a respeito de sexo. As moças são educadas para ser atraentes no vestir, no modo de ser e para se comportar de maneira mais sedutora. Mas, para que sejam consideradas boas, elas devem esquivar-se de relações sexuais, pois, do contrário, poderão ser rotuladas como meninas más. Devem ser coquetes, portar-se como inseguras e demonstrar ignorância acerca de sexo, para serem julgadas puras. Espera-se, por outro lado, que os rapazes tentem apalpar as mocinhas, especialmente nas mamas e na genitália. E das moças, a expectativa é a de que ponham limites nos rapazes. Já o rapaz deve, desde cedo, se empenhar na prática sexual para adquirir experiência.

Estão esboçadas aqui duas formas de repressão: a moça não deve expressar claramente o desejo de ter relação sexual para não ser rotulada como pouco confiável para uma relação estável e o rapaz deverá mostrar que deseja relações sexuais para não ser rotulado como fraco ou pouco viril.

É também esperado que o homem saiba o que fazer para levar a mulher ao orgasmo. Ele deve saber tudo a respeito das zonas erógenas, onde passar a mão, colocar a boca e outros. O corpo da parceira é um objeto que deve ser habilmente manipulado, em vez de se abandonarem ao carinho mútuo. Esta responsabilidade de bom desempenho sexual pesa sobre o homem e pode transformá-lo em um espectador angustiado, impedindo-o de se abandonar à intimidade calorosa do afeto.

A cultura impõe, portanto, ao marido a obrigação de usar técnicas para levar a mulher ao orgasmo. Esta, por sua vez, depende do marido em quase todos os aspectos da vida e, com medo de desagradá-lo, raramente propõe novidades ou reclama a falta de prazer ou de desejo. Estas relações estão, de uma forma ou de outra, ligadas ao econômico, ao social e ao político. Mesmo aquelas mulheres que ocupam cargos executivos e aparentemente independem de seus maridos não estão livres desta forma de ansiedade: agradá-los. Isso geralmente leva essa mulher a desviar-se de sua própria satisfação, inclusive sexual.

O desconhecimento tem sido um dos mecanismos mais eficazes de repressão da sexualidade feminina, mecanismo esse que se manifesta com mais intensidade ainda entre as que pertencem aos grupos da sociedade de menor acesso ao estudo e à informação.

A mulher considerada feminina é a mulher estereotipada. Então, uma mulher não pode ser autônoma e feminina ao mesmo tempo. Autonomia implica ser ela mesma, em sua totalidade, sem negar ou repudiar aspectos de sua personalidade para se submeter às exigências sociais. O que assusta não é a mulher independente economicamente e sim a mulher autônoma. Existem mulheres com grande êxito profissional, mas que não são mulheres autônomas emocionalmente falando.

A mulher renuncia a partes do seu eu na tentativa de corresponder ao que dela se espera. O mesmo ocorre com o homem masculino. Suas características esperadas são a força, a coragem, a ousadia, o desafio e outras do gênero. Tanto o homem como a mulher podem ser fortes e fracos, corajosos e medrosos, agressivos e dóceis, dependendo do momento e das características que predominam em cada um.

Por muito tempo acreditou-se que apenas o homem sentia prazer sexual. A mulher não se interessava pelo assunto. Seu aparelho genital servia tão-somente à procriação. O prazer restringia-se a ter e criar filhos. Mulher gostar e querer de sexo era motivo de vergonha.

Acreditava-se que as mulheres tinham pouco ou nenhum interesse na lascívia. Sabemos que isso não é verdade. Há diferenças reais entre a lascívia de homens e de mulheres. O estreitamento do foco, que é uma marca de qualidade da lascívia, opera em ambos os sexos, apesar de ser significativamente mais pronunciado nos homens. Acredito que uma das principais razões para essa diferença é o pênis ser um sistema de *feedback* de excitação instantânea. Mesmo quando crianças, os meninos estão constantemente aprendendo sobre suas excitações; um pênis se enrijecendo é difícil de ignorar. Mais tarde, quando aprendem a se masturbar, a maioria dos homens descobre uma ligação ainda mais irresistível entre suas imagens fantasiosas favoritas e a resposta imediata dos seus órgãos genitais.

Quando uma garota se sente excitada, suas respostas genitais são menos óbvias. Ela pode se sentir quente e com formigamento, mas não vai necessariamente associar sua excitação a mudanças em seus genitais – ou vice-versa. Como resultado, suas excitações são mais difusas, menos definidas e mais limitadas. No entanto, essas diferenças estão pouco a pouco mudando. Um número crescente de mulheres está deliberadamente usando a masturbação e a fantasia para cultivar experiências eróticas mais definidas e centradas, atual e gradualmente, como observamos em nossa prática clínica.

Para toda mulher heterossexual, lésbica, jovem ou velha, a sexualidade está enredada com a procriação. Esse emaranhamento é experimentado de várias maneiras. Quando consciente, ela pode pensar em controle de natalidade ou, se é lésbica, já passou da menopausa, tenha sido voluntariamente esterilizada ou queira engravidar, fica aliviada por não ter de pensar nisso. Se decidir correr riscos, terá a tensão das possibilidades de ficar grávida, contrair HIV ou outras doenças sexualmente transmissíveis.

Porém, mesmo se a estranha relação entre sexualidade e reprodução não for conscientemente problemática, ela continua na experiência co-inconsciente das mulheres que cresceram no patriarcado. Os mitos e medos são passados transgeracionalmente. Em nossa cultura, as mulheres são ainda encarregadas de cuidar dos bebês, não tanto porque os colocam no mundo, mas por constituírem o gênero socialmente responsável pela ligação e pelos relacionamentos. Essa responsabilidade coloca-as num conflito fundamental: enraíza a identidade de gênero das mulheres na ligação, mesmo quando sua identidade adulta é definida pela individualização. Dessa forma, o ato sexual para elas pode conter uma série de decisões conflitivas e contraditórias.

Outra revelação de pesquisas atuais é que as mulheres latinas em geral são duas vezes mais propensas do que os homens a mencionar que se sentem romanticamente envolvidas ou apaixonadas por seus parceiros sexuais especialmente se forem seus amantes. Em contrapartida, os homens são quase duas vezes mais propensos do que as mulheres a descreverem encontros amorosos anônimos ou casuais. Eles também relatam um número maior de vezes a multiplicidade de parceria sexual do que elas. Isso inclui os relatos de homens bissexuais, em confronto com as mulheres bissexuais e entre homossexuais masculinos, quando comparados às homossexuais femininas.

Enfatizando as diferenças de gênero, as feministas acadêmicas denunciaram que as teorias estéticas sobre o desenvolvimento humano são tendenciosas no sentido masculino ou androcêntricas, muitas vezes denegrindo as experiências e contribuições das mulheres para a cultura ou colocando as experiências masculinas como normas do comportamento humano.

A repressão sexual e seu enfoque nas desigualdades intergenéricas têm uma sólida constituição estrutural histórica e social. Todavia, mesmo na disputa simétrica de poder, ambas as categorias de gênero, a feminina e a masculina, estão ainda submetidas a repressões sexuais.

Apresento a seguir uma síntese dessas repressões diferenciadas por gênero, baseadas em estudos e observações de minhas experiências clínicas como pesquisadora de casais.

As principais repressões sexuais da mulher são:

- Ter o corpo perfeito para ser desejável;
- Não tomar iniciativas sexuais quando isso colocar em risco a potência e a auto-estima do homem;
- Disfarçar o desejo;
- Ser responsável pela satisfação sexual do marido, mesmo que isso possa justificar abusos sexuais na conjugalidade;
- Ter menos interesse e necessidade sexual que o homem;
- Perder o desejo na menopausa, gravidez e fase de aleitamento;

- Pensar que seu prazer é muito mais difícil de ser alcançado do que o do homem;
- Identificar que o orgasmo clitoriano é imaturo e o vaginal é sinal de maturidade sexual;
- Que a mulher casada não se masturba;
- Que deva ser naturalmente monogâmica;
- Só terá desejos sexuais e eróticos se tiver amor pela pessoa;
- Deverá sempre ter orgasmos, para sentir-se normal;
- Deverá ter orgasmos múltiplos;
- Terá que achar o seu ponto "G";
- Não poder manipular seus genitais quando crianças;
- Que o sexo reprodutor é mais digno;
- Que, por amor ao marido, deverá fingir seu prazer.

As principais repressões sexuais do homem são:

- Que orgasmo é sinônimo de ejaculação;
- Deverá estar sempre disposto sexualmente, independentemente do que sinta pela mulher;
- Que é infiel por natureza;
- Se for macho, não ter prazer na região anal;
- Deverá ter um pênis de bom tamanho, independentemente de ter boa relação sexual com a parceira;
- Deverá manipular seus genitais desde criança.

Homens e mulheres são submetidos a verdades que os obrigam a se enquadrar em padrões definidos pela normatização científica, na medida em que se definem como tendo sexualidades normais.

Em alguns grupos sociais brasileiros observo que se antes os tabus, o medo do pecado, da culpa e da vergonha reprimiam o sexo, hoje, com as facilidades e estimulações oferecidas pela mídia e pelas relações virtuais, ser virgem, por exemplo, é ser retrógrada e o rapaz precisa experimentar várias mulheres. Esta é outra forma de repressão: a da tirania do sexo que deve existir nas vidas dos jovens. Pensamos que a obrigatoriedade do chamado "ficar" da atualidade pode também fazer parte desta tirania.

Felizmente, a certeza de o homem ser superior à mulher tem sido abalada. Vivemos num processo de transformação no que diz respeito à valorização da virilidade, da rigidez de papéis sexuais atribuídos aos homens e às mulheres. O homem pode adquirir um novo valor: o do homem sensível, que fica triste e que pode chorar. Entretanto, isso não significa que a maioria dos pais e das mães, em nossa cultura brasileira, por exemplo, não se esforça para criar homens não femininos, não homossexuais, não dependentes, não submissos, sem relações de intimidades afetivas entre homens e potente com as mulheres. A este respeito, William Pollak (2000) diz que, ainda neste século, os pais e a sociedade em geral colocam os meninos numa camisa-de-força sexual, julgando-os segundo idéias obsoletas sobre a masculinidade e sobre o que é necessário para que um garoto se torne homem. E ainda, diz Pollak, baseados em modelos que datam do século XIX e que não possuem relevância para o mundo atual. Esses garotos serão homens que se envergonharão de suas vulnerabilidades, que vão mascarar suas emoções, seus fracassos e, assim, terão suas sensibilidades endurecidas.

A ideologia monogâmica pode induzir ao recalque os desejos sexuais, levando muitas pessoas, como observo em minhas experiências como terapeuta de casais, a afirmar conceitos estereotipados expressos em frases como: "Quando se ama, só se sente desejo pela pessoa amada". "Se surgir desejo sexual por outra pessoa, que não o cônjuge, é porque a relação não vai bem." É comum sentir desejos sexuais extraconjugais, e, se a monogamia fosse espontânea, não haveria necessidade de tanto controle, bem como tantos tabus e segredos a respeito dela.

Percebendo as próprias singularidades e não tendo mais de se adaptar a modelos impostos de fora, abre-se um novo espaço, onde diferentes formas de viver a sexualidade podem ser experimentadas.

Todas as pessoas sem exceção, independentemente de gênero ou orientação sexual, precisam avaliar seus comportamentos sexuais para minimizar o risco de exposição ao HIV, o vírus que causa a AIDS, bem como as outras doenças sexualmente transmissíveis.

Estas repressões sexuais facilitam, mantêm ou desconstroem alguns dilemas pós-modernos das disputas intergenéricas.

Faz-se necessária uma conscientização maior de nossa herança sexual e de seus ditames de poder para que nós, profissionais de educação e saúde, possamos reeducar e revisar nossos próprios valores antes, durante e após cada afirmação, cada avaliação que fizermos nesta nossa cultura e neste nosso importante papel. Como estamos com nossas próprias questões de sexualidade, de repressões e de distinções de gênero? Nossa relação profissional nesta era pós-moderna é de interinfluência, inter-relação e recursividades constantes. Educamos educando-nos. Tratamos tratando-nos.

A repressão sexual tem a ver, enfim, com o estabelecimento de múltiplas estruturas para diferenciar desigualmente homens e mulheres. É preciso alertar as mulheres brasileiras que se colocam como vulneráveis ao HIV; com seus comportamentos conformistas, aprendidos nas pautas culturais tradicionais, em que se impõe a dependência como um dever e isso acaba construindo o fenômeno que chamamos de subordinação de gênero. Relações sexuais conjugais de melhor qualidade necessitam, a nosso ver, da eqüidade de gênero e da justiça que impede qualquer discriminação.

Refletir sobre as repressões sexuais distintas por gênero é de fundamental importância quando elaboramos quaisquer intervenções terapêuticas, educativas e preventivas quanto à sexualidade conjugal e à prevenção do HIV e da AIDS, tema protagonista do presente livro.

Não se justifica o direito exclusivo e masculino de desempenhar papéis específicos de poder. Isso demanda novas reorganizações familiares, muitas vezes pouco toleradas pelos homens. Os articulados conflitos que deram origem à batalha dos sexos são causados pela diferenciação de papéis, como temos visto.

Será que os gêneros masculino e feminino são complementares como se supôs? A idéia de os sexos serem metades de um inteiro deve-se aos séculos de condicionamento religioso, que buscava a estabilidade social. Talvez necessitemos reconhecer que, em alguns aspectos, os dois gêneros apresentam-se incompatíveis. O divórcio do sexo feminino/procriativo do sexo masculino/erótico decresce a ênfase do conceito de que os sexos são complementares.

A demanda feminina por uma maior independência terá custos: como o risco de uma maior polarização entre os sexos, menos integração e harmonia? Para os homens, o custo pode ser: impotência e perda de masculinidade?

Sabemos que o Viagra e medicações semelhantes revolucionaram a sexualidade no século XX, mas sem desejo mútuo e respeito por diferenças, o que podem essas maravilhas farmacológicas fazer?

Para emergir uma visão construtiva e positiva, os homens terão que passar por uma revolução de suas crenças, atitudes e seus conceitos sobre as mulheres e das expectativas que têm dos papéis delas e vice-versa. Por exemplo, no âmbito das crenças sexuais, o homem precisaria crer que as mulheres não são promíscuas quando elas apresentam seus apetites por prazer sexual tão grandes quanto os deles. Isso não é muito tranqüilizador para alguns maridos, como observamos em relatos de maridos em meu consultórios. Mas percebo que esta intranqüilidade é parte do fenômeno de crenças e tabus sobre a sexualidade conjugal; em que parece que mulheres sensuais na conjugalidade poderão ser infiéis ou comparar negativamente seus maridos com outros homens.

Os homens crescentemente desenvolveram a conquista ao poder e *status* por meio, também, de sua potência sexual, sua excitação erótica, ambição e apetite por todo o tipo de vantagens pessoais. Mudar isso é difícil, mas possível.

Hoje, há iniciativas femininas que desafiam diretamente o poder e *status* do homem e, no atual poder de programação biológica, negociações de um poder compartido terão maior duração e estabilidade nas relações de gênero. Este é um desafio inusitado aos homens, que aprenderam a competir com homens por fêmeas e agora têm de competir com elas e não apenas dominá-las.

Como o poder e o *status* estão ligados ao sexo erótico, a mulher está, nesta disputa com o homem, como alguém que pode adotar o papel masculino, auto-excitando o seu clitóris para chegar ao orgasmo – resultado do divórcio do sexo procriativo do sexo erótico. Isso deteriorará a autoridade e a influência da religião nas sociedades desenvolvidas? Em quais religiões?

Cresce na relação intergenérica da sociedade moderna o conceito de sexo desapaixonado, em que a intimidade comporta menos ingredientes agressivos, competitivos e ânsias de domínio.

Provavelmente os dilemas nesta era de pós-modernidade – caracterizada pela legitimação da diversidade e da pluralidade – estarão exatamente na pergunta: o que fazer então? Mulheres questionadoras poderão auxiliar seus homens a recuperar suas auto-imagens? Homens mais sensíveis poderão ser atraentes o suficiente para mulheres fortalecidas? Aprenderão – homens e mulheres – a aliar-se democraticamente nas diferenças sexuais, em que o significado da diversidade não contenha a idéia de poder? Quantas gerações serão ainda necessárias para esta aprendizagem?

Sem dilemas não há quebras e sem estas não há revolucionárias crises, que são alavancas para o crescimento que sonhamos.

Gênero e masturbação

> ... a masturbação é um dos diversos mundos que está pouco explorado e que aponta para o direito de conhecer, respeitar e amar o corpo e os genitais... é necessário equilibrar e balancear a condenação, que por milênios, corpo, genitais e masturbação tiveram...
>
> María Londoño, 1996

Do latim, *masturbe* que significa masturbar, a origem desta palavra pode ser também derivada da expressão *manu strupare* que significa: estuprar, violar a si próprio com a mão segundo Sérgio Ximenes (2000). Esta origem etimológica demonstra uma conotação negativa, de violência a esta vivência sexual, da mesma forma que, historicamente, os atos masturbatórios têm constituído um violento tabu sexual. Provavelmente estes são os principais fatores que têm levado alguns estudiosos a se opor a este termo e preferir outros como: o ato de estimular o corpo e, principalmente, os genitais com as mãos; ou de auto-erotismo, auto-estimulação ou, ainda, de automanipulação.

A masturbação é tão antiga quanto a própria vida. Ademais, parece ser inata. Os ginecologistas e técnicos de ultra-som estão acostumados com as imagens de fetos com pênis eretos. O relato de um grupo de obstetras italianos publicados no *American Journal of Obstetrics and Gynecology* (1999) descreve atividade similar de um feto do sexo feminino durante um exame por ultra-som, em que observaram um feto, na 32ª semana da gestação, tocando a vulva com os dedos da mão direita. O movimento acariciante concentrou-se sobretudo na região do clitóris. Os movimentos pararam após 30 a 40 segundos, recomeçando após alguns momentos. Esses leves toques eram ainda repetidos e associados a movimentos curtos e rígidos da pélvis e das pernas. Após outra pausa, além desse comportamento, o feto contraiu os músculos do tronco e dos membros, seguindo-se os movimentos tonicosclônicos (contrações musculares rápidas) do corpo. Por fim, relaxou e descansou. Este comportamento foi observado pelo obstetra e pela mãe desse feto, pelo ultra-som, por 20 minutos.

De todas as atividades sexuais a que as pessoas se dedicam, a masturbação em geral é a mais freqüente, a mais secreta e denegrida. Médicos e filósofos da antiga China acreditavam que a ejaculação em decorrência da masturbação era um desperdício do chi vital, ou energia, e os primeiros manuais de aconselhamento sobre a sexualidade escritos por mestres taoístas condenavam os homens que a praticavam. Os antigos taoístas entendiam que as mulheres ejaculavam, mas as emissões femininas não eram consideradas tão vitais quanto as masculinas, de modo que a masturbação das mulheres não estava sujeita a nenhuma proibição específica. Os primeiros gurus do tantrismo indiano também acreditavam que o espermatozóide levava quarenta dias para ser produzido (na verdade, são 63 dias) e, portanto, não deveria ser desperdiçado.

O auto-erotismo, como era denominada a masturbação na Grécia Clássica, era considerado o passatempo predileto dos sátiros míticos, que encarnavam o lado mais primitivo da natureza humana. Mesmo não sendo vedada aos humanos, isto é, aos homens, a masturbação era objeto de troça, como uma atividade mais apropriada a escravos que a senhores, que faziam sexo de verdade com meninos e prostitutas.

Os cristãos primitivos condenavam a homossexualidade, associando-a intimamente à masturbação mútua e à solitária. As freiras flagradas se masturbando eram tratadas de forma severa. Na Idade Média, as autoridades católicas proibiam agressivamente a masturbação, bem como qualquer outra atividade sexual que não fosse realizada a serviço da fidelidade marital e da reprodução. Os médicos medievais tinham particular preocupação com a masturbação por parte dos monges e das virgens e recomendavam uma variedade de remédios debilitadores, entre os quais as sangrias, os jejuns ou regimes ascéticos, a flagelação e os banhos frios, entre outros. A partir do século XVIII, o eixo da pedagogia tem como objetivo a sexualidade específica da criança. O sexo das crianças e dos adolescentes passa a ser objeto de inúmeros dispositivos institucionais e estratégias discursivas.

A masturbação é definida como qualquer espécie de estimulação sexual que não inclua o coito. Isso significa tocar-se nos seios, genitais ou em qualquer outra parte do corpo de uma forma que se pretenda que produza sentimentos ou sensações de ordem sexual. Para manter a masturbação interessante, as pessoas não somente usam as mãos, mas também vibradores, ou outros brinquedos eróticos. Há também a masturbação mútua, em que os membros do casal estimulam-se um ao outro, efetuando ou não o intercurso.

A prática da masturbação pelo homem foi associada com tudo o que segue: insanidade, paralisia infantil, reumatismo, acne, ataques epilépticos, enurese noturna, ombros arredondados, cegueira, melancolia, impotência, crescimento dos pêlos nas palmas das mãos, idiotia, hipocondríase, tuberculose, várias doenças de pele, asma e suicídio. Na mulher, acreditava-se que a masturbação causasse raquitismo, histeria, hermafroditismo, menstruação dolorosa, icterícia, cólicas abdominais, queda do útero, parto doloroso e esterilidade, dentre outros.

O Antigo Testamento, por exemplo, não proíbe a masturbação, como se costuma crer. No capítulo 38 do Gênesis, Onã tinha de obedecer ao costume judaico de casar-se com a viúva de seu irmão, a fim de terem um filho que herdasse a propriedade da família. Entretanto, Onã sabia que a posterioridade não seria sua e, cada vez que se unia à mulher de seu irmão, derramava o sêmen por terra para não dar uma posteridade a seu irmão. Um dos mais injuriados personagens bíblicos, Onã, foi morto, mas não porque se masturbasse sozinho e sim porque aparentemente praticasse a retirada do sêmen, em vez de gerar crianças que, legalmente, não seriam suas. Só no século XVIII a história de Onã seria reinterpretada pelos teólogos no sentido de proibir a masturbação, ou onanismo, como ficaria conhecida.

Um clássico tratado antimasturbação é Onanismo: um Tratado sobre as Doenças Acarretadas pela Masturbação, do suíço Simon Tissot no século XVIII, que proclamava que a perda do fluido vital por meio da masturbação poderia causar doenças mentais, entre uma variedade de outras enfermidades do corpo.

O século XVIII foi uma era em que médicos, pedagogos e pais tomavam parte de um delírio coletivo de repressão da masturbação, que atingiria seu auge no século XIX. Os vitorianos assumiram a cruzada contra o auto-abuso e a poluição da pureza moral com vigor sem paralelo. Mesmo as feministas alertavam contra os hábitos asquerosos das meninas de colégio, que seriam levados para a vida posterior, onde poderiam exercer uma influência indevida sobre a prescrita assexualidade das mulheres vitorianas convenientes.

No século passado, no Rio de Janeiro, encontramos registros médicos associando a epilepsia e a idiotia à masturbação, geralmente denominada onanismo, na época. O médico Heredia de Sá, em sua tese da Faculdade de Medicina do Rio de Janeiro, escreveu sobre um menino de doze anos com o corpo franzino e atrofiado, mas com órgãos genitais prodigiosos e tão completamente desenvolvidos como se fossem de um homem. Outro médico, Alexandre Camilo, em sua tese da Faculdade de Medicina do Rio de Janeiro, em 1880, descreveu os seguintes efeitos da masturbação: emagrecimento rápido, olhos turvos e tristes, pálpebras vermelhas e pesadas, olhar fixo, fisionomia triste e taciturna, estado de languidez, aumento do apetite, andar cambaleante, fraqueza muscular da região lombar e tremor nos membros.

J. H. Kellogg (2000), o magnata dos flocos de milho, fez uma lista de 39 sinais de que um menino estava se masturbando como: postura ruim, acne, timidez, roer as unhas e molhar a cama. Para os reincidentes, recomendava medidas como suturar o prepúcio sobre a glande, para impedir a ereção dos meninos e derramar ácido carbólico puro sobre o clitóris das meninas. Os pais empenhavam-se ao máximo para impedir que seus filhos se poluíssem, seguindo o conselho de Kellogg de enfaixar seus genitais ou as mãos. Essas estratégias contra a masturbação infantil ainda eram amplamente disseminadas no século XX. Mary Steichen Calderone (1999), médica e co-fundadora do Sexuality Information and Education Council of the United States (Conselho Norte-Americano para Educação e Informação sobre a Sexualidade, Siecus), costumava dizer que, em sua infância, nos anos 1920, seus pais obrigavam-na a usar luvas de alumínio ao ir para a cama, de modo que a impedia de se masturbar.

Betty Dodson (1996), artista e educadora sexual, foi a primeira a promover o uso de vibradores a fim de melhorar a masturbação. Em 1971, Dodson começou a realizar sessões de conscientização sobre sexualidade e publicou o panfleto *Liberating masturbation* (Liberando a masturbação), posteriormente atualizado, ampliado e relançado como *Sex for one* (Sexo para um). Pouco depois, Dodson começou a realizar seus célebres *Workshops Bodysex*, em que promovia com exuberância a masturbação como uma forma primária de expressão sexual, não como uma muleta usada nos intervalos entre um parceiro e outro.

Lonnie Barbach (1998) e outros educadores sexuais da costa oeste norte-americana começaram a fazer apologia da masturbação, para ajudar as mulheres a aprenderem a alcançar o orgasmo. Barbach publicou *Four yourself: the fulfillment of female sexuality*. Como *Sex for one*, o livro tornou-se um clássico e continua sendo editado até hoje.

A masturbação feminina traz outra preocupação para as meninas: a possível perda da virgindade. Encontra-se aí a dupla necessidade de prevenção: uma pela própria masturbação e a outra pela virgindade, tão considerada em algumas culturas, em especial a ocidental.

A aceitação da masturbação como natural iniciou-se com alguns trabalhos de cientistas da área psicológica no final do século passado. O inglês Havelock Ellis (1942), em seus *Estudos da psicologia do sexo*, elaborou um tratado sobre a masturbação desmitificando obras anteriores. Freud não a considerava normal na vida adulta, assim como teria papel etiológico na neurastenia, sintomas histéricos e neurose de angústia.

Com o correr das pesquisas foi-se percebendo que, do ponto de vista orgânico, não haveria razões contrárias à prática da masturbação. Com os estudos populacionais de Kinsey e colaboradores, entre os anos de 1948 a 1953, foi-se assentando a opinião científica de que a masturbação deveria ser considerada normal.

No entanto, será anormal se trouxer prejuízos emocionais, por exemplo, sentimentos de culpa. Neste caso, é preciso buscar as causas e o desenvolvimento de soluções para dissolver tais sentimentos.

A masturbação, como hábito neurótico, é prejudicial, assim como seria qualquer hábito compulsivo: comer, dormir ou beber em demasia ou de menos. Estes serão os únicos senões a serem observados. Porém, devemos nos lembrar de que a negação dos impulsos naturais também se torna psicologicamente inadequada.

A ação masturbatória é constantemente relacionada às fases anteriores de desenvolvimento, ou seja: um ato infantil, coisa de criança e não de adulto. Este conceito imprime um caráter de inadequação da masturbação para os adultos, especialmente aqueles casados ou que têm um relacionamento sexual fixo. Esta concepção falsa impede que homens e mulheres obtenham e sintam o prazer sexual dessa forma em suas vidas adultas. Os homens sentem-se envergonhados de admitirem a masturbação, especialmente se são casados. Essa vergonha acontece mesmo em consultórios médicos e/ou psicológicos.

A masturbação tende a ter sua freqüência diminuída após a primeira relação sexual e início da vida sexual mais ativa e freqüente, especialmente ao se encontrar um(a) parceiro(a) sexual fixo(a). O fato de se masturbar estando envolvido em um relacionamento contínuo é o segredo sexual mais comum nos Estados Unidos, segundo pesquisas de Klein em 1993.

A freqüência masturbatória, segundo Kinsey (1953), era maior entre homens solteiros e mulheres casadas. Na vida adulta, 20% das mulheres se masturbam, enquanto 75% dos homens adultos e solteiros e 30% dos casados o fazem. Kinsey (1953) revelou que três quartos das mulheres casadas tinham se masturbado após o casamento. Em pesquisa da *Playboy*, de 2002, nos Estados Unidos, 72% dos homens casados referiam a masturbação uma vez a cada duas semanas.

Em pesquisas de Rodrigues Jr. (1991), sexólogo brasileiro, mulheres adultas com nível universitário, apesar de considerarem adequada a masturbação entre púberes, referiam que este comportamento após os catorze anos é uma forma de superar conflitos íntimos, mas 31% não apresentava opiniões a respeito da masturbação no jovem e no adulto. Assim, vemos como algumas mulheres não sabem se posicionar sobre a masturbação ou consideram-na negativa.

Shere Hite (1992) indagou a respeito da masturbação no questionário que distribuiu para mais de cem mil mulheres no começo da década de 1970, e, em seu *best-seller Hite Report* (1992), as mulheres declararam seus sentimentos sobre o assunto ao longo de 150 páginas.

Todos esses livros tiveram distribuição internacional e foram cruciais para resgatar a masturbação do silêncio e da vergonha.

A psicóloga Lenore Tiefer (1996) entende que a masturbação simboliza todos os problemas primários que a direita cristã tem com a sexualidade: representa o sexo para o prazer, não para a procriação, e, como é feita em segredo por crianças e adultos, não está sujeita a controle externo.

Mais de 98% dos homens vão se masturbar em algum momento da vida. Praticamente todos já terão passado por isso antes dos vinte anos de idade, disse Tiefer.

Com que freqüência um homem que se masturba é algo que depende da sua idade e do quanto ele ejacula por outros meios. Em média, a quantidade de vezes que ele ejacula no total, em relações sexuais, masturbação ou polução noturna vai refletir bastante a quantidade de espermatozóides que ele produz. Isso varia de homem para homem, dependendo do tamanho de seus testículos e de sua idade. Do início da puberdade até os trinta anos, um homem comum produz cerca de 300 milhões de espermatozóides por dia e ejacula aproximadamente três ou quatro vezes por semana. Aos cinqüenta anos, esses índices terão baixado para cerca de 175 milhões de espermatozóides diários e duas vezes por semana e, aos 75, serão cerca de 20 milhões por dia e menos de uma vez por mês.

Se um homem de trinta anos tiver relações sexuais três ou mais vezes por semana, ele raramente vai se masturbar. Se ele só tiver essas relações sexuais uma vez por semana, provavelmente vai se masturbar duas vezes, de acordo com pesquisas de Londoño (1996).

Para um homem, o papel da masturbação em sua busca de êxito na reprodução não se limita ao sexo de rotina. Na verdade, de várias maneiras, ela é uma arma muito mais potente na preparação para uma traição e para uma guerra de espermatozóides, segundo Baker (2000).

Esse autor diz que um aumento repentino na freqüência de masturbações pode significar que esse homem está antevendo uma traição. Um decréscimo repentino pode significar que ele já está sendo infiel e tendo orgasmos tantas vezes em suas relações que não vai ganhar nada se masturbando.

A secretitude que envolve a masturbação é, por isso, compreensível, dada a sua função no contexto do sucesso reprodutivo. O mesmo acontece com o preconceito e a hipocrisia. Como o objetivo da masturbação é dar ao homem uma vantagem sobre os outros na guerra de espermatozóides, ele não só tem a ganhar se se masturbar, mas também se dissuadir os outros de fazer o mesmo. Desse modo, ele *adquire* uma vantagem na competição que os outros não têm. A tendência mundial de criticar e até de agredir pessoas que se masturbam, enquanto os agressores continuam a ter este comportamento, é, portanto, tão estratégica quanto a masturbação, ainda de acordo com Baker, quando ele cita a guerra dos espermatozóides em sua pesquisa.

As mulheres, muitas vezes, só decobrem a masturbação na vida adulta após os trinta anos, quando, em seus contextos histórico-sociais, elas têm emancipação profissional, emocional e afetiva. Para muitos, pode surpreender o fato de muitas mulheres não conhecerem a masturbação até esta idade, mas com certeza também estas mulheres sentem-se envergonhadas de admitir o fato. Em minha prática clínica, muitas mulheres casadas de várias idades relatam não se masturbarem sem culpa.

Devemos lembrar que muitas mulheres utilizam-se de objetos dos mais variados para se masturbarem com estimulação da vulva ou da vagina, por meio de vibradores, pênis artificiais de borracha ou silicone, bolas *bem-wa* (disponíveis em *sex-*

shops), até os mais caseiros e comuns como a própria escova de cabelos (o cabo) e toalhas. Também se utilizam de legumes, algumas frutas (como a banana) e outros objetos macios.

A masturbação masculina, em lista de dezenove comportamentos sexuais, foi referida como preferência em décimo sétimo lugar por homens, e em décimo pelas mulheres (Kahn e Davis, s/d). A masturbação feminina obtém a colocação de décimo terceiro lugar para os homens e décimo sexto lugar entre as mulheres. A masturbação do outro é um fato sexualmente excitante reconhecido por estas preferências.

Em estudo com mulheres de baixa renda, na favela do Formigueiro, no Rio de Janeiro, Quintas (1986) diz que 100% delas ignora o conceito, mas 60% refere a prática. Para tais mulheres, a satisfação individual não significa gozo, referido como exclusividade da relação a dois, rejeitando o prazer solitário. Trata-se de uma substituição precária sem gratificação pessoal significativa.

A negação da prática masturbatória ocorreu entre as mulheres de religião protestante ou as que externavam maior misticismo. A devoção religiosa foi apontada pelo pesquisador Kinsey (1953) em seus estudos, como associada à menor prática da masturbação.

Inúmeros estudos mostraram que, para muitas mulheres, é mais certo a masturbação resultar em orgasmo que o intercurso, além de, normalmente, ocasionar orgasmos mais intensos. A masturbação possui incontáveis benefícios. Ajuda a descobrir os tipos de estimulação de que a pessoa mais gosta, pois possibilita o total controle da quantidade e do tipo de estimulação preferido. Não há necessidade de anticoncepcionais e, raramente, de proteção contra doenças sexualmente transmissíveis. Apesar disso recomenda-se o uso de preservativos, em objetos sem desinfecção adequada, para evitar problemas com outras contaminações menos graves.

O sexo – o modo como pensamos a seu respeito e como o fazemos – mudou mais nas últimas três décadas que nos últimos 4 ou 5 milhares de anos e é revigorante pensar que as mulheres foram as principais beneficiárias dessas transformações. Graças ao *marketing* maciço em torno da pílula, da ampla disponibilidade de outros tipos de contracepção e da legalização do aborto, as mulheres podem fazer sexo sem medo de engravidar e, assim, contar com uma medida de liberdade sexual antes impensável. As feministas lideraram a luta para resgatar a masturbação do xiismo anti-sexo, defendendo-a como uma técnica de autodescoberta e prazer consigo mesmas, além de contribuir para o enriquecimento do sexo a dois.

Muitas jovens estão se recusando a ater-se a papéis sexuais rígidos e algumas chegam a identificar-se como bissexuais, em vez de exclusivamente heterossexuais ou lésbicas. Algumas feministas empreendedoras fundaram lojas e catálogos de compras pelo correio para atender o público feminino, disponibilizando vibradores, brinquedos eróticos, livros de aconselhamento sexual e arte erótica. Outras, organizam *workshops* para ajudar as mulheres a romper com os padrões sexuais insatisfatórios e explorar sua sexualidade, além de melhorar a qualidade de sua resposta sexual.

Essas são apenas algumas das mudanças mais visíveis que estão começando a transformar o antigo modelo andocêntrico e heterossexual de sexualidade. Após trinta anos de mudança e evolução, o sexo definitivamente está melhor para as mulheres que alcançam esta evolução.

Talvez a mudança mais importante que está ocorrendo seja o movimento pela redefinição do sexo como muito mais que o mero intercurso vaginal. Isso não significa que o intercurso não seja prazeroso. Muitas mulheres preferem-no a qualquer outra modalidade de expressão sexual, mas a masturbação a sós ou a dois é outra possibilidade de relação sexual.

A idéia de que nem todo encontro sexual inclui o intercurso talvez seja um choque para muitos homens heterossexuais, cujo roteiro sexual costuma objetivar a penetração como o caminho mais eficiente para o orgasmo. Mesmo quando os homens são atenciosos para com as necessidades de suas parceiras, uma vez iniciado o intercurso o resultado, normalmente, é o orgasmo masculino – após o que, por mais bem-disposto que seja o homem, seus níveis hormonais caem e, então, seu entusiasmo pelo prosseguimento do sexo sofre uma redução considerável.

Muitas mulheres demoram bem mais que os homens para ficar completamente excitadas – até meia hora, em muitos casos. Os sexólogos californianos William Hartman e Marilyn Fithian (1992) monitoraram mais de 20 mil orgasmos e descobriram que, em laboratório, as mulheres levam em média vinte minutos para chegar ao orgasmo. Para muitas delas, pode ser preciso meia hora ou mais de estimulação contínua para entrar na fase orgástica.

Há muitos anos, sexólogos e partidários do planejamento familiar vêm promovendo a idéia do altercurso, uma forma de atividade sexual que compreende tudo o que os parceiros consideram prazeroso e agradável, menos o intercurso vaginal ou anal. O altercurso é a maneira mais primorosa de experimentar o prazer sexual sem trocar fluidos corporais. Na era da AIDS, a idéia de mulheres e homens fazendo sexo de forma satisfatória sem a penetração anal ou vaginal adquiriu uma importância imensa, não só no sentido de melhorar a qualidade da vida sexual mas também no de salvar vidas. As pessoas deficientes ou que sofrem de doenças graves ou crônicas há muito recorrem ao altercurso quando o intercurso é doloroso ou impossível.

Deve ser lembrado que a masturbação pode e até deve constar do repertório de comportamentos sexuais de qualquer casal. O nosso contexto cultural traz embutida, geralmente, a inadequação da manipulação dos genitais do(a) parceiro(a) sexual com a finalidade de obtenção de prazer, sendo apenas considerada como possibilidade de criar excitação, o que restringe muito o prazer em si, o qual deve ser o objetivo da sexualidade. Apenas em casais que se sentem bem sexual e afetivamente, os parceiros praticam a masturbação sem sentimentos negativos, obtendo o máximo de prazer entre si e até podendo considerá-la uma relação sexual completa, como observo na prática clínica como terapeuta sexual de casais.

Muitos homens na casa dos quarenta a cinqüenta anos de idade acham inadequada a manipulação dos genitais por si mesmos, ou pela esposa. Nesta idade, quando o pênis não responde tão facilmente à estimulação psicológica ou mental, há muitas vezes a necessidade de se obter a ereção por manipulação. Porém, alguns homens envergonham-se, pois consideram a manipulação um ato infantil, como tenho ouvido deles em nossos trabalhos clínicos.

A masturbação no idoso é socialmente reprimida pelo discurso social, com a idéia de que é nociva e inadequada aos anciões a obtenção de prazer sexual. Ela tem sido mais aceita pelas pessoas, principalmente pela melhor divulgação dos fatos cientificamente estudados e especialmente pela sua utilização no tratamento das disfunções sexuais, de acordo com, especialmente, Lopicollo (1992) e Kaplan (1999).

Queremos ressaltar que a ênfase dada ao estudo da masturbação e suas especificidades de acordo com o gênero, como pesquisadora, educadora da sexualidade humana e terapeuta sexual, está relacionada a ser ela uma das modalidades de sexo prazeroso e seguro.

Quando, em minha experiência profissional, faço *Sociodramas Construtivistas* para a construção de novas formas de sexo seguro entre casais, observo as dificuldades que estes apresentam, seja em admitir que se masturbam a sós ou a dois. Desconstruir uma série de mitos, tabus e crenças que constituem a conscientização da masturbação, em nosso povo brasileiro, é um fator preponderante, a meu ver, na construção de estratégias de educação sexual e prevenção de HIV para mulheres e homens casados.

Gênero e orgasmo

> ... *A capacidade de vivenciar um orgasmo total é a marca da natureza apaixonada. É o resultado do acúmulo de um nível de excitação positivo e forte o suficiente para dominar o ego e permitir que a pessoa expresse livre e totalmente a paixão plena de seu amor. Num orgasmo como esse não há violência, retenção ou hesitação na entrega do self...*
>
> Alexander Lowen, 1995

Lowen (1995) fala-nos da liberdade necessária para a obtenção do orgasmo, liberdade esta que não deveria coexistir com restrições extremas nem com expressões sexuais. Propõe a busca do orgasmo pelo processo de liberdade das repressões internas decorrentes do medo e que são representadas por tensões musculares crônicas, que inibem a espontaneidade para a auto e heteroexpressão livres do orgasmo. Continua

Lowen, dizendo que a excitação sexual do orgasmo faz o corpo rodopiar quando os movimentos convulsivos, que ele provoca, produzem êxtase no indivíduo

Masters e Jonhson (1997) referiam-se a um sistema clitoriano e assinalam uma série de estruturas equivalentes do clitóris e do pênis, mas não conseguiram explicar o significado dessas correspondências. Como a anatomia genital das mulheres é igual à dos homens, sua resposta sexual também deveria ser? Esta era uma das questões problema deles. Baseando-se na descrição do pênis apresentada, Masters e Jonhson, chegaram à conclusão de que o clitóris é um potente sistema de órgãos, em oposição à opinião vigente de que não passava de uma saliência diminuta, do tamanho de uma ervilha, na vulva feminina. Valendo-se de evidências embriológicas bem estabelecidas, desmascararam a idéia de que o clitóris seria um pênis em miniatura, defendendo, pelo contrário, que os genitais masculinos e femininos são estruturas equivalentes, que concorrem de modo análogo para a produção do prazer sexual e do orgasmo.

Um dos pontos pelos quais tenho interesse em pesquisar é o auto e heteroconhecimento do orgasmo feminino, já que todas as repressões sexuais a que mulheres historicamente têm sido submetidas, bem como os mitos e dúvidas ligados à sua sexualidade, têm influências até hoje na concretização de seu clímax. Estas ignorâncias muitas vezes levam a uma baixa auto-estima da esposa que, sentindo-se inferiorizada ou problemática na área de sua sexualidade, finge o orgasmo para seu marido; não comunica a ele suas diferenças em aquecimento e obtenção de seu prazer ou busca descobrir se pode ser orgásmica em relações sexuais extraconjugais. Considero importante, portanto, esclarecimentos sobre o orgasmo feminino, em programas de educação sexual e preventiva do HIV, para casais.

Há um poder subjacente e dinâmico na falta de desejo sexual feminino, quando a mulher encara o sexo como meio de satisfazer unicamente ao homem, em que ele é o sujeito e ela apenas o objeto do prazer sexual. Durante muitos anos, a mulher teve seu clitóris ignorado e, sem o prazer confiável de excitação e transcendência por meio do orgasmo, raramente a mulher terá despertado e desenvolvido seu desejo sexual.

Há certo silêncio sobre o orgasmo feminino na era vitoriana, mas um cientista veneziano chamado Renaldus Columbus (1591), em pleno século XVI, chamou o clitóris de centro do prazer da mulher e forneceu uma descrição detalhada do orgasmo feminino pela manipulação do clitóris.

A origem da palavra clitóris é incerta. Uma fonte do século II diz que ela significa estimular, excitar a lascividade em busca do prazer, uma derivação do termo *kleitoriazen*. Alguns etimologistas sugerem que o clitóris teria como raiz a palavra "chave" ou a expressão "estar inclinado".

Há registros das falas femininas sobre seus próprios corpos por meio dos ditamentos da religião. A igreja habitualmente esculpe um corpo celestial e uma doutrina do amor divino, que deixam as mulheres imunes aos germes da paixão carnal, diferente dos homens. A castidade e a virgindade foram valorizadas por muito tempo na história da sexualidade feminina, como sabemos, e a única via para o sexo divino é o casamento religioso, em que o sexo feminino seria para reprodução e não para o prazer.

Apesar de termos essas normas religiosas modificadas na atualidade, ainda percebemos estas heranças representativas em mulheres e homens de vários níveis de religiosidade. Temos, até hoje, a proibição da busca única e exclusiva do prazer, em doutrinas religiosas que, por exemplo, impedem o uso do preservativo em relações sexuais, mesmo conjugais. Sabemos como isto influencia poderosamente na dificuldade de se adotar programas educativos de planejamento familiar e, no caso, de prevenção de HIV e de AIDS, além de tantas outras doenças sexualmente transmissíveis.

Geralmente, o clitóris é considerado um homólogo do pênis. Embriologicamente falando, sabemos que o clitóris deriva da região genital do feto que forma também a haste do pênis.

Como a mulher não ejacula nem urina pelo clitóris e a uretra não se encontra nele, podemos dizer que o clitóris não tem nenhuma função prática. É um feixe de 8 mil fibras nervosas, a maior concentração de terminações nervosas encontradas no corpo humano. A sua única finalidade é a de servir para o prazer feminino.

O clitóris completa seu crescimento fetal na vigésima sétima semana gestacional e possui três partes: a base, a haste e a coroa. Possui um capuz que é parcialmente visível e se estende sob o músculo da vulva, até a junção dos ossos do púbis: a sífese pubiana. Em 1996, um grupo de cientistas italianos descobriu, ao explorar a microarquitetura da haste do clitóris, que ele não tem um plexo nervoso.

Nos homens, um grupo de veias funciona como condutor de sangue para a região peniana. Quanto à ereção, os músculos do pênis pressionam o plexo venoso, o que não permite que o sangue escoe, fazendo com que o órgão fique rígido. O clitóris, não tendo este plexo, teria uma vascularização mais difusa. Durante o ato sexual, o fluxo de sangue arterial no clitóris aumenta, mas como o escoamento venoso não está hermeticamente fechado, o órgão não fica entumecido do mesmo modo que o pênis fica. Pode ser que devido a esta natureza sutil do fluxo de sangue, o clitóris possa se contrair e relaxar com mais facilidade e rapidez, concedendo à mulher a possibilidade do orgasmo múltiplo.

Até a metade dos anos de 1960, a maioria das mulheres desconhecia a importância do clitóris em seu prazer sexual. Os homens também. Pode ser que a própria teoria de Freud tenha contribuído para essa ignorância; quando ele dizia que o orgasmo clitoriano seria infantil, enquanto o vaginal seria maduro e que somente depois que a mulher se concentrasse em sua vagina em vez de em seu vestígio de falo, é que alcançaria sua plenitude psicossexual.

Talvez o silêncio sobre o clitóris tenha a ver, também, com o fato de, para a reprodução, o orgasmo feminino ter sido visto como dispensável; diferente do orgasmo masculino, que é confundido com a ejaculação, fundamental para a fecundação. Outra possibilidade pode ser a freqüência com que o orgasmo feminino tem sido definido de formas e intensidades variáveis de mulher para mulher e a comparação que busca dados objetivos entre o orgasmo feminino e o masculino.

Segundo o relatório Kinsey (1953) 36% das mulheres entre 20 e 30 anos e 15% das mulheres entre 30 e 40 anos nunca tinham tido orgasmo. Estes estudos comprovam a capacidade de a mulher atingir o orgasmo e, ainda, que as mais velhas atingem com maior facilidade.

Talvez parte desta constatação deva-se ao fato de mulheres mais velhas se relacionarem com homens mais hábeis em sustentar a relação até que ela atinja o clímax, e parte porque essas mulheres talvez tenham acumulado autoconhecimento que se traduz em incrementos para uma vida sexual mais satisfatória. Acrescentamos também os resultados de estudos que tenho realizado sobre a dinâmica dos hormônios presentes nos atos sexuais, quando as mulheres da faixa de quarenta anos têm as mais altas taxas de testosterona e complementarmente, desse ponto de vista hormonal, seus parceiros estão menos imediatistas com relação ao coito. Outro fator, sem dúvida, é a possibilidade da desconstrução de mitos e tabus sociais e religiosos, que atrelam a busca do prazer ao pecado ou à imoralidade.

Pesquisadores atuais da sexualidade humana dizem que as mulheres multiorgásmicas são as mais responsáveis pelo seu próprio prazer, independentemente das habilidades ou técnicas de seus parceiros. São as que sabem fazer valer quais as posições sexuais que as satisfazem mais e sabem, ainda, impor suas vontades verbalmente ou pela comunicação corporal dos movimentos de seus corpos.

Os pesquisadores britânicos Robin Baker e Mark Bellis (2000) sugerem que o orgasmo feminino dá à mulher a possibilidade de controlar o fluxo de esperma, inibindo ou repelindo-o. Acrescentam, mediante suas descobertas, que o tempo entre o orgasmo feminino e a ejaculação influencia a fecundação dos óvulos. Segundo eles, se uma mulher atinge o orgasmo logo depois da ejaculação do homem, a cervix, sua porta do útero, pulsa ritmicamente, abre-se e como que suga o sêmen.

O orgasmo masculino foi privilegiado ao longo da história sexual da humanidade. O sexo para a mulher traz riscos de gravidez ou de doenças sexualmente transmissíveis. No Brasil atualmente são elas, as mulheres casadas, as mais infectadas pelo HIV, numa proporção de 4/1 ou de 2/1 com relação aos homens, dependendo da região de nosso país. Sabemos também do aumento do número, cada vez maior, de meninas adolescentes grávidas.

O descobrimento do clitóris como parte fundamental do orgasmo feminino, que reúne informações de diversas fontes do córtex cerebral, do hipotálamo e do sistema nervoso periférico e a elas reage, é recente e, a meu ver, deve ser um saber socializado aos casais, quando se propõe uma educação que melhore suas qualidades de vida sexual.

Finalmente, estes estudos sobre gênero e orgasmo mostram-nos a importância de falar destas diferenciações intergenéricas e, acima de tudo, de desconstruir os mitos e quebrar o silêncio ou as interpretações errôneas a que esteve submetido o prazer da mulher durante tanto tempo e, porque não dizer, ainda hoje. Penso que uma educação sexual e preventiva de HIV e de AIDS deve incluir este aspecto, pois certamente contribuiríamos para uma sexualidade conjugal mais democrática em relação ao prazer dos maridos e das esposas.

Gênero e sexo oral

> ... a liberdade na intimidade refere-se a pensar, desejar e expressar sem rigidez corporal, transceder as inibições emocionais e obter a necessária permissividade ética, que impede as culpas auto-impostas por uma consciência deformada frente à vivência sexual...
>
> María Londoño, 1996

Ainda hoje observo, em minha prática clínica e em projetos de educação sexual para adultos, que as mulheres, embora gostem do prazer que o sexo oral proporciona, relutam muitas vezes em solicitá-lo de seus parceiros, pelo temor de suas genitálias. Ao contrário, não observamos este tipo de receio por parte dos maridos, quando solicitam a *felação* de suas esposas.

Entende-se por sexo oral a excitação sexual produzida pela estimulação dos genitais pela boca e língua na parceria sexual.

Dá-se a denominação de *cunilíngua* à estimulação dos genitais femininos; palavra derivada do latim *cunnus* (vulva) e *lingere* (lamber).

A estimulação dos genitais masculinos denomina-se *felação*, do latim *fellare*, que tem o significado de sugar. No caso de intromissão do pênis à boca, simulando a cópula, denomina-se irrumação.

Em nossa cultura, o sexo oral, desde o começo dos tempos, apresenta uma mistura de atitudes, produzindo o repúdio público e a prática secreta.

Acreditavam os antigos que a atividade oral envolvia venenos geradores de esterilidade e sua prática era comparada ao homicídio e ao adultério. Dessa forma, já houve penalizações civis de três a quinze anos de reclusão.

Na cultura cristã, o sexo oral sempre teve condenação pela perversidade que representava, obviamente por não estar ligado diretamente à reprodução e ser associado à procura de prazer ou luxúria. A felação tem sido comercializada desde a Antiguidade quando as prostitutas egípcias e fenícias maquiavam-se nos lábios bucais para fazerem-nos semelhantes aos lábios vulvares.

A felação foi considerada patológica por Freud, embora atribuísse a ela a mais inocente das origens, referindo-se à felação como a compensação da sucção infantil não satisfeita pelo homem que se projeta na pessoa que a realiza.

Ditos populares referiam-se ao sêmen no sentido de que poderia ser engolido e que seria um alimento nutritivo. Trata-se de um mito. O esperma não causa nenhum mal pela sua deglutição, mas não é alimento.

Classificamos como atitudes arriscadas para contrair o vírus da AIDS tanto engolir o sêmen quanto o contato oral sem proteção, como mostram estudos sobre a infecção do HIV.

Alguns homens talvez evitem o *cunilíngua* por pensar que os genitais são sujos, dizem William H. Masters e Virginia E. Jonhson (1997). Na verdade, o banho diário e uma boa higiene deixa tudo bem limpo. Tanto que o contato boca–genitais não é realmente diferente do beijo, em termos de germes.

O sexo oral em nossa sociedade é mais convenientemente ignorado do que propriamente discriminado. Há uma aversão que pode ter suas raízes num aprendizado construído sobre idéias judaico-cristãs de que o sexo é feio, sujo e repugnante.

Uma vagina sem infecção tem um odor de ácido lático e o corrimento vaginal consiste de água e de albumina: a proteína mais abundante do corpo; mais alguns glóbulos brancos e uma substância oleosa que dá à vagina e ao cervix o seu brilho. O corrimento não é, portanto, como muitos afirmam, um lixo tóxico produzido pelo corpo como fezes e urina. É a mesma substância que está dentro da vagina e desce porque as mulheres são bípedes e há a força da gravidade.

A tradição judaico-cristã provavelmente influi até hoje na construção de mitos sobre o sexo oral, pois o marido deveria ejacular e ter orgasmo apenas dentro da vagina de sua esposa.

Vimos na cultura romana que uma mulher poderia legitimamente fazer a *felação* em seu marido, como carícias preliminares ao coito, porém isto se tornaria um pecado mortal se ele ejaculasse ou tivesse um orgasmo durante esse processo. Será que esta é a herança que justifica o fato de muitas esposas, que ouço em meu consultório, não aceitarem o sexo oral se houver ejaculação? Elas conscientemente afirmam que têm nojo do sêmen de seus maridos e dos homens em geral, mas posso suspeitar de uma herança cultural e mítica mais profunda.

Os católicos, por muitos séculos, elegeram o sexo oral, o sexo anal e o coito interrompido como pecado com direito a punições severas no confessionário. No século XV, São Bernadino de Siena recomendava às mulheres que resistissem com toda a força às propostas de felação, que viessem por parte de seus maridos.

Ainda hoje ouço dos casais com quem trabalho que seus líderes religiosos proíbem ou condenam o sexo oral. Todavia, também sei como ele é prática comum na vida sexual conjugal, apesar destas proibições.

O que observo mais freqüentemente é a timidez das esposas em solicitar que seus maridos pratiquem sexo oral (*cunilíngua*) nelas, seja por medo de desagradá-los, seja por isto poder quebrar o padrão esteriotipado de que a mulher esposa e mãe não deve solicitar práticas sexuais que privilegiem o prazer delas.

O sexo oral sem barreiras, sem o uso do preservativo, seja na vulva, na vagina, no pênis ou no ânus, é uma atitude de alto risco para a infecção do HIV em homens e em mulheres casadas. Portanto, a desconstrução dos mitos e dos tabus que o cercam, a abertura para falar do prazer que ele proporciona a homens e a mulheres são, segundo meu entendimento, de fundamental importância em quaisquer propostas de educação sexual e preventiva do HIV, para nossos casais brasileiros, de quaisquer etapas do ciclo das vidas sexuais de seus casamentos.

Para que o sexo oral seja vivido sem barreiras, é preciso que os casais saibam como vivê-lo e como erotizar as barreiras contra a AIDS. Derrubar barreiras repressivas, para a construção de barreiras contra as enfermidades, é um dos paradoxos da vida livre da sexualidade conjugal.

Gênero e sexo anal

> ... a vergonha é um freio não apenas para a própria expressão corporal, como também para a exploração, busca e sensibilização de novas zonas erógenas possíveis em nosso corpo...
>
> María Londoño, 1996

O sexo anal ou ano-genital implica a intromissão peniana no reto através do esfíncter anal para a obtenção de prazer sexual. O americano Gregersen (1993) cunhou o termo foração para essa prática, termo que incluiria qualquer introdução peniana em cavidades ou dobras do corpo (do latim *forum*, significando espaço aberto). Ellis (1993), psicólogo inglês do começo do século, usou o termo *paedicatio*.

Bullough (1971), um historiador norte-americano, menciona que o sexo anal era praticado na Mesopotâmia sem que houvesse nenhuma evidência de ter sido considerado tabu, sendo usado com permissão das sacerdotisas para evitar a gravidez.

Gregersen (1993) refere algumas culturas em que a prática da cópula anal homossexual tem características rituais de preparo de adolescentes para a vida adulta, para que se desenvolvam com o sêmem do homem mais velho. Esta prática é obrigatória em muitas sociedades da Nova Guiné.

São mitos as famosas perdas das pregas e a perda da contratilidade dos músculos perianais do(a) praticante exceto em casos de excessos, o que deverá ocorrer com a vagina, a boca, as mãos ou quaisquer músculos do corpo humano.

Pessoas que praticam o sexo anal devem proceder à limpeza adequada para não conduzir bactérias próprias do reto e do intestino para o interior da vagina, embora não haja tantos relatos médicos sobre os problemas que podem causar mantendo a introdução do pênis alternadamente, sem lavá-lo, no ânus e na vagina, de acordo com Rodrigues Junior (1991).

O uso de lubrificante é geralmente orientado para o coito anal, tais como os géis à base de nonoxinol-9 e o gel lubrificante –Y.

Há sociedades em que o sexo anal não só é permitido como é incentivado por questões que envolvem rituais de passagem de infância para a idade adulta. É o caso da sociedade de Keraki, na Nova Guiné, onde os jovens devem participar de coito anal como parte dos ritos de puberdade, na crença de que não crescerão a menos que tenham recebido o sêmen de homens mais velhos. Após os ritos de puberdade estão prontos para desempenhar papéis ativos, homo e heterossexuais.

O sexo anal em nossa cultura encontra íntima associação cultural com a homossexualidade masculina, ao menos é o padrão anunciado na mídia e na fobia existente entre os homens e principalmente entre os jovens quando fantasiam esta associação.

Trata-se de prática bastante comum e estimuladora da fantasia, em especial masculina, no Brasil, uma vez que há enorme quantidade de publicações especializadas de cunho pornográfico e filmes, tanto nacionais como estrangeiros, disponíveis em todas as locadoras de vídeo espalhadas pelas cidades.

Hunt (1974), pesquisador norte-americano, refere que quase um quarto das mulheres casadas já havia experimentado o sexo anal. Masters e Jonhson (1997), citando o *Redbook*, referem que 43% das mulheres casadas já haviam tido experiências sexuais anais, embora a maioria delas não as apreciassem tanto.

Embora considerada cientificamente prática comum nas culturas ocidentais, a prática do sexo anal já foi tida como um crime passível de pena capital até à época da Revolução Francesa. Na Inglaterra, entre o reinado de Henrique VIII até 1650, com o domínio dos puritanos, foi considerada crime contra a natureza com penas de morte e prisão perpétua. Na cristandade foi considerada prática não natural e pecado mortal (Gregersen, 1993). Em 1988, nos Estados Unidos, estado da Geórgia, um homem foi condenado a cinco anos de prisão por ter confessado em corte judicial ter mantido relação sexual anal com a esposa com o consentimento desta. Tratava-se de lei de 1832 naquele estado.

A atividade anal tem recebido há mais de trezentos anos a denominação inadequada de sodomia, por má interpretação do texto bíblico sobre a condenação da cidade de Sodoma, o que em verdade se refere a descumprir a lei divina de não fornecer acolhida aos forasteiros e viajantes, de acordo com Bruckener (1997).

Quanto ao risco de transmissão do vírus da AIDS, o sexo anal com camisinha é considerado mais seguro se a ejaculação ocorrer mediante a retirada do pênis do ânus, de acordo com meus últimos estudos sobre a infecção do HIV pelo sexo anal.

A prática da introdução dos dedos no orifício anal para obtenção de prazer sexual denomina-se socratismo, em alusão a Sócrates e às práticas sexuais gregas. Tal prática é considerada segura no tocante ao contágio do vírus da AIDS, se for praticada com luvas plásticas ou de látex.

Nesse campo, devemos considerar o denominado *Fist Fucking*, prática que corresponde à introdução parcial ou total da mão (ou mais propriamente do punho, correspondente a *Fist*, em inglês) no orifício anal. Também é praticada a introdução vaginal no mesmo estilo. Gregersen (1993) propõe o termo gantizar (do francês *gant*, que significa luvas). Bianco (1988) prefere o termo braquioproctossigmodismo. Não se trata de prática sexual comum ou relatada antes do início do século XX, sendo sua primeira referência encontrada em obra de 1914, em *Ulisses*, de James Joyce. Se praticada sem luvas de látex é considerada forma arriscada de contágio do HIV.

Deve-se desaconselhar o uso de lubrificantes oleosos no sexo anal, os quais podem facilitar a proliferação de bactérias e outros microorganismos, embora estes ressequem mais facilmente.

A prática anal é focalizada de modo especial pela relevância dada na literatura ao binômio atividade/passividade como categorização ordenadora da esfera sexual no Brasil e pelos nexos que mantém com a identidade masculina no que concerne aos papéis de ativo, identificado com o masculino, e passivo, relacionado ao feminino.

Esses resultados parecem indicar a prática anal receptiva como uma modalidade de sexo mais afeita aos homossexuais. Ressalta-se aqui a dimensão simbólica associada a essa prática. Além disso, insinuam-se também as diferenças de tratamento devidas aos parceiros categorizados como fixos em relação aos ocasionais.

Essa identificação do sexo anal e passivo com a homossexualidade oferece riscos à concepção do que seja ter práticas homossexuais ou não. Em nossa experiência clínica, ainda nos dias atuais, muitos homens negam ter práticas homossexuais, por serem ativos nos intercursos anais destas práticas. Esta dissociação, portanto, deve ser realizada em quaisquer propostas de educação sexual preventiva do HIV e da AIDS.

Há um número impressionante de manuais de sexo que nem sequer toca no assunto sexo anal. Prevalece a idéia de perversão sexual? Embora muitos já tenham experimentado, poucos fazem disso um hábito, o que nos leva a pensar que o sexo anal pode ser, para a maioria das pessoas, um incidente experimentalmente isolado. Em minha prática clínica, algumas esposas cedem ao sexo anal em épocas especiais dos casais, como uma espécie de presente para o marido.

Muitas pessoas, mulheres ou homens, podem alcançar o orgasmo pelo estímulo das terminações nervosas da região anal. Essas terminações são ramificações dos nervos que emergem da coluna sacral, responsáveis pelas transmissões eróticas sensitivas. Trata-se do mesmo conjunto de estruturas sensitivas-neutras responsáveis pela enervação do pênis, do clitóris e de toda a região pudenda. Portanto, a parte externa do ânus é enervada por feixes do nervo pudendo, que também é responsável pela enervação de parte dos genitais, tanto em homens como em mulheres. As fibras sensitivas e eróticas na região externa do ânus aí existentes, quando estimuladas, podem proporcionar muito prazer. Já foram observadas contrações involuntárias do ânus, aproximadamente no mesmo índice da plataforma orgástica feminina e da uretra do pênis, a intervalos de 0,8 segundos.

É preciso ter claro que a sensação prazerosa com a prática do sexo anal, da mesma forma que em relação a outras práticas, constitui-se um fator eminentemente pessoal, relacionado aos desejos e às fantasias sexuais, não estando associado, necessariamente, à orientação sexual específica. Com isso, em qualquer que seja o relacionamento, heterossexual ou homossexual, praticar e sentir prazer no sexo anal pode ou não ser uma prerrogativa.

Quando a sociedade associa rigidamente práticas sexuais a tabus, restringindo-as a certa orientação sexual, ela acentua os estereótipos, reforça os mitos e legitima o preconceito a essas práticas.

Observo que a prática do sexo anal, em nossa cultura brasileira, possui algumas especificidades. Primeiro, é que é extremamente incentivada pela mídia, por músicas e filmes nacionais. Segundo, que está ligada a mulheres do prazer, que não necessariamente coincidem com a mulher, esposa e mãe. Terceiro, que está associada à homossexualidade. Estes aspectos são importantes na desconstrução do tabu do sexo anal entre casais heterossexuais, pois sua prática não discutida e não adequadamente educada pode constituir um alto risco de infecção do HIV. Além disto, ela aparece como um desejo importante por parte, especialmente, dos maridos, como tenho ouvido em meu consultório nestes 27 anos de prática clínica.

Gênero e preservativo

> ... De acordo com Capra (1985), enquanto sobreviver a transformação, a cultura em decadência se nega a mudar, cada vez mais atrelada às suas idéias antiquadas... só que a vida humana é muito breve e as mudanças sociais são muito demoradas...
>
> María Londoño, 1996

Em algumas sociedades os homens não usam nenhuma roupa a não ser os envoltórios penianos, ou outros tipos de cobertura para o pênis, também chamados falocriptos. Essas peças quase nunca são utilizadas para contracepção e geralmente são removidas tanto para urinar quanto para a cópula.

Os falocriptos são particularmente interessantes porque, de um lado, as pessoas que os usam quase sempre demonstram pudor ao cobrir a glande do pênis e, de outro, esses dispositivos são freqüentemente tão grandes e elaborados que, na verdade, mais chamam a atenção para os genitais do que os escondem, como sugere o termo falocripto, que significa escondedor de pênis. Nas Novas Hébridas, por exemplo, era costume que o homem andasse nu, com exceção do pênis que era coberto com muitos metros de chita, que era enrolada e dobrada até formar um chumaço de 45 a 60 centímetros de comprimento e de 5 centímetros ou mais de diâmetro; então o envoltório era decorado com flores. Os testículos eram deixados de fora. Em muitas áreas são descritos envoltórios penianos feitos de folhas de até 60 cm de comprimento; que algumas vezes eram decorados com bicos e penas de pássaros, pele ou rabos de animais e eram encaixados ao corpo, formando um ângulo que sugere uma ereção gigante.

A essência da função dos envoltórios penianos é cobrir a glande e por esse motivo tem sido relacionado o costume de amarrar o prepúcio, encontrado em culturas bastante distintas, como os índios do Amazonas, os marquesianos e os antigos gregos.

Outra moda com a qual os envoltórios penianos foram comparados são protetores de genitais europeus, cujas origens são obscuras, mas que se sabe terem surgido no final do século XVI. Os protetores de genitais surgiram inicialmente como forma de assegurar o decoro quando as jaquetas e os gibões ficaram mais curtos e as calças mais apertadas. Posteriormente, eles se tornaram motivo de exibição e suas qualidades se aproximavam das características espetaculares de alguns envoltórios penianos, sendo enrijecidos e ficando tão grandes que eram usados como bolsos ou bolsas. Com relação ao formato, freqüentemente se assemelhavam a um pênis ereto, embora houvesse consideráveis variações locais. Teriam sido todos estes os precursores dos preservativos masculinos, segundo alguns autores. Mas são os egípcios os pioneiros, quando usavam tripas de animais para fazer preservativos.

A camisinha, que também pode ser chamada de *condom*, camisa-de-vênus ou preservativo, é o anticoncepcional de acesso mais facilitado e o mais conhecido, graças a campanhas em virtude da AIDS, vinculada nos últimos anos, na mídia, especialmente na TV, em *outdoors* e revistas. Conhecer a existência desse recurso é um aspecto importante, mas, usar por educação recebida e incorporada, é bem diferente. Sua real finalidade de conscientizar a população para assumir uma nova atitude, do comportamento de risco para o sexo seguro que, neste caso, seria inclusive um sexo protegido pela camisinha, funcionando como um método de barreira, é pouco eficaz, conforme minhas observações clínicas com casais heterossexuais.

Embora seja mais comum o uso entre indivíduos das classes econômicas mais altas, a camisinha ainda encontra grande resistência por parte de todas as camadas sociais da nossa população. É comum ouvirmos as expressões, que o senso comum insiste em propagar: "É como tomar banho e não tirar a roupa", ou "É como chupar bala sem tirar o papel", ou "É como cozinhar macarrão no pacote".

Prevalece o mito da alteração da sensibilidade e do prazer, com o uso de preservativo masculino.

Há certa vergonha no fato de ter de colocar o preservativo diante da companheira que, associado à falta de consciência da sua importância, opta em não utilizá-la, como sabemos por relatos de nossos clientes de terapia conjugal.

Além disso, há aqueles que resistem em usar o preservativo por parecer que estão tomando precauções, uma vez que supostamente teriam uma doença sexualmente transmissível. Essa situação levaria as companheiras a supor que há algo de errado, o que criaria uma situação de discriminação e constrangimento.

A relação entre o dispositivo de sensibilidade e o dispositivo de sexualidade é um fenômeno cultural complexo, um movimento histórico de longa duração que ainda existe na dinâmica da cultura ocidental moderna. E essa relação sugere uma atenção específica para uma ressignificação do uso do preservativo. É um investimento a longo prazo, na duração e otimização do corpo, por intermédio da concentração no prazer.

Por que usar preservativo? Sabe-se que esse recurso técnico pode ser freqüentemente considerado algo que limita o prazer, que diminui o patamar de sensibilidade associado à consumação do ato sexual. A decisão sobre o seu uso pode implicar muitas questões, mas pode certamente envolver, para uma grande faixa de seus potenciais usuários, uma aposta diferencial: ou se aposta na intensidade e na qualidade ótima do prazer imediato e se enfrenta a eventual destruição da vida, ou se aposta na continuidade dela.

O gênero feminino não relata a perda da sensibilidade ou de prazer sexual, quando seu marido usa preservativo masculino em minhas observações como psicoterapeuta de casais. No entanto, as mulheres casadas ainda não negociam firmemente o uso do preservativo com seus maridos, caso eles não queiram usá-lo. Penso que a submissão feminina cultural tem a ver com esta dificuldade.

O uso do preservativo, seja ele masculino ou feminino, é considerado, desde que colocado adequadamente, a melhor forma de sexo seguro preventivo do HIV. Todavia, não basta propor seu uso, pois a maioria dos casais, a meu ver, não se considera vulnerável ao HIV. É preciso articular o uso do preservativo nas relações sexuais de maridos e esposas à complexa realidade da infidelidade sexual e à dissociação do amor compromisso, ao amor realidade, entre os nossos casais brasileiros. Além disso, é necessário discutir, criar e ampliar constantemente formas de erotizar seu uso. Se pudermos ressignificar o preservativo como uma possibilidade de liberdade para o prazer erótico, teremos caminhado.

Gênero e bissexualidade

> *... é preciso uma educação sexual humanista e adequada que permita a cada pessoa reconhecer o seu próprio ser...*
>
> María Londoño, 1996

A bissexualidade, especialmente a masculina, vem despertando interesse crescente à medida que a epidemia de AIDS avança. Responsabilizamos com freqüência os bissexuais pela disseminação da doença entre a população heterossexual, que, no senso comum, detêm uma posição problemática como objeto de suspeita. Desconfiança similar lhes é dirigida por indivíduos engajados na luta pela causa homossexual pois a pouca visibilidade pública de uma identidade bissexual não contribui, na visão desses indivíduos, para a valorização social das identidades sexuais ditas alternativas.

Neste trabalho é adotada uma concepção construtivista da sexualidade, entendendo-a como um domínio dependente de socialização e de atribuição de significados, que é regulado por parâmetros sociais. Rejeito, assim, uma visão essencialista da sexualidade, que concebe o sexo como uma energia espontânea, a qual é apenas reorientada pela cultura. A identidade só ganha relevância e passa a ser o *locus* privilegiado de verdade do sujeito na cultura ocidental moderna, quando se torna um dos elementos centrais na constituição da identidade social, segundo Foucault (1985).

Para autores como Parker (1991), o universo sexual em nossa cultura se encontra ordenado menos pelas categorias heterossexual, homossexual e bissexual do que pela lógica hierárquica de gênero, expressa na dicotomia atividade/passividade.

Segundo esse autor, essas categorias seriam importações recentes, de impacto crescente, mas que ainda não prevaleceriam no panorama da sexualidade no Brasil. O modelo dominante seria o que dá relevância aos papéis de ativo e passivo, no qual a atividade está relacionada à masculinidade e a passividade à feminilidade, com evidente supremacia social da primeira sobre a segunda. Com base nessa noção, admite-se que um homem possa ter relações sexuais com outro homem e manter sua identidade masculina, embora não sem alguns problemas, se desempenhar a posição de ativo na relação. Essa modalidade ainda seria hegemônica no país, especialmente nas camadas populares e no interior; porém, vem sendo pressionada pela definição das categorias homo, hetero e bissexual, para a qual toda a discussão sobre sexualidade, trazida pela emergência da AIDS, certamente contribuiu.

Vista mais como uma variação da homossexualidade do que como uma extensão do desejo heterossexual, a bissexualidade é alvo de desconfiança tanto por parte de hetero quanto de homossexuais.

No tocante à atração sexual, os resultados revelam as aparentes contradições e descompassos entre os desejos expressos e os atos declarados. Por exemplo, entre aqueles que relatam atividade unicamente homossexual em toda a sua vida, nas pesquisas de Paker (1991), 18% dizem se sentir atraídos por mulheres; definindo-se como heterossexuais exclusivos, cerca de 2% referem atração por homens. Mudanças de prática bissexual para heterossexual ou homossexual foram encontradas e não representam, obrigatoriamente, modificações definitivas. Podem significar apenas alternância de fases, simultâneas ou sucessivas, da prática sexual.

A definição bissexual é a menos adotada. Segundo o autor Richard Parker (1991), uma das razões que explicam esse fato é o pensamento binário, fundador de nossas mentalidades, que, funcionando por contraste, torna difícil outra alternativa de organização do pensamento. Além disso, a sustentação da heterossexualidade como norma não se dá sempre de forma ostensiva: a coerção social conduz naturalmente os indivíduos na direção do parceiro do sexo oposto, dando-lhes a ilusão de que estão fazendo uma escolha. Um terceiro fator consiste na pressão da socialização, que orienta os indivíduos no sentido da norma, mesmo se esta não corresponde exatamente à sua realidade de vida. A situação da bissexualidade parece ser ainda mais problemática por se encontrar entre duas posições polares: ser hetero ou ser homossexual.

Parker fala do grupo de homens que, em sua maior parte, mantém relações heterossexuais regulares, autodefinindo-se como homossexual ou como tendo um problema homossexual. Eles não possuem de fato contato sexual com os outros homens, restringindo-se a fantasias e práticas masturbatórias solitárias. Exibem identificação com os ideais da ética familiar e conjugal heterossexual, demonstrando intenso conflito com o desejo homoerótico. A classificação bissexual não é por eles empregada. Relatam atração por homens viris e têm repulsa pelas manifestações da cultura *gay* ou homossexual. Sentiam-se, dessa forma, protegidos da AIDS, cuja infecção traria, como conseqüência adicional, a exposição pública daquilo que tanto desejam ocultar.

O grupo de homens ligados à privatização moral na avaliação do risco da infecção é o mais numeroso e seus componentes se mostram particularmente vulneráveis ao HIV. Quer se aproximassem de um, quer de outro dos modelos anteriores, suas decisões a respeito das medidas de prevenção não têm relação com o conhecimento que possuem sobre a AIDS, mas são fruto da experiência individual, sem compromisso com condutas coletivas. Para Parker, isso se explica porque seus componentes pareciam não dispor de modelos identitários coercitivos o bastante para integrá-los numa ordem de condutas previsíveis diante do risco da AIDS.

A falta de modelos culturais públicos e partilháveis de identidades sexuais origina respostas idiossincráticas e desconectadas das práticas eficazes de proteção. Tais proposições parecem válidas para a identidade bissexual, considerando-se os já citados empecilhos que dificultam sua estabilização.

A bibliografia sobre o tema bissexualidade aponta a difícil sustentabilidade da identidade bissexual por seu caráter marginal entre a homo e a heterossexualidade, bem como pelo fato de ser desprovida de elementos identificatórios publicamente partilháveis. As peculiaridades da identidade bissexual não se traduzem em menor conhecimento sobre a doença, baixa percepção de risco ou de atitudes como menor uso de preservativo. O interesse dos bissexuais por outros homens é marcado por forte sigilo. Eles mantêm o maior nível de segredo, especialmente em relação aos familiares, para quem apenas um quarto deles revela suas preferências, contra mais da metade dos homossexuais. Mesmo o convívio com a rede restrita de amigos é compartilhado com discrição, sem exposição em locais onde possam ser identificados como homo ou bissexuais por pessoas fora do meio, que coloquem em risco a identidade heterossexual que sustentam socialmente. A guarda do sigilo requer a organização de estratégias cuidadosas, que incluem precauções para não serem vistos em público com seus parceiros ou a manutenção de relacionamentos heterossexuais, desejados ou não, como forma de dissipar suspeitas familiares.

A rede familiar e a de amigos externos ao universo de homens homoeroticamente inclinados, podem se interconectar. Porém, tão íntimos são seus laços familiares quanto rigoroso é o sigilo que cerca a rede restrita. A existência de parceiros masculinos não é conhecida nem por familiares próximos, nem por colegas de trabalho e demais companheiros. Eventualmente, eles lhes são apresentados apenas como amigos.

Em síntese, a rede que ampara esse estilo de vida, o da bissexualidade, é diminuta e a clandestinidade é a sua marca principal.

A definição genérica da bissexualidade se funda muito mais sobre a atração por pessoas de ambos os sexos do que propriamente sobre a prática sexual. Há dificuldades em se definir o caráter dessa atração. O apaixonamento, ou a capacidade de gostar ou amar outros homens, é a evidência que confirma o caráter homossexual ou bissexual das identidades sexuais.

Tal situação contribui para conferir à classificação bissexual um caráter instável. A hipótese de que a bissexualidade não possui reconhecimento social concede aos bissexuais elementos identificatórios de fragilidade.

Segundo estudos de Parker, os bissexuais mostram marcada preferência por homens másculos e mulheres femininas. É possível que a evitação do contato estreito com homens femininos seja um efeito de diferenciação simbólica do meio homossexual e que ajude a demarcar os limites entre as identidades social e sexual desses homens bissexuais.

Talvez o ponto mais curioso da acomodação entre o sistema de gênero e as identidades sexuais se localize na questão da atividade sexual. A prática mais realizada com homens é o sexo anal insertivo. Eles dizem não gostar do sexo anal receptivo sem conseguir esclarecer o porquê, quando inquiridos. Entretanto, há restrições quanto a masturbar o parceiro ou fazer felação. Na verdade, nota-se uma recusa ou resistência não apenas à prática como passivo, mas também às práticas simétricas e recíprocas em que eles possam perder a posição de insertivo ou ativo, mesmo que não se esteja falando propriamente de atividade anal.

Não parece provável que a recusa do papel de passivo no sexo seja casual ou esteja desvinculada da manutenção da masculinidade. No caso dos estudados por Parker, pode-se imaginar que desempenhar somente o papel de ativo os mantenha afastados, simbolicamente, da homossexualidade.

Considerando que a noção de homem se encontra submetida à de heterossexual, a bissexualidade em análise parece mais significar uma escolha não-homossexual, em que a atração por mulheres, embora autêntica, também cumpre a função de salvaguarda ou garantia da masculinidade. Esta questão mostra-nos que o gênero mais estudado em nossas pesquisas brasileiras é o do bissexual masculino e não o feminino, talvez por haver, nas relações bissexuais de mulheres, menores riscos ao HIV, talvez por uma negação cultural à bissexualidade da mulher.

A delicada visão da bissexualidade favorece a sua negação, ocultação e ignorância. Este é um fator preponderante, a nosso ver, a ser considerado em trabalhos preventivos com casais, com relação ao HIV e à AIDS. Pensamos que novos estudos são necessários para o reconhecimento da bissexualidade em mulheres e em homens casados em nossa sociedade brasileira. Descortiná-la contribuirá para a discussão de como ela é fator importante na disseminação da AIDS, em casais heterossexuais.

Gênero e mitos sexuais

> ... a ignorância e falta de educação sexual ajudam a institucionalizar as mentiras, os enganos, as meias-verdades na educação infantil, na desumanização e na dupla moral... a submissão, dependência e limitação de oportunidades entre a população feminina, legislações moralistas e códigos de ética fora da realidade...
>
> María Londoño, 1996

A contextualização histórico-social é imprescindível à compreensão da influência dos mitos e tabus sexuais nas vivências de um coletivo. A discussão dos mitos sexuais, contextualizando sua construção na história e na cultura, visa permitir aos indivíduos, nesse exercício de análise crítica, a compreensão dos mecanismos sociais que escravizam a vivência plena de uma sexualidade positiva, libertando-os dos mecanismos opressores da sexualidade com base em um processo intelectual de descoberta, compreensão e de superação dessa coerção.

Podemos conceituar um mito como o conjunto de concepções equivocadas, propositalmente ou não, sobre as vivências sexuais.

Nossa sociedade capitalista, ao legitimar seu sistema econômico, reforça o comportamento consumista, vendendo, para isso, a imagem do corpo perfeito, esbelto e atlético, como fundamental às relações sexuais satisfatórias e aos mecanismos de atração e desejo. Fatores que numa sociedade determinam os padrões de beleza e estética, considerados aceitos, constroem os esteriótipos. Existe o mito do corpo ideal para o prazer sexual?

Na sociedade brasileira, de um modo geral, os dentes são considerados por muitos o cartão de visitas de uma pessoa, podendo ou não convidar a um relacionamento. A aparência bucal, dentro daquilo que define a cultura, é fundamental para o envolvimento físico, por exemplo, nas sociedades ocidentais, por intermédio do beijo.

Pesquisas feitas em várias culturas por todo o mundo mostram substancialmente que, ao procurar um marido, as mulheres dão preferência a homens que possuam ou pelo menos contem com um bom potencial de: riqueza, *status*, estabilidade e durabilidade. No passado, em todas as culturas, os filhos das mulheres casadas com os que estavam no topo da pirâmide nesses atributos tiveram uma chance muito maior de sobrevivência, saúde e, mais tarde, fertilidade. O mesmo vale para as sociedades industrializadas de hoje.

Basicamente, os homens escolhem as mulheres pela saúde, fertilidade e fidelidade – ainda que não consciente, é óbvio. Ao ver uma mulher, os homens não calculam imediatamente seu potencial para gerar e criar um filho. Entretanto, os quesitos do corpo dos homens os quais são programados para serem considerados os mais atraentes são exatamente os que refletem esse tipo de potencial. Ao contrário das mulheres, o homem utiliza critérios semelhantes, quer esteja procurando uma esposa ou uma amante – nos dois casos, sua preocupação principal é com aparência e comportamento. Um ponto muito importante é o formato do corpo, essencialmente a proporção entre cintura e quadris. Independentemente do fato de a mulher ser magra ou gorda, os homens preferem alguém cuja cintura seja cerca de 70% dos quadris. Em certas culturas, os homens preferem mulheres cuja cintura seja significativamente mais estreita que as nádegas. A explicação é que esse desenho reflete um bom equilíbrio hormonal, boa resistência a doenças e um bom índice de fertilidade.

Além do formato, os homens de todo o mundo também respondem bem a olhos claros, cabelos e pele saudáveis e às feições do rosto, principalmente em matéria de simetria. Novamente, esses quesitos são indicadores de saúde e, por conseguinte, de fertilidade. Homens da maioria das culturas respondem ao tamanho e ao formato dos seios, apesar das preferências nesse ponto serem diferentes e não haver uma simples ligação entre a aparência dos seios de uma mulher e a sua capacidade de amamentar e sustentar uma criança. Finalmente, os homens respondem com fervor a certos traços de caráter, tais como docilidade e dependência, indicadores de fidelidade em potencial. Esses traços, no entanto, são relativamente fáceis de se fingir, pelo menos por curtos períodos.

Uma generalização que pode ser feita é que os homens, mais do que as mulheres, são atraídos pela aparência física. Isso parece ser verdade, seja qual for a orientação sexual envolvida. Para as mulheres de todo o mundo, a atratividade masculina está ligada com *status* social ou com habilidade, força, bravura, proezas e qualidades similares.

Muito embora os atrativos físicos específicos universais sejam difíceis de se descobrir, é razoavelmente fácil enumerar traços considerados terríveis e sexualmente repulsivos. Eles podem, talvez, estar relacionados ao critério da saúde mencionado anteriormente. Cútis feia, acne e espinhas excessivas, por exemplo, são quase sempre consideradas qualidades negativas. Corpo sujo, mau hálito e maus odores são quase universalmente mencionados como repulsivos.

Ainda, outra generalização sobre a atividade sexual pode ser feita, com relação ao encanto. Em virtualmente todas as sociedades, ainda prevalecem algumas formas de encantamento e o indivíduo que não segue as convenções não é considerado atraente.

As noções de que a atratividade pode ter raízes em outras situações sociais é bem ilustrada pela preferência de cores na tradição do Ocidente. Até recentemente, a beleza da mulher consistia na brancura da pele, que era constantemente comparada à neve, ao marfim ou a outro objeto apropriado que fosse branco. Mas o significado do *status* do bronzeado, primeiro sancionado por Coco Chanel nos anos de 1920, alterou o culto à brancura da pele. As sombrinhas estão fora de moda e um corpo bronzeado é considerado *sexy*.

O fato de a mulher preocupar-se muito mais do que o homem quanto à beleza é uma característica de todas as sociedades, mas o que constitui a beleza varia consideravelmente.

Em algumas sociedades, existem critérios especiais para a beleza dos órgãos genitais masculinos.

Darwin (1871) em sua discussão sobre o desenvolvimento da diferença na aparência dos sexos sugere que os homens que assumem a exibição mais espetacular são os preferidos pelas mulheres.

A noção de exibição física como elemento principal na atratividade masculina pode ser duvidosa, porque parece que características não físicas, principalmente o *status* social e a riqueza, ou possivelmente algum traço de personalidade como o valor ou a dependência, são atualmente mais atraentes às mulheres do que a boa aparência.

Uma das combinações ideais para a beleza masculina no mundo contemporâneo ocidental é a combinação de ombros largos e quadris estreitos.

Para muitas sociedades existem critérios para a genitália masculina. Quase que invariavelmente, um pênis grande é muito admirado. Curiosamente, ao contrário de muitas sociedades, os gregos antigos parecem ter idealizado um pênis pequeno e considerado os grandes como sendo de homossexuais latentes.

O corpo humano tem sido alterado de muitos modos, para que possa ser encaixado nos ideais eróticos, sociais e estéticos. Os métodos usados incluem cortes, queimaduras, colocação de objetos estranhos, como anéis no pênis, manchas como a tatuagem ou pintura no corpo, distensão e aumento de tamanho do pênis.

A variação de alterações corporais de uma cultura para outra bem como as variações de tempos em tempos em uma mesma cultura parecem ser altamente imprevisíveis – embora alguns padrões possam emergir.

É difícil para a mulher alcançar o prazer e o orgasmo nos relacionamentos sexuais? Este é outro mito da sexualidade feminina.

Neste mito também está embutido um grave erro epistemológico: a construção mental de que o prazer humano está, necessariamente, associado ao ato de ejaculação, inerente ao homem. O mito reforça a idéia de que, como a mulher não ejacula, a dificuldade de alcançar o prazer seria mais real, natural e inevitável.

Além das discussões que envolvem o autoconhecimento, a capacidade de ver a sua sexualidade de forma tranqüila, a afinidade com o parceiro e a tranqüilidade no ato sexual, é importante também considerar as possibilidades, para a mulher, do prazer e do orgasmo, derivados tanto da estimulação vaginal como da clitoriana, desmitificando a idéia de que para a mulher é mais difícil chegar ao orgasmo, ou que o melhor é o sexo vaginal, apenas.

Há, em nossa sociedade, a legitimação do sexo com penetração vaginal em detrimento, por exemplo, dos sexos anal e oral, que figuram como tabus.

Comum é o esquecimento das ditas preliminares, tão importantes na predisposição ao sexo, independentemente do tempo que durem e do caráter de inúmeras possibilidades que adquirem, para que o estado de relaxamento e excitação seja alcançado, na mulher, para dispô-la à penetração.

O prazer genital que culmina com o orgasmo é a sensação mais prazerosa e mais cobiçada na espécie humana. Contudo, nos mecanismos de busca do prazer feminino, para grande parte das mulheres, o clitóris assume uma importância orgástica maior do que a estimulação vaginal.

Para muitas pessoas, especialmente homens, há a certeza de que o contato direto da estimulação do clitóris levará a mulher ao estado de excitação sexual e à conseqüente predisposição ao ato sexual. Neste aspecto, passam a acreditar e a considerá-lo, numa analogia, um verdadeiro interruptor de luz que, ao simples toque, promoveria uma iluminação instantaneamente; desconhecendo que a grande sensibilidade da região clitoriana ao contato direto, antes de a mulher estar relativamente estimulada/excitada, pode se constituir em sensação de desconforto.

Outra preconcepção é a crença no orgasmo feminino associado apenas ao ato sexual vaginal. A discussão precisa ser feita com base em duas afirmações: se no homem a região sensível do pênis é a glande por apresentar uma complexa rede de terminações nervosas, na mulher a maior sensibilidade é observada no clitóris, que provavelmente apresenta uma distribuição de nervos sensoriais idêntica à da glande do pênis. A outra afirmação considera que a vagina é mais sensível ao contato próximo à sua entrada e nos tecidos mais profundos no primeiro um terço interno dela.

Pesquisas demostraram que as mulheres respondem a uma combinação tanto de sensações vaginais como de estimulação clitoriana. No entanto, a grande maioria sente que a excitação clitoriana proporciona a mais importante contribuição ao orgasmo. A pura excitação vaginal, geralmente, não provoca uma resposta orgásmica, a menos que seja acompanhada de fantasias altamente eróticas, caso em que o orgasmo vaginal tem base antes psicológica do que fisiológica. Por outro lado, a estimulação clitoriana produz regularmente o orgasmo.

São essas verdades que obrigaram e obrigam as pessoas a se enquadrarem em padrões definidos pela normatização científica, na medida em que passam a definir a sexualidade normal.

Portanto, as mulheres podem ter uma vida sexual mais prazerosa, baseada num desenvolvimento biológico e comportamental, em que o clitóris talvez tenha um papel privilegiado. Mas, acima de tudo, o alcance do orgasmo da mulher é diferente daquele do homem, mas não mais difícil, no sentido de inferiorização.

Embora o tamanho do pênis seja uma preocupação primeira, por parte dos homens, há outras inseguranças como: se ele não é torto demais, se parece muito escuro ou se parece fino demais. Este é o famoso mito do tamanho ideal do pênis.

Começamos a perceber as mudanças na puberdade, em que o pênis começa a liberar esperma, a crescer, a engrossar e a escurecer. Esses processos diferem de garoto para garoto.

O problema não está na diferença, mas nas informações socioculturais que reforçam as idéias do mito do tamanho do pênis e que deixam rapazes e homens neuróticos, num processo infindável de comparação, insegurança e ansiedade. Essa angústia é que pode sim tornar-se um grande obstáculo para a auto-estima e para a vivência da sexualidade masculina.

O dr. Nicolas Venette, professor de cirurgia na França do século XVII, escreveu um manual de sexo para casais, que se tornou popular, tratando do delicado assunto do tamanho do pênis. O pênis ereto ideal, escreveu ele, não deve passar de 15 a 20 centímetros de comprimento e 7,5 a 10 centímetros de circunferência. Esse é exatamente o tamanho certo que a natureza vem mantendo na formação desse órgão, opinou Venette. Pênis muito longos ou grossos não são os melhores, nem para a recreação nem para a procriação, relatou ele.

As medidas dele eram generosas demais pelos parâmetros de hoje. A mensagem fundamental de que a maioria dos homens não tem motivo para preocupação foi ignorada por mais de trezentos anos.

A preocupação com o tamanho do pênis é algo que sempre esteve presente. Mas só recentemente é que passou a ser mais discutida com seriedade. Quem sabe falar sobre o tamanho do pênis daqui a vinte ou trinta anos será tão comum quanto conversar sobre o formato dos seios?

Segundo os especialistas, o pênis normal mede cerca de 6,5 a 10 centímetros quando flácido e entre 12,5 a 18 centímetros quando ereto.

Talvez a principal razão pela qual os homens não devem se preocupar com o tamanho do pênis seja a anatomia feminina. A vagina simplesmente não é tão sensível nas regiões mais profundas como o é nas regiões mais próximas da superfície, como já se disse aqui. Experimentos conduzidos pelo falecido Kinsey (1975), pesquisador pioneiro no campo sexual, descobriram que menos de 14% das mulheres puderam dizer quando as paredes profundas da vagina eram tocadas por mechas de algodão. Mas 97% das mulheres que Kinsey pesquisou puderam facilmente dizer quando a vulva e a abertura vaginal eram tocadas.

Portanto, a grossura, e não o comprimento, é provavelmente algo mais importante a considerar na hora de medir o pênis.

O alvoroço por causa do tamanho do pênis é quase tão antigo quanto a própria história. Na mitologia do Egito, o deus Osíris é morto e seu corpo esquartejado. Quando a deusa Ísis recolheu o corpo, não conseguiu encontrar o pênis e, assim, fez uma enorme réplica dele, ordenando a todos os egípcios que o adorassem como o original.

Embora envolta em lenda e tradições, a mística do pênis é provavelmente em função do fato de ser ele bem visível se comparado à genitália feminina. O clitóris e a vulva também têm tamanhos diferentes, mas ninguém se preocupa em medi-los.

O sexo rotineiro é sempre ruim? Num sentido bem amplo, a explicação para o sexo rotineiro é tautológica. Os corpos do homem e da mulher são programados pelos genes para buscar o sexo com seus parceiros a intervalos regulares, por questão de rotina, não importando se os seus cérebros encontrem um bom motivo para isso ou não. Por quê? Porque o sexo de rotina pode realmente fazer diferença quanto ao número e à qualidade dos filhos, netos, bisnetos e assim por diante, que o homem e a mulher vierem a ter. Pode fazer diferença mesmo que a gravidez só ocorra em cerca de uma entre quinhentas vezes em que as relações sexuais ocorrem. Além do mais, isso acontece sem que o cérebro tenha consciência.

Assim, qual é a grande vantagem do sexo de rotina dentro de um relacionamento que prescinde do envolvimento do cérebro consciente? No presente caso, o que os corpos dos homens estão tentando fazer é manter uma população de espermatozóides dentro de suas parceiras. E o que os corpos das mulheres tentam fazer é confundir o homem de tal maneira que ele nunca saiba, consciente ou inconscientemente, qual a melhor hora para inseminá-la; de acordo com Baker (1998). Isso vem quebrar o mito de que os casais são incompetentes se têm o sexo rotineiramente. Podemos dizer que isso possui uma memória evolucionária. Todavia, novamente aqui percebo a confusão entre o sexo reprodutivo e o erótico. Para o primeiro, a rotina sexual dos casais é fundamental. Para o segundo, ela pode ser destrutiva.

As mulheres normais sempre têm orgasmo em suas relações sexuais? As mulheres variam consideravelmente em suas respostas a uma relação sexual. Algumas têm orgasmos em quase todas as relações sexuais; outras, nunca. Tais diferenças compõem uma parte importante no panorama geral da sexualidade humana. Considerando as mulheres como um todo, é mais comum não terem orgasmo com a penetração do pênis e a ejaculação do homem, apenas. Em média, 60% dos casos de sexo rotineiro (desde as primeiras carícias até a ejaculação do homem) envolvem um orgasmo por parte da mulher. E mesmo quando ele vem, elas geralmente têm orgasmos mais freqüentemente durante as carícias preliminares (35%) ou depois (15%) que durante o ato em si, de acordo com Baker (1998). Enfim, é somente em 10 a 20% das relações sexuais de rotina que uma mulher chega ao clímax, quando o pênis está na sua vagina.

Gênero e posições sexuais

> ... a sexualidade é irrenunciável... há um direito a seu exercício em qualquer nível: genital, tátil, inter-relacional, da fantasia, da imaginação... a variabilidade é característica humana da sexualidade...
>
> María Londoño, 1996

Há cerca de 529 posições possíveis para a relação sexual, segundo o sexologista indiano Yashodhara (1998).

Um dos problemas é descobrir o que as pessoas fazem sexualmente. Na maior parte, nós só podemos perguntar por que os seres humanos, de modo diferente de outros mamíferos, raramente têm relações sexuais em público. Isso significa que precisa lhes ser dito o que fazer. Em várias sociedades, a instrução verbal é auxiliada por aprendizado sexual. Um homem pode levar seu filho a um bordel para ser iniciado no mundo heterossexual adulto: um padrão descrito em muitas partes da América Latina. Na Polinésia, garotos adolescentes eram tradicionalmente designados a mulheres casadas, mais velhas, que se encarregavam de seu treinamento sexual.

Os termos usados para descrever os atos sexuais não foram completamente padronizados e os termos tradicionais não são adequados nem satisfatórios em todos os pontos.

O termo coito também apresenta um problema. Especificamente, refere-se ao ato de inserir o pênis na vagina. É também comumente usado para descrever a inserção do pênis em qualquer cavidade ou dobra corpórea, de modo que encontramos expressões como: coito anal, a colocação do pênis no reto; coito interfemural, a colocação do pênis entre as coxas da parceira; o coito intermamário: prender o pênis entre os seios da mulher e outros. Muitas dessas atividades poderiam ser classificadas, mais exatamente, como técnicas de carícias: como preliminares à penetração vaginal, ou substitutos dela.

Há a posição do homem por cima da mulher, entre os brasileiros, chamada de papai-mamãe. Essa é a denominada posição missionária que é a mais comum em relatos de outras culturas. Entre os grupos cristãos tradicionais, os moralistas a definem como a única posição apropriada ou natural para a relação sexual, porque segundo São Paulo, as mulheres devem sujeitar-se a seus maridos; o marido deve, portanto, assumir a posição dominante na cópula. Não é sem motivo que ela é chamada posição missionária: os missionários cristãos achavam ser de sua incumbência difundir seu uso em sociedades em que predominavam outras posições.

A principal vantagem dessa posição sexual é que é boa para assegurar a fecundação, uma vez que o esperma não escapa prontamente da vagina. A principal desvantagem é que pode não ser tão satisfatória para a mulher como outras posições.

Ocorrem diversas variantes dessa posição, principalmente no que diz respeito ao lugar que a mulher coloca as pernas. Ela pode mantê-las separadas e estendidas ou fechá-las ao redor do tórax do homem, ou pode colocar seus tornozelos nos ombros dele. A maior parte dos antropólogos não proporcionou informações suficientemente detalhadas sobre esses pontos para nos capacitar a perceber distinções sutis. Freqüentemente, é inútil fazê-lo, uma vez que essas variantes podem ser assumidas dentro do mesmo ato de cópula.

No mundo ocidental a posição do homem deitado com a mulher por cima tem sido considerada, às vezes, não-natural e o homem que a prefere tem sido suspeito de ser homossexual latente. Não existe um rótulo conveniente, mas uma possibilidade é chamá-la de posição Ur, porque a mais antiga representação dela foi encontrada em Ur, na Mesopotâmia. Apesar dessa posição figurar proeminentemente na arte antiga, atualmente em nenhum lugar é citada como a preferida ou a mais comum, de acordo com Lorius (2000).

A principal vantagem dessa posição – geralmente reconhecida pelas pessoas que a utilizam – é que ela dá à mulher maior satisfação do que possivelmente qualquer outra. As principais desvantagens são: que é má para a fecundação e o pênis do homem pode ficar escorregando para fora da vagina durante os movimentos de subida e descida realizados pela mulher.

Os marquesianos chamam a posição de ambos deitados de frente, lado a lado, de à maneira lagartixa-lagarto. Não existe rótulo conveniente para ela, mas desde que é relatada em umas poucas sociedades africanas, pode bem ser chamada de posição africana de acordo com Lorius (2000).

Em várias sociedades, ocorre como uma variante secundária, que acredita-se particularmente adequada quando a mulher está grávida. É a posição preferida entre os vietnamitas, por uma razão muito prática: suas camas são feitas de varas de bambu.

As vantagens desta posição incluem o fato de que ambos os parceiros geralmente acham-na repousante; é particularmente agradável quando um dos parceiros ou ambos está cansado, doente ou é velho. Pode também ser usada durante os últimos meses de gravidez. Sua principal desvantagem parece ser a de que alguns homens acham difícil até mesmo a penetração.

A penetração por trás, de qualquer tipo, é conhecida como intercurso de cavalo, ou espetar o traseiro; em árabe é conhecida como à moda do touro. Nefzawi (1998) enumera várias posições árabes que requerem penetração por trás. Os nomes de animais, mais uma vez, predominam.

Esse tipo de posição sexual, na história, parece ser usada mais comumente para breves encontros nos bosques – intercursos ilícitos que podem requerer uma rápida retirada do pênis. Nessa situação, o homem geralmente coloca-se atrás da mulher enquanto ela se curva ou se apóia com as mãos nos joelhos.

Os relatos de viajantes antigos freqüentemente incluíam representações gráficas de intercurso por trás entre povos tecnologicamente mais primitivos, por exemplo os tasmanianos e membros de tribos da África do Sul – sugerindo serem eles tão primitivos que mantêm a posição básica dos mamíferos.

A penetração por trás é mais freqüentemente mencionada por grupos de índios sul-americanos, incluindo os apinagés, chiriguanos, nambikwaras, onas e timbiras. É também relatada como extremamente comum entre os russos contemporâneos, que a consideram altamente erótica e a denominam *rákom*, à moda do camarão de água doce.

A posição chinesa da penetração por trás é conhecida como o "tigre saltador", de acordo com Lorius (2000).

Apesar do estigma de bestialidade que freqüentemente acompanha esta posição, ela tem suas vantagens, mais notavelmente o fato de que pode ser realizada durante os últimos meses da gestação. Pode também ser boa para a fecundação. As desvantagens incluem a dificuldade que alguns homens experimentam em penetrar, bem como manter o pênis na vagina.

Quanto à posição sexual em pé, entre muitas culturas do mundo qualquer tipo de posição ereta para o coito parece estar associada, se for mencionada, com encontros breves e freqüentemente ilícitos. Os fijians, por exemplo, utilizam-na exclusivamente para os jogos pré ou extramatrimoniais. As posições em pé são comuns em pinturas eróticas chinesas – talvez porque eles freqüentemente pintam interlúdios ilícitos.

Poucas técnicas eróticas que não o coito têm sido mencionadas em estudos antropológicos. O que se sabe é que podem ser brevemente genitais – isto é, colocar o pênis entre as coxas da parceira ou contra a vagina, sem penetração – e são relatadas em várias culturas, tais como os tuareg do Saara e os pukapukanos do Pacífico, mas são traços principalmente associados aos negros africanos.

Sexo anal raramente é mencionado como uma técnica heterossexual, apesar de ocorrer, por exemplo, entre os mangaians, durante períodos menstruais. Por outro lado, parece ser o mais comum ato homossexual entre os povos primitivos. Em muitas sociedades da Nova Guiné o sexo anal é absolutamente obrigatório para os jovens, como parte dos ritos da puberdade; em geral acredita-se que os meninos não vão crescer corretamente, a menos que tenham recebido o sêmen de homens mais velhos. Ocorrem várias posições envolvendo a penetração anal face a face ou por trás, mas elas raramente são discutidas em quaisquer dos relatos antropológicos. Apenas alguns recentes manuais de sexo ocidentais para homossexuais masculinos exploram as possibilidades.

Atos de sexo oral são mais relatados nas altas civilizações e em partes do Pacífico e da África. Da escassa informação que existe, parece que os contatos boca–pênis são mais comuns do que os contatos boca–vulva segundo Gregersen (1993). Nos Estados Unidos, ambos são mais freqüentes entre aqueles que cursaram a universidade, do que entre os menos estudados. Os franceses chamam essa preocupação *le vice americain*, nos quais a pessoa que aplica a boca é o parceiro ativo. *Soixante-neuf* ou sessenta-e-nove é simplesmente a realização simultânea de *fellatio* e *cunilíngua*. Seus relatos são dispersos e poucos, mas é mostrado na cerâmica antiga do Peru e na arte de outras grandes culturas.

À primeira vista, algumas posições na relação sexual podem parecer melhores para a retenção de espermatozóides do que outras. Os homens que conseguirem se colocar na melhor posição terão mais espermatozóides retidos e, portanto, uma chance maior de vencer a guerra dos espermatozóides, segundo Baker (1997). Porém, na realidade, as posições sexuais fazem pouca diferença para o resultado final. A poça de sêmen é depositada no alto da vagina, independentemente da posição utilizada. Ela continua lá quando o pênis é retirado. Só na posição em que a mulher está por cima é que há o perigo de que parte da poça se perca antes que os espermatozóides tenham tido chance de sair para o colo do útero. Mesmo assim, só haverá perigo se o homem tirar o pênis muito rápido depois da ejaculação.

A posição de cópula exerce pouca influência na retenção do líquido seminal, como também na capacidade de os espermatozóides deixarem a poça e seguirem para o colo do útero. Isso se deve ao bem elaborado formato do colo. Na posição papai-mamãe, por exemplo, o líquido é depositado no chão da vagina com o colo mergulhado dentro dele. Na penetração por trás, o colo se encontra ou abaixo da poça de sêmen, como o ralo de uma pia, ou ele pula para cima e depois abaixa, como uma mola que sobe e desce mais adiante. Com a mulher por cima, o colo se põe meio de lado e desce para a poça de sêmen. Além disso, independentemente de quantas vezes a mulher mudar de posição depois da inseminação, a força da gravidade fará com que mesmo uma poça coagulada de sêmen se ajuste a uma nova posição. A gravidade também fará com que o colo do útero continue inserido no líquido, mantendo o contato entre muco e sêmen.

As principais diferenças nas posições sexuais se referem não à influência na retenção de espermatozóides, mas à vigilância e à vulnerabilidade de um casal durante o intercurso. É muito mais fácil se defender em determinadas posições do que em outras. Além do mais, a penetração por trás permite que, pelo menos o homem, fique mais vigilante, de acordo com pesquisas de Gregersen (1993).

Vemos que a questão das posições sexuais tem maior direcionamento ao sexo reprodutivo do que ao erótico na cultura ocidental. Os estudos sobre a sexualidade no Oriente são muito mais ricos em detalhes e especificidades quanto às posições que homens e mulheres podem adotar em seus encontros.

Há uma diferenciação por gênero, pois casais atuais, em geral, praticam mais as posições sexuais preferidas pelos homens.

A discussão deste tema, posições sexuais e gênero, interessa a meus estudos porque acredito que ela faz parte do desenvolvimento da comunicação entre casais, que facilitará a melhor qualidade de suas vidas ligadas ao prazer. Além disso, poderá promover relações de prazer de maior eqüidade entre homens e mulheres. Finalmente, porque mulheres e homens com maior qualidade sexual estarão, a meu ver, mais disponíveis a uma educação preventiva do HIV, dado que suas auto-estimas, especialmente a das mulheres, estarão mais elevadas, nesse caso, com a qualidade de suas vidas sexuais aumentada. E, ainda, para colocar em pauta a discussão de por que algumas posições sexuais são para o repertório marido-esposa e outras, apenas para os amantes extraconjugais.

3

Erotismo e sexualidade na vida conjugal

> ... o amor é uma forma de energia vibratória e os fótons tanto quanto os elétrons, de acordo com os princípios de indução fotônica e de exclusão eletrônica, podiam levar a explicar as reações da atração e de amor...
>
> Fred Sean Wolf, 1995

Sabemos que os efeitos energizantes derivados de uma vivência sexual profunda, de um intercâmbio amoroso desejado com suas respostas de euforia e alegria de viver inigualáveis, indicam que a instância da sexualidade é uma das mais ricas em possibilidades para os seres da espécie humana. A energia que existe no prazer e na harmonia sexual nos seres humanos gera força para mover seu mundo nas relações e nos desafios existenciais.

A pesquisadora e psicóloga colombiana María Ladi Londoño (1996) diz que há uma sexualidade biológica do amor na qual se encontram intimamente unidos emoção, ilusão, excitação, fantasias, ternura e respostas fisiológicas. E, ainda, faz críticas à visão humanista isolada do mundo tradicional distorcedor e que usou, como dialética opressora, a associação do sexo reprodutivo ao prazer, ao pecado e ao erotismo, negando o gozo sexual como valioso milagre para viver melhor.

Entendo que muitas dessas associações são derivadas da ignorância, da pouca capacidade de compreensão e do fanatismo de alguns grupos humanos incapazes de transcender os dualismos e que ficaram, quase sempre, reducionistas. Ao institucionalizar o sexo, sua vivência e normalizar a sua causa, obscureceu-se o seu potencial.

Possuímos nós, os humanos, uma capacidade sexual inerente à nossa condição, com valores individuais pelos quais não temos que pedir permissões, desculpas, autorizações e nem perdões. O exercício da nossa sexualidade é decisão e responsabilidade de cada um desde que não gere danos a outros. Se negamos, por pressões ou influências ideológicas, o prazer, negamos parte de nossa humanidade. Devemos aceitar que, para ampliar o conhecimento de nossa complexidade, é necessário incluir a sexualidade, por ser um elemento constitutivo e de cujo exercício se desprendem como efeitos não apenas a diferença de nossa espécie, mas a alegria e o desejo de viver. É triste constatar que temos aprendido a significar renúncia sexual como um suposto bem e também a culpa pelo prazer sexual, provenientes do patriarcalismo ainda vigente e de fanatismos institucionalizados.

Felizmente, começo a perceber nos congressos sobre sexologia dos quais tenho participado nestes últimos anos e nos novos estudos deste tema, que o século XXI tende a buscar, efetivamente, um espaço privilegiado para o erotismo do ser humano. Esta busca se faz por apresentarem-se novos paradigmas da ciência sexual, em que múltiplas literaturas deste fenômeno substituem, gradualmente, o reducionismo de visões segmentadas e superespecializadas da sexualidade humana.

Há um desrespeito à condição humana, quando normas, regulamentações e formações de expectativas irreais quanto à sexualidade eliminam ou impedem que o ser humano conheça mais profundamente seus desejos, interesses, suas iniciativas e criatividades.

Desconstruir estas repressões e, acima de tudo, respeitar o direito que os seres humanos têm sobre seu erotismo e sua sexualidade é, a meu ver, um salto qualitativo na evolução da espécie humana. Ter a oportunidade de reconhecer que o casal pode, além da reprodução, conseguir uma gama ilimitada de matizes emocionais e de sensações, com narrativas relacionais ligadas à tolerância, compreensão e solidariedade, à entrega e à expansão de atitudes de sexo erótico é um dos meus objetivos como terapeuta sexual e educadora de casais.

O sexólogo John Money (1985) é um dos mais conhecidos estudiosos, da atualidade, do erotismo humano. Em sua teoria, ele denomina de mapa amoroso o caminho pelo qual os seres humanos são atraídos por uma pessoa em particular.

Diz Money que antes de fazer qualquer escolha amorosa, o ser humano já havia desenvolvido um mapa mental, um modelo cheio de circuitos cerebrais que determina o que desperta sua sexualidade, o que o leva a se apaixonar por uma pessoa e não por outra.

O autor acha que as crianças desenvolvem esses mapas amorosos entre os cinco e oito anos de idade e, às vezes, até mais cedo. Estes são determinados pelos relacionamentos com a família, os amigos, assim como por suas próprias experiências e oportunidades. Algumas características de temperamento dos amigos e parentes das pessoas atraem, e outras eles associam a incidentes perturbadores. Assim, pouco a pouco, essas memórias começam a formar um padrão mental em suas mentes, um modelo subliminar do que lhes agrada ou desagrada.

À medida que essas pessoas crescem, esse mapa inconsciente toma forma e a proto-imagem do parceiro ideal começa a emergir. Depois, na adolescência, quando as sensações sexuais inundam o cérebro, esses mapas amorosos vão se solidificando, tornando-se bem específicos com relação aos detalhes da fisionomia, da constituição física, da raça e da cor do parceiro ideal, sem mencionar o caráter, a educação e outras características mais. As pessoas, de acordo com Money, têm um quadro mental do parceiro idealizado, dos cenários que os atraem e dos tipos de conversas e de atividades eróticas que os excitam.

Diz ele que nós nos apaixonamos por uma imagem que construímos com base naquela pessoa. De maneira mais específica, por uma imagem construída sobre aquele determinado aspecto da pessoa do qual se tem uma forte necessidade.

Todos têm um mapa amoroso e o dos seres humanos é tão personalizado quanto sua impressão digital. É, simultaneamente, um depositário e uma leitura das suas crenças e de sua agenda erótico-sexual. Uma crença, no seu sentido literal, é um memorando de crenças doutrinais e profissões de fé. Um memorando de coisas a fazer a respeito, diz Money.

Não se pode, todavia, negar o componente biológico da sexualidade. O que está em jogo na análise psicossocial da sexualidade não são apenas as potencialidades reprodutivas ou capacidades eróticas, mas também a gestão desse corpo no quadro das trocas sexuais. Os indivíduos limitar-se-iam, assim, a atualizar as opções previamente definidas, não lhes cabendo nenhuma decisão sobre o modo de gestão das respectivas sexualidades? Penso que não há um determinismo neste aspecto. Não há uma noção mecanicista desse roteiro, transformando-o num programa social fixo, análogo aos determinismos biológicos. Os próprios roteiros desse mapa amoroso resultam de um processo de construção que se baseia nas interações humanas que, a par das dimensões ritualizadas, comportam elementos de inovação e mudança, eventualmente recodificados e significados.

Em qualquer formação social, independentemente das variações históricas e culturais que possam diferenciar de outras formações, é possível distinguir duas realidades no domínio da sexualidade. De um lado, temos o continente do amor socializado: a esfera das práticas sexuais enquadradas pelas instituições, em particular aquelas que cristalizam os dispositivos de aliança e parentesco, e reguladas pelas orientações normativas e/ou ideológicas que lhes são correlativas. Por outro lado, temos o continente, por vezes obscuro, por vezes periférico, da sexualidade libidinal: dos prazeres da carne, das experiências eróticas e das paixões. Estas duas realidades são complementares: a regulação da sexualidade pelo casamento deixa uma porta aberta para o erotismo, que, por sua vez, só assume a dimensão de transgressão se for referido a um sistema normativo que lhe defina as condições de possibilidade.

Nas famílias, em suas diversidades culturais, religiosas, morais e outras, é que acontecem os desafios universais, desde o nascimento até a morte de seus membros em que ocorre a legitimação do desejo sexual e erótico.

Os obstáculos que intensificam esse desejo e esse erótico são eventos que ocorrem ao acaso e que não podem ser previstos. Mas como *erotismo é a* interação do desejo sexual com os desafios de viver e amar, a aventura do crescimento dá a cada sexualidade individual um formato e uma textura singulares. Inevitavelmente cada pessoa aprende a associar tipos particulares de obstáculos com excitação elevada. Associações que são suficientemente fortes estão propensas a serem repetidas, solidificando a conexão mais ainda. E porque não há duas pessoas que tenham exatamente as mesmas experiências de vida, a variação é a marca registrada da sexualidade humana.

Apesar de cada indivíduo ser único, todos participam das mesmas realidades da existência humana. Submeter-se a eventos que fazem de cada vida uma vida singular são experiências fundamentais, compartilhadas por todos, que envolvem a superação de obstáculos. Essas experiências – as universais – têm maior probabilidade de encontrar um lugar no seu erotismo. As pedras fundamentais do erotismo são desejo e expectativa; violação de proibições; busca do poder e, por fim, superação da ambivalência, de acordo com Money.

Por estarem entrelaçadas à trama da experiência humana, o autor considera essas quatro pedras fundamentais as fontes *existenciais* dos obstáculos intensificadores de excitação. Não há duas vidas que sigam exatamente o mesmo curso, mesmo assim todo mundo tem conhecimento íntimo desses quatro desafios essenciais, segundo ele. E como cada pedra fundamental traz consigo obstáculos a serem superados, estão no ponto para serem incluídas nos nossos padrões eróticos. Elas adicionam, de forma bastante eficaz, entusiasmo a encontros e fantasias de tal modo que, sem elas, não poderia existir o erotismo como o conhecemos.

Quanto ao desejo e à expectativa, Money nos diz que faz parte da natureza humana a capacidade de imaginar alguma coisa ou alguém que se deseja mas não se tem, ou não está do jeito que se quer ou com a freqüência desejada. Essa capacidade se desenvolve logo depois do nascimento e permanece pelo resto da vida. Quando se espera ardentemente por alguém, a realidade da sua ausência ou da sua indisponibilidade é um obstáculo que se busca superar recordando ou fantasiando. No que se refere ao desejo e à fantasia, o desejo tem um relacionamento único com a fantasia. Quer seja o objeto do desejo real ou imaginário, o desejo é fantasia, tanto para crianças quanto para adultos. Quando se deseja intensamente, não somente se forma um retrato mental daquele que se deseja, mas se pode verdadeiramente sentir como é que foi, ou poderia ser estar perto daquela pessoa. Sem a habilidade para fantasiar, o desejo simplesmente não pode ocorrer.

O desejo, como todos os atos da imaginação, é altamente seletivo. Ele concentra sua mente nas qualidades mais desejáveis de uma pessoa e ignora ou diminui as menos atraentes. Se uma pessoa tem um relacionamento com o objeto de seu desejo, ela busca oportunidades de estar com ele e saborear quaisquer comunicações que possam haver. O desejo tem também um parentesco natural com o amor romântico. Quando os amantes estão afastados, suas preocupações estão em suas fantasias. Atos de sexo lascivo ocorrem contra a tela de fundo da incerteza, de provas e adversidades sem fim: tudo o que faz com que seja excessivamente difícil para os amantes se encontrarem. Quando os amantes finalmente se abraçam, compartilham um beijo apaixonado ou fazem amor, sua alegria, geralmente, tem vida curta. Logo novos obstáculos intervêm de forma que a espera possa continuar.

A importância erótica do desejo é impossível de negar. Mesmo assim, um dos maiores paradoxos da vida erótica é que, apesar do desejo de ansiar por satisfação, esta o refreia. Em alguns exemplos, o desejo evapora imediatamente após a última barreira ao acesso a ele ser derrubada. Algumas fascinações eróticas estão fundamentadas na indisponibilidade e simplesmente não podem sobreviver sem ela.

Em atrações mais complexas, o desejo normalmente cede durante e depois de um encontro apaixonado, mas retorna uma vez separados os amantes. A espera ardente renova a paixão, pelo menos por algum tempo, diz o autor. No entanto, a previsível união de parceiros que moram juntos, freqüentemente faz com que o desejo seja progressivamente difícil de ser sustentado. Para muitos amantes, a morte do desejo fervoroso é um sério impedimento ao relacionamento contínuo. Na visão sistêmica sobre a família sei que esta é uma fase das crises previsíveis no casamento: a fase do luto da paixão.

Casais com relativamente poucas oportunidades de se desejarem ainda podem se beneficiar ocasionalmente de seus efeitos afrodisíacos. Às vezes a separação causada por uma viagem ou a distância emocional criada por uma discussão podem ser surpreendentemente eficazes em reacender o desejo. Além disso, outras manifestações sutis de desejo não são necessariamente amortecidas pela união.

Uma forma relativamente rara de desejo opera de acordo com um conjunto diferente de regras. Algumas pessoas esperam tão ardentemente por amor, com tamanha profundidade e por tantos anos, que nunca se esquecem dessa experiência, mesmo quando eventualmente formam um vínculo próximo e íntimo. A satisfação repetida não reduz seu desejo, em vez disso lembra-lhe do quanto têm sorte por terem vencido as diversidades e encontrado um companheiro encantador. Eles desenvolveram um sistema erótico autogerador, baseado no desejo que os habilita a alimentarem a fascinação por seus parceiros por anos e décadas.

Toda sociedade tenta limitar o comportamento sexual. Essas restrições culturais não somente definem e reforçam os ideais e costumes da comunidade, mas também têm outra função que não é conscientemente pretendida: fornecem barreiras prontas que qualquer pessoa pode usar para intensificar suas excitações.

Aqueles que crescem em ambientes sexualmente restritivos estão quase que destinados a descobrir o potencial erótico de quebrar as regras. A verdade nua e crua é que os padrões que chamam sua atenção pela virtude de serem impróprios ou proibidos com freqüência estão entre os mais magneticamente atraentes. O fato de fantasiar, ter o potencial de se libertar de todos os constrangimentos sociais, morais e pragmáticos está entre os aspectos mais úteis do desenvolvimento do erotismo.

O bom senso sugere que a habitual quebra de regras sexuais traz consigo o risco de as pessoas se sentirem envergonhadas ou dominadas pela culpa. Especialmente se proibições sexuais precoces são acompanhadas de ameaças de punição ou de retirada de amor, o resultado pode ser uma profunda sensação de vergonha até mesmo sobre desejos sexuais mais comuns. O que geralmente não é tão óbvio é que violar proibições pode fornecer uma via para a auto-afirmação, que realmente contribui para a auto-estima.

Quando se tornam adultos as pessoas se definem menos por meio de suas rebeliões do que por suas realizações, seus valores e relacionamentos. Mas a maioria retém um ímpeto para demonstrar sua superioridade sobre as regras que continuam a restringi-las. Talvez esse seja o motivo pelo qual encontros e fantasias com o sabor da violação deixem tão freqüentemente os violadores com uma sensação de auto-validação ou mesmo de orgulho.

Tanto crianças quanto adultos regularmente contam com estratégias indiretas quando têm de lidar com pessoas em posições dominantes. Suas buscas de poder, independentemente de qual estratégia utilizem, sempre envolvem a superação dos obstáculos criados quando desejos opostos se chocam. Quando a dinâmica do poder real ou fantasiado cruza com as experiências de excitação, é que essas respostas podem ser intensificadas. Antes de muitas pessoas atingirem a idade adulta, temas sutis ou dramáticos de dominação e submissão já se estabeleceram como excitações confiáveis. As mulheres são duas vezes mais propensas a se concentrarem no poder de suas fantasias do que nos seus encontros da vida real.

Muitas pessoas já sentiram uma atração erótica por alguém cujo papel social, raça, recursos financeiros ou idade criaram um desequilíbrio de poder. Tais atrações são geralmente mais bem exploradas na fantasia ou na atribuição de papéis com um parceiro aquiescente.

As pessoas começam a entender como superar obstáculos pode ser um intensificador sexual quando têm a experiência de sentimentos mistos num contexto maior: como aspecto inevitável da condição humana. Desde o nascimento, o ser humano é compelido por um ímpeto interior a se engajar na vida com curiosidade e admiração. Ao mesmo tempo, quanto mais descobre sobre a realidade da existência, mais se dá conta de que a vida é dolorosa, imprevisível, incompreensível e injusta, às vezes. É na superação da ambivalência que o ser humano se desenvolve. Quando alguém é sexualmente ambivalente, os dois ingredientes-chave para elevar a excitação são: atração e obstáculos, que estão ativos na mesma pessoa. Nas proporções exatas, sob circunstâncias certas, o resultado pode ser uma excitação irresistível.

Não é somente a ambivalência que excita as pessoas, mas sim a transformação dos sentimentos mistos numa sincera concentração no prazer. Quando uma pessoa estiver altamente excitada, a ambivalência terá, pelo menos momentaneamente, sido deixada de lado.

Para muitas outras pessoas, excitações ambivalentes são tão aflitivamente negativas quanto compulsivas. Em tais exemplos, a mente erótica mostra uma habilidade incomum para converter experiências da vida real em fantasias excitantes. Algumas vezes o drama da superação da ambivalência é mais áspero nesses relacionamentos juntos-de-novo, separados-de-novo, que também podem ser tempestuosos, segundo o estudioso Jack Morin (1998).

De todos os impulsos que motivam aventuras e devaneios eróticos, mesmo aqueles que parecem ser completamente impessoais, nenhum é mais fundamental do que o ímpeto de se envolver com outro ser humano, mesmo que só por um momento. Emoções de proximidade existem antes, durante ou depois do sexo memorável como: amor, meiguice, afeição, conexão, unidade, admiração e apreço.

Particularmente quando o romance é novo, sentimentos de amor e entusiasmo sexual são sinérgicos: cada um intensifica o outro.

Para muitas pessoas, o desejo de criar uma sensação de conexão mesmo com um parceiro casual ou anônimo é uma motivação erótica. É claro que há o desejo de ter contato pele a pele, de sentir o peso e o calor, ouvir os barulhos e saborear a visão da outra pessoa excitada, com todos estes elementos levando os participantes à maior proximidade física possível. Apesar de alguns encontros não envolverem nenhuma expressão de afeto, é mais comum que os protagonistas atuem como se eles fossem íntimos: beijando, abraçando e acariciando, pelo menos parte do tempo, mesmo que não saibam nada um do outro.

Há uma relação entre ansiedade e erotismo, relação complicada e paradoxal. Se uma pessoa está altamente ansiosa numa situação sexual, suas capacidades físicas para excitação ou orgasmo ou ambos, em geral sofrerão um curto-circuito. A moderna terapia sexual pode efetivamente ensinar as pessoas sexualmente ansiosas a reduzir o medo e criar oportunidades de prazer. No entanto, tomar a ansiedade unicamente como antiética à excitação é ficar cego para uma realidade mais rica e desafiadora: com a mesma certeza com que a ansiedade pode acabar com a excitação, também pode criá-la e intensificá-la. Dependendo da situação e dos indivíduos envolvidos, a ansiedade é um antiafrodisíaco, um afrodisíaco ou, ocasionalmente, ambos. Portanto, tentar excluir totalmente a ansiedade não é o indicado em situação de erotismo.

A ansiedade também pode funcionar como um afrodisíaco quando é uma reação aos riscos envolvidos na busca de poder. Quando uma pessoa está por cima num roteiro de dominação-submissão, o ímpeto de se sentir poderosa pode ser moderado pelo peso da responsabilidade e pelas conseqüências. Inversamente, quando se submete ao poder do seu parceiro, ela pode saborear o seu papel como o centro das atenções, mas também pode sentir medo de ser esmagada ou forçada a fazer o que não deseja. Há duas maneiras principais com que os adultos intensificam suas excitações eróticas: divertindo-se no proibido, ao escolher um parceiro inapropriado e ao ter sexo num lugar em que o risco da descoberta seja alto.

Outro aspecto ligado ao erotismo das pessoas é a culpa. Como uma poderosa combinação de medo e auto-recriminação, a culpa é universalmente sentida como desprazerosa. Certa dose de culpa beneficia o indivíduo como membro de grupos aos quais se afilia. Dessa forma, a culpa saudável é uma emoção social que mantém a pessoa sintonizada nas regras e expectativas que ela absorveu de sua comunidade e de sua cultura e não é algo debilitador nem degradante. Pessoas verdadeiramente sem culpa são sociopatas; aqueles que cometem atos monstruosos sem um traço de desconforto. A associação da culpa com a sexualidade põe fim completamente ao inocente jogo sexual, que é uma parte importante de desenvolvimento erótico saudável, ou o leva para o subsolo, para que se torne um pequeno segredo sujo.

Há em nossa cultura brasileira associações entre arte erótica, pornografia e erotismo. Não é incomum que tanto homens quanto mulheres utilizem estímulos externos tais como histórias, vídeos ou retratos de sexo explícito para darem a partida à sua imaginação erótica. A pornografia visual, o tipo mais popular produzido por e para homens, é relativamente genérica no sentido de que uma sucessão de atos sensuais pode servir de dicas eróticas para uma ampla variedade de fantasias. O foco está no desejo cru e desimpedido. Para tal fim, a maioria da pornografia masculina faz questão de criar uma atmosfera espalhafatosa, para separá-la claramente da vida cotidiana. Também são comuns as variações de temas de dominação e submissão, de proeza masculina simbolizada por genitais enormes, muito sêmen e sexo grupal com duas ou mais mulheres, freqüentemente incluindo interação sexual entre elas. Mas o foco primário está nas zonas erógenas em estado ardente de interação.

A pornografia produzida por e para mulheres, embora não desprovida de desejo devasso, espalhafatoso ou cenas de poder, sempre tem um contexto. Há um gancho para gerar o estado de espírito e ancorar os personagens pelo menos em algum relacionamento, mesmo que coerção e estupro venham a fazer parte da história. Apesar de as mulheres quererem que sua arte erótica tenha uma trama, geralmente romântica, pesquisas de Jack Morin têm mostrado que quando o assunto é produzir excitação genital, o sexo explícito é o que deixa as mulheres com mais desejo sexual, como acontece com os homens. Mas as mulheres nem sempre se dão conta de que estão excitadas. Isso novamente me remete à diferenciada repressão sexual por gênero, em nossa cultura machista.

As atrações sexuais estão sempre entre os prazeres elementares da vida. O simples ato de perceber outra pessoa ou de ser percebido estimula a alegria e a vitalidade. Entretanto, nem todas as atrações são agradáveis. Os solitários, especialmente convencidos de que não são desejáveis, encontram no atrativo de uma pessoa bonita uma dolorosa recordação de privação.

Estejam procurando um parceiro casual ou um companheiro para a vida toda, a maioria das pessoas se submete às vontades das suas atrações, apesar de considerável evidência de que elas não podem receber sua confiança o tempo todo.

Fortes atrações são a desconcertante mistura de uma percepção aumentada, projeções da fantasias e puro acaso, tanto que não existe nenhum método seguro para separá-los. Algumas vezes aquilo que se pensa que se vê é precisamente o que se consegue ver. Outras vezes a pessoa pode se sentir chocada e traída ao se dar conta de que está envolvida com alguém que definitivamente não é a pessoa que ela imaginou ser. Atração é um significativo lance de dados, nem uma escolha, nem mero acaso, diz Jack Morin.

Homens e mulheres sexualmente atraídos exclusivamente por parceiros disponíveis, se é que eles existem mesmo, estão numa distinta minoria. Quem nunca se sentiu atraído por alguém irremediavelmente fora de alcance? Alguns objetos de desejo, como celebridades, rostos sem nome em revistas ou estranhos fascinantes admirados a distância, são comuns.

A testosterona faz diferença nas necessidades eróticas dos homens se comparados às mulheres. Especialmente desde a puberdade até a vida adulta, a maioria dos rapazes é impelida por sua fisiologia erótica muito mais do que as moças. O impulso torna-se menos intenso com os anos, mas as exigências sobre a psiquê exercidas por aquela necessidade erótica intensa nos anos anteriores levam a estilos diferentes de relações interpessoais eróticas e ajudam a acionar o mecanismo de fetichização tão óbvio nos homens. Novamente ressalto a importância de uma visão não reducionista, mas pluralista e sem intenção de alcançar uma certeza, uma condição final. O erotismo deve considerar também, mas não apenas, a questão hormonal.

Em minha experiência com terapia de casais, ouço a urgência dos homens sobre seus pênis eretos masculinos e seu contraste com a maior capacidade da maioria das mulheres, mesmo quando excitadas, de esperar, renunciar ou querer que o afeto tempere esse desejo.

Outro aspecto que considero importante no erotismo é o da estética como beleza. Entendo que estilos e gostos são criados, não nascidos. Uma convicção estética é uma conquista. Temos atualmente várias definições do corpo para a mulher e para o homem. Isso, todavia, não assegura protótipos eróticos, como já vimos. O erotismo sofre influências, é claro, da estética, mas transcende a ela, por seus paradoxos e cumplicidade.

A excitação erótica, como se dá em suas formas estéticas, seja pela pornografia seja por devaneios privados, entre outros, é criada ou realçada para a maioria das pessoas quando se produziu um roteiro no qual a incerteza do desfecho é retratada, quando o perigo é possível e se trabalha no sentido de impedir um final ruim. Esse trabalho dos mecanismos estéticos consiste em roteirizar tais elementos em maior ou menor quantidade: fatores de segurança, mistério, segredos, risco, ilusão, reversão de trauma ou frustração para triunfo, vingança e desumanização ou fetichização segundo Stoller (1998).

Como já dito, a sexualidade tem dois aspectos diferentes: o reprodutivo e o erótico. A capacidade de o homem ser o amante está ligada ao aspecto erótico do sexo e a capacidade de ser esposo e pai ao sexo reprodutivo. Enquanto este implica convencionalmente a necessidade de uma relação duradoura, o sexo erótico não está necessariamente ligado ao poder e ao *status* do que é continuidade e segurança dos grupos.

Como o poder e *status* estão ligados ao sexo erótico, a mulher está nesta disputa com o homem e pode adotar o papel ativo, auto-excitando o seu clitóris para chegar ao orgasmo, resultado do divórcio do sexo procriativo do sexo erótico. O divórcio do feminino e procriativo do masculino e erótico decresce a ênfase do conceito de que os sexos são complementares.

A tradição sustenta que estar apaixonado é um prelúdio de uma relação de compromisso e de sexualidade para a reprodução. Aceita-se que estar apaixonado é uma boa razão para fazer amor, ainda que isso seja ambíguo em relação ao sexo casual. No aspecto erótico, quando o objetivo é só o prazer, o ato sexual freqüentemente é seguido por uma sensação de dissociação e esgotamento em especial para os homens. Depois da intensidade da cópula, reafirma-se a realidade de estar separados, observo nos depoimentos dos homens em meu consultório.

Felizmente, a sociedade ocidental vem readquirindo o aspecto criativo da paixão, que foi reprimido pela convicção de que deveria ser canalizada para a procriação em que o erótico era tido como mau e o reprodutor, como bom. Nas sociedades orientais tradicionais não há esta divisão, os chineses falam da transcendência do sêmen no néctar da imortalidade e as tradições indianas, do ato sexual como a união espiritual com o divino.

Cresce na relação intergenérica da sociedade moderna o conceito de sexo desapaixonado, com a intimidade sexual comportando menos ingredientes agressivos, competitivos e ânsias de domínio, para a concretização de vínculos estáveis.

Como falar, então, do erotismo dos casais, em que o amor romântico, o amor compromisso e o erótico são esperados em nossa cultura? O amor romântico nasce da atração sexual, que é o ímpeto para o acasalamento em todas as espécies. O sentimento que identificamos como amor humano pode ter evoluído entre nossos ancestrais hominídeos no contexto das amizades, de acordo com o ginecologista e sexólogo brasileiro Nelson Vitiello (1994). Algumas relações de amizade foram observadas entre alguns primatas não-humanos. A atração por membros do sexo oposto em momentos em que o sexo em si mesmo não é provável, fortes preferências individuais por parceiros e relacionamentos especiais duradouros entre machos e fêmeas indicam que, entre alguns primatas não-humanos, como entre os humanos, a escolha do parceiro está intimamente ligada a laços sociais.

Vitiello fala de histórias populares brasileiras que oferecem certo número de preces e exercícios devotos para propiciar o amor de um homem por uma mulher, ou de uma mulher por um homem. E outros, para seduzir uma mulher, para conseguir fazer o amor. Outros, para o caso de um homem ainda não ter conseguido dormir com uma mulher ou, ainda, para que uma mulher se deixe seduzir. Isso demonstra como as culturas, em geral, privilegiam o amor de casais.

Embora todos admitam que o amor é necessário, ninguém consegue chegar a uma definição comum. Quando buscamos a origem da palavra amor, encontramos uma história vaga e confusa, que remonta à palavra sânscrita *lubhyati:* ele deseja. Estudiosos como Vitiello dizem que a etimologia é muito anterior a isso. O amor é um delírio ancestral, um desejo mais antigo do que as civilizações, cujas raízes se inserem profundamente em épocas desconhecidas e misteriosas, afirma o autor, embora alguns historiadores digam que a idéia do amor foi inventada pelos gregos e que o amor romântico teve início na Idade Média.

As inclinações amorosas individuais têm muito que ver com a própria cultura, educação, procriação, religião, época, sexo e assim por diante. Os costumes, a cultura e os gostos variam, mas não o amor em si, não a essência da emoção.

Podemos encontrar o amor romântico nos primeiros escritos de nossa espécie. Grande parte do vocabulário sobre o amor e as imagens utilizadas pelos amantes não apresenta mudanças há milhares de anos.

O amor heterossexual no Antigo Testamento às vezes torna-se bastante terreno, material e sensual, como quando Salomão diz à sua futura esposa:

> ... *Esse teu porte é semelhante à palmeira,*
> *e os teus seios a seus cachos.*
> *Dizia eu: Subirei à palmeira,*
> *pegarei em teus ramos.*
> *Sejam os teus seios como os cachos da videira,*
> *e o aroma da tua respiração como o das maçãs.*
> *Os teus beijos são como o bom vinho,*
> *vinho que se escoa suavemente para o amado,*
> *deslizando entre seus lábios e dentes...*
>
> Cânticos de Salomão

Contudo, no Novo Testamento, o sexo torna-se não-erótico e é tomado de renúncias. O profeta Paulo adverte que é bom que o homem não toque uma mulher, mas concede que o casamento é um último recurso para os que não podem ser celibatários. E é melhor casar do que arder de desejo, o que ele retrata como um inferno particular no qual o pecado envolve todas as fibras do ser.

Uma das grandes transformações da Idade Média deu-se com a mudança do amor unilateral para o amor recíproco. O amor podia ser partilhado, duas pessoas podiam nutrir uma preocupação recíproca. Como a Igreja ensinava que o amor prestava-se unicamente a Deus, a idéia do amor recíproco afigurava simplesmente impossível. Afinal de contas, devia-se amar a Deus sem exigir nada em troca.

O erotismo é a base para uma vida sexual plena. Este aprendizado, em nossa cultura brasileira, tem diferenciações quanto a questões de gênero, que se iniciam ou se desenvolvem na família.

Com as novas sensações e as mudanças em seu corpo, os homens recordam como começaram a perceberem-se como diferentes das mulheres. Já não são apenas as brincadeiras que os separam, ou os comentários dos pais que com freqüência lhes indicam que não devem ser mulherzinhas; também as sensações associadas ao desejo, até esse momento desconhecidas, faz com que se distingam das mulheres. Assim, a aparição do desejo anuncia o início da sexualidade consciente no homem.

Na busca de explicar as transformações que se produzem em seus corpos, os homens constroem sua corporeidade e lhe dão sentido subjetivo, interpretando as vivências que têm de sua sexualidade com base no que denominam instinto. Essa construção assinala que há um instinto natural, que teriam todos os homens. É um instinto animal. São animais e por isso se reproduzem. Esse instinto cria uma necessidade que se faz presente conscientemente nos homens, a partir da puberdade e início da adolescência. A necessidade sexual orienta o homem para uma mulher, quando ele é heterossexual.

O homem sente que deve satisfazer essa necessidade de alguma maneira, esvaziando aquilo que se acumula. Busca saciar a necessidade sexual. O objeto do desejo heterossexual é uma mulher. Assim, o homem busca esvaziar-se e saciar-se. O pênis, em nossa cultura, acaba sendo constituído como um outro, uma entidade com vontade própria: como o instrumento da satisfação sexual do homem. Dessa forma, a sexualidade seria expressão da animalidade, da necessidade e do desejo. A necessidade poderia superar a vontade do homem quando este tivesse acumulado mais do que seria capaz de agüentar. A partir da adolescência, com o surgimento do desejo e da consciência de sua necessidade sexual, a luta dos homens é, então, exercer domínio sobre seu próprio corpo, dominar sua animalidade, que a razão e a vontade passem a controlá-la. De certa forma, há um direcionamento para um controle erótico, nesse homem, nessa família brasileira, em geral.

Já as mulheres, desde meninas são condicionadas a associar o erotismo e o desejo sexual ao amor e ao romance. Em meu consultório, como terapeutas sexual, ainda hoje, no ano de 2003, ouço mulheres esclarecidas e de alto nível cultural falando da culpa em terem relações sexuais com homens, sem sentir amor por eles. Quando isso significa uma relação extraconjugal, então, estes sentimentos ficam maximizados.

Para as mulheres tomarem consciência de seus desejos eróticos e vivê-los, sem a necessidade de o amor estar presente, é preciso quebrar muitas regras e ultrapassar vários limites pessoais e sociais, ainda hoje, com algumas exceções.

Esse fenômeno tem feito com que a auto-estima erótica das mulheres seja baixa em relação à dos homens, em nossa cultura. Isso provoca uma busca feminina maior por ser desejada por um homem, do que ser compreendida por ele ou simplesmente desejá-lo, eroticamente falando.

Querer ser desejada significa enxergar o seu poder. Significa que as mulheres querem ser vistas sob uma ótica positiva, em que, em lugar de conhecer a verdade sobre o que querem de sua vida, ficam presas a imagens. Em vez de aprender a realizar os seus desejos, aprendem aos poucos, mas com clareza, a como realizar os dos outros. Esta dinâmica está enraizada na ampla repressão social e psicológica exercida contra o poder feminino. Ser sujeito do seu desejo significa aceitar a experiência desafiadora e cheia de matizes de descobrir quem ela é, mapeando as diversas camadas de sua vida subjetiva e respondendo por ela. Quando assume a responsabilidade por seus próprios desejos, a mulher descobre o quanto depende dos outros e quantas vezes esteve enganada ou errada ao desejar certas coisas. A tolerância que desenvolve para com seus erros e pontos cegos estende-se para as imperfeições dos outros, em especial daqueles a quem ama.

Esta aprendizagem sobre o erótico é feita predominantemente nas famílias. Os pais fisicamente presentes ainda são, em geral, passivos na socialização sexual e tomam poucas iniciativas em relação à sexualidade de seus filhos, com exceção de alguns. Para muitas pessoas, ainda hoje, os pais são percebidos como assexuados. Ao transmitirem ensinamentos, dão a impressão de que a sexualidade, o desejo e o prazer não correspondem ao lar, enquanto não mostram sua própria sexualidade, nem a convivência sexual com seu cônjuge. Portanto, esse não é o lugar onde o adolescente possa aprender a interpretar o que acontece com a própria sexualidade e onde exponha suas inquietações.

Os ensinamentos de muitos pais, quando há especialmente os filhos homens, apontam para que distingam as mulheres em dois tipos: a mulher própria e sua companheira ou esposa, com quem deverão ter filhos, fazer amor e a quem devem proteger e respeitar. E as outras, para terem relações sexuais, sexo erótico, prazer e gozo pessoal. Estas são heranças do patriarcado e costumes de uma visão machista, em que o sexo erótico para a mulher/esposa é negado.

A escola é, para algumas pessoas brasileiras, o espaço onde se aprende algo sobre o corpo humano, os genitais masculinos e femininos, a reprodução e as doenças sexualmente transmissíveis, mas pouco ou quase nada sobre o erotismo.

A rua é o espaço onde o jovem encontra seu grupo de pares, da escola ou do bairro, seja em uma esquina, seja em um clube, bar, discoteca ou festa, entre outros. O que não pôde ser conversado e aprendido em casa ou no colégio é encontrado entre os iguais, como observamos em nossa prática clínica.

A partir da interpretação que se faz do desejo e da construção dos corpos, os mandatos que marcaram mais profundamente os homens são, entre outros, os que assinalam que são os homens que desejam as mulheres, os que são heterossexuais. Os homens são e devem ser ativos, penetradores, racionais e emocionalmente controlados; podem e devem exercer poder sobre as mulheres para possuí-las, e estas são e devem ser passivas, penetradas, emocionais e, em maior ou menor medida, dependentes dos homens. O erotismo pode acontecer no homem ou na mulher do prazer, mas não na mulher esposa e mãe. A partir da distinção entre a mulher amada e as outras mulheres, o homem interpreta que, para a mulher amada, o desejo surge do laço amoroso com seu homem.

A origem do desejo, para a mulher, está no amor e não no instinto, como para o homem assinalam nossas crenças culturais. Ela se entrega e faz amor apenas com quem ama. Se a companheira de um homem fizer sexo com outro, isso é interpretado como a mais clara evidência de que já não o ama. A infidelidade da mulher seria considerada a máxima prova de desamor, além de outros significados que teria para o homem em relação à sua capacidade sexual, bem como ao fato de que sua mulher tenha sido conquistada por outro.

Se um homem quiser possuir uma mulher e fazer sexo, deverá fazê-la pensar que a ama, ainda que não seja correto, a fim de levá-la a se entregar. Nesse caso, além da farsa, o homem, em alguns casos, exerce poder para conseguir seu objetivo. As mulheres que fazem sexo com um homem sem relação amorosa, por sua vez, são consideradas quentes, incapazes de controlar seu corpo, com alma de puta, ou definitivamente putas. Com essas mulheres, os homens devem ter cuidado, em função de possíveis contaminações por doenças sexualmente transmissíveis como HIV/AIDS, ou porque elas tentem fazer um filho para comprometê-los.

Homens casados são eróticos naturalmente. Se as mulheres são casadas, devem evitar ser eróticas, diz nossa cultura brasileira.

O preservativo, neste cenário, não é visto pelos homens como um anticoncepcional, mas como um meio de prevenir a contaminação, a ser usado quase exclusivamente quando se teve sexo com uma mulher desconhecida, ou com aquela que ele desconfia que faz sexo com outros homens. Sexo erótico é masculino ou com mulher do prazer, mais uma vez dita nossa cultura.

Como observamos, então, todos esses aspectos sobre o erotismo nos casais brasileiros?

A vida sexual é considerada, pelos homens brasileiros, um dos eixos da vida em casal. Por meio dela os sentimentos e o amor são expressos. Para a maioria dos homens, o amor conjugal pode aliviar o desejo erótico, a satisfação da necessidade do corpo. Porém, é ainda uma forma íntima de comunicação e entrega à companheira. No campo das relações sexuais, o que se negocia é a satisfação do desejo e do prazer do homem, não da saúde sexual.

Outro cenário se dá quando o homem toma a iniciativa e a mulher o rejeita. Segundo pesquisas de Parker (1995), eles suportam e respeitam essa decisão. Porém, desenvolvem estratégias para tentar mudar a decisão da mulher: alguns conversam com ela para ver se aparece a vontade, tentam convencê-la até ganhá-la pelo cansaço. Se nada acontece, deixam para outro dia.

Apresentado poucas vezes, outro cenário ocorre quando a mulher toma a iniciativa. Ela manifesta o desejo e se insinua ao homem. Nesses casos, ele se sente realmente querido e desejado, mas, ainda, incomodado, pois não é comum, mas gosta. Sentir-se seduzido pela mulher confirma a capacidade masculina de ser atraente. Observo isto com muita freqüência em minha prática clínica. Ele deve retribuir, ainda que esteja cansado. Porém, para alguns, não responder positivamente ao desejo da mulher pode ser um indício de que ele tem sexo com outra. Isso pode obrigá-lo a querer corresponder para evitar desconfianças.

Pessoas eroticamente saudáveis aceitam e apreciam sua singularidade sexual em vez de ter medo ou lutar contra ela. Até onde os casais brasileiros seguros e sexualmente livres revelam suas verdadeiras preferências aos seus parceiros? Ou, ao contrário, quando se sentem obrigados a estar à altura de expectativas e, conseqüentemente, limitar a quantidade de prazer que podem dar e receber?

A habilidade para apreciar a própria individualidade erótica está interconectada com a disposição para aceitar variações em outras pessoas. Pessoas eroticamente saudáveis apreciam a diversidade sexual nas outras, bem como em si mesmas.

Um grande número de mulheres brasileiras, depois de algum tempo de casamento, faz sexo sem nenhuma vontade. Esse sexo indesejado, por obrigação, é vivido também por mulheres economicamente independentes, que não necessitam do marido para mantê-las. A dependência emocional acaba sendo tão limitadora quanto a financeira. Ambas podem conduzir a uma vida sexual pobre e medíocre. Imaginar-se sozinha, desprotegida, sem um homem ao lado é percebido como insuportável, tenho observado como psicoterapeuta.

Em muitos casamentos brasileiros a atração sexual acaba por vários motivos: rotina, falta de mistério, brigas e até pela obrigação de fidelidade. Existe sexo erótico mesmo, no início e por certo tempo. A mulher se submete ao sacrifício. Ninguém fica sabendo. Comentar o assunto significa admitir o que se tenta negar. Em muitos casos, a escassez de sexo progride até a ausência total.

No casamento ou em qualquer relação estável, observa-se o conflito entre a diminuição do desejo sexual e o aumento da ternura e do companheirismo entre os parceiros. Não é raro encontrarmos casais que, apesar de viverem juntos, têm na ausência total do desejo sexual a tônica da relação. E por mais que se esforcem, não adianta: a atração sexual, não pode ser imposta, apenas reciclada quando há empenho do casal para isso. Assim, numa relação estável, o sexo pode acabar se tornando um hábito ou um dever.

A relação amorosa sexual com a mesma pessoa por um tempo prolongado pode levar à falta de estímulo. O desejo sexual está ligado à magia, ao encantamento, à descoberta nossa e do outro, afirmam teóricos e pessoas sobre suas vidas.

É possível que no século XXI as visões atuais segmentadas e superespecializadas confluam para um conhecimento mais integral, sistêmico e expansivo da vida e do ser humano com a aceitação de novas realidades ou paradigmas e da sua capacidade erótica. Tem faltado sabedoria para compreender e respeitar o ser sexual em seu contexto humano. Ao intervir com normas, regulamentações e formações de expectativas irreais, tem sido eliminada, para milhares de pessoas, a possibilidade de conhecerem a si mesmas e validarem suas pulsões, seus interesses, suas iniciativas e sua criatividade, aumentando dessa maneira o empobrecimento do seu mundo interior e da sua capacidade erótica.

Quanto de liberdade sentimos no momento de tomar decisões a respeito de nossa vida íntima, amorosa e erótica? A resposta é um importante indicador sobre o nível de autonomia que temos. O uso criativo de habilidades, que podem ser aprendidas, ajuda a manter viva a paixão, à medida que a intimidade se aprofunda.

De acordo com os ideais do amor e do casamento, afeição e proximidade cada vez mais profundas devem coexistir com uma vida sexual segura e satisfatória. No entanto, a dificuldade que muitos casais têm em combinar proximidade com entusiasmo sexual é evidente. Especialistas matrimoniais freqüentemente insistem que uma paixão desbotada é o resultado de habilidades de comunicação pobres, falta de intimidade e confiança ou conflitos não resolvidos. Ao mesmo tempo, é fato que qualquer um desses itens, quando satisfatórios, também podem levar ao sexo insatisfatório. Não é verdade que bons relacionamentos automaticamente levem ao sexo prazeroso, tenho observado. Bom relacionamento conjugal não é necessariamente sinônimo de relações conjugais eróticas.

Casais que enfrentam abertamente as dificuldades da combinação de intimidade e paixão são os que têm maiores possibilidades de prosperar. É crucial reconhecer que proximidade e desejo erótico não são a mesma coisa, ao contrário, são duas experiências separadas, ainda que interativas. Seus ritmos variam de acordo com a maneira como cada relacionamento começa e se desdobrar.

Mesmo entre casais que são capazes de aproveitar a interação entre amor e desejo, duas forças opostas contribuem para uma redução progressiva no entusiasmo sexual: tédio e falta de envolvimento emocional e crescente proximidade, familiaridade e conforto.

A maioria dos casais brasileiros desenvolve rotinas sexuais. Para alguns, elas são aceitáveis, até mesmo confortantes, especialmente se pontuadas com surpresas ocasionais. Outros ficam tão entediados com a rotina que acham cada vez mais difícil gerar energia sexual suficiente para ficar altamente excitados. Sem perceber, muitos também se distanciam emocionalmente. Eles não só passam menos tempo juntos, mas conversam sobre questões práticas, tais como o que fazer a respeito das crianças, problemas com a casa, ou finanças. O erótico fica como inexistente. Outros casais tornam-se cada vez mais entrelaçados. Alguns ficam tão próximos e tranqüilos que agem mais como parentes do que como amantes. Além disso, a mesma intimidade que possibilita uma conexão maravilhosa pode obstruir os últimos vestígios de obstáculos intensificadores de excitação. Eles se tornam tão próximos que a química entre eles é neutralizada. Sem novidades a relação torna-se morna.

Casais eróticos regularmente empregam truques simples para fortalecer o desejo, técnicas que poderiam ser provocantes ou dolorosas para seus parceiros se fossem reveladas. Por exemplo, vários homens e mulheres comprometidos se envolvem em flertes inofensivos com outras pessoas. Se seus parceiros vissem o flerte, ficariam com ciúmes. Mas muitos deles colhem os benefícios de ter amantes altamente estimulados, sem ter que se confrontar com todas as razões pelas quais isso acontece.

As grandes questões da mente erótica são uma parte intrínseca da aventura humana. Elas só podem ser vividas. Dessa vivência emergem possibilidades que desafiam a lógica, às vezes com bons resultados. Terapeutas sexuais e educadores estão sempre insistindo sobre o valor da comunicação. Para sustentar vidas sexuais satisfatórias, os parceiros precisam trocar informações, a maioria das quais muda com o tempo e as circunstâncias. A maioria dos casais se baseia primariamente nas pistas não-verbais sobre como a outra pessoa gosta de ser abordada e tocada. Ainda assim, mesmo a melhor comunicação não-verbal é severamente atrapalhada porque depende de tentativa e erro, com *feedback* limitado a gemidos e contorções ambíguos, fala-nos o sexólogo John Money.

Casais eróticos também estão conscientes de que a atração é inspirada por muito mais do que o físico. Assim, eles prestam cuidadosa atenção aos comportamentos e às atitudes que os excitam. Pelo menos tão importante quanto o reconhecimento dos aspectos atraentes é fazer colocações afirmativas sobre o parceiro, aceitando e valorizando as percepções dele.

A habilidade para sustentar a atração é, até um grau significativo, uma decisão consciente, um ato de vontade. A idéia de que podemos escolher nos sentirmos atraídos vai contra a noção de que a atração é alguma coisa que acontece. Atrações contínuas operam de modos diferentes. É claro que as pessoas querem ficar sensibilizadas pelo quanto seus parceiros as desejam. Mas é responsabilidade delas ficar ativamente receptivas e abrir os olhos entusiasticamente para a beleza do seu amante. O maior inimigo das atrações é a tendência a parar de prestar atenção um no outro, em qualquer idade.

Os casais eróticos compartilham uma habilidade especial: eles são capazes de se adaptar a novos desafios. São criativos e versáteis. Surpreendem-se com as soluções que descobrem pelo método de tentativa e erro.

Devemos-nos lembrar de que enquanto incontáveis relacionamentos bons existem, os ideais são invenções da imaginação. Um exemplo pode ser um casal que, depois de anos lutando contra hábitos cotidianos incompatíveis, decide morar separadamente ao mesmo tempo que mantém ativamente sua conexão. Uma vez livres de constantes conflitos banais sua intimidade pode melhorar, como verifico em minha experiência clínica.

Um dos mitos mais difundidos e destrutivos é o de que casais saudáveis têm uma vida sexual consistente. A sexualidade humana não evoluiu para ser expressa com a regularidade de um relógio. Raros são os casais que não experimentam temporadas de seca, de abstinência sexual, especialmente nos lares estressados e com carreiras duplas de hoje.

Algumas pessoas confundem um consciente investimento no erotismo com uma atitude amoral e de vale-tudo em relação ao sexo. Uma exploração corajosa e sem julgamentos do erotismo essencialmente prepara as pessoas para pensar mais a fundo sobre como definir e promover o que pode ser chamado de conduta sexual correta. O objetivo de tal conduta é fazer com que o comportamento de uma pessoa se alinhe aos seus valores, o mais próximo possível.

A pessoa eroticamente saudável desenvolve um conjunto claro de valores éticos que possuem significados pessoais intrínsecos e os aplicam na arena sexual. Honram seus próprios valores porque acreditam que eles têm um impacto direto na qualidade de suas vidas. Há princípios que são de suma importância para o bem-estar erótico de qualquer pessoa: respeitar a si mesmo e aos outros, reconhecer em vez de negar o lado não esperado de seu parceiro(a) e reivindicar as responsabilidades da liberdade.

Em nossa realidade ocidental, latina e especificamente brasileira, erotismo e sexualidade conjugal são pouco estimulados a coexistir.

A comunicação, a liberdade de velhos preconceitos, mitos, crenças e tabus podem favorecer uma vida sexual conjugal, em que o erotismo sobreviva, em fases cíclicas no decorrer da vida.

Selecionei esse tema para este livro, por acreditar que socializar o saber sobre o erotismo pode desconstruir ou paralisar o cumprimento da profecia de que toda sexualidade conjugal terá seu desejo erótico morto.

Entendo que terapeutas e educadores da sexualidade conjugal podem estimular os casais para que invistam em suas vidas eróticas, como fazem em suas vidas afetivas, econômicas e familiares.

Uma vida conjugal saudável deverá, então, preparar seus membros para auto e heterovisões de seus níveis de erotismo. Poder fazer essa ressignificação no próprio casamento pode ser um caminho para o desenvolvimento de uma saúde sexual de qualidade, contribuir para o aumento da auto-estima dos cônjuges pois esta, por sua vez, constitui um campo fértil para a educação preventiva do HIV e da AIDS em nossos casais. E como erotizar um sexo seguro no casamento de casais que não erotizam sequer o sexo de risco? Ou se entende que ser erótico é ter um sexo de risco? De risco a quê? A enfermidades sexuais também?

4

A infidelidade conjugal no casamento ocidental

> ... *Tanto nas juras mais vivas*
> *como nos beijos mais longos*
> *em que perderam salivas*
> *de outras paixões, ainda ativas,*
> *sopro de angolas e congos,*
> *eu sinto a turva incerteza*
> *ai, ouro de tredas lavras,*
> *da enovelada surpresa*
> *que põe tanto de estranheza*
> *nos contratos que tu lavras.*
> *Nos contratos que tu lavras*
> *Não vi, Amor, valimento.*
> *Só palavras e palavras*
> *Feitas de sonho e de vento...*
>
> Carlos Drummond de Andrade, 1984

Quando estudo a infecção do HIV em pessoas casadas, nestes últimos vinte anos, pensamos em avaliar, especialmente, os aspectos concernentes a: uso de drogas injetáveis, bissexualidade e infidelidade sexual. O primeiro não abordo neste livro, o segundo foi estudado no Capítulo 2, quando falei sobre gênero e o terceiro, será discutido agora.

Um dos temas mais difíceis de se falar com casais é este: o da infidelidade sexual. É também um dos temas mais doloridos, de acordo com os casais com quem tenho trabalhado nestes 27 anos.

Aqui considero infidelidade uma quebra de confiança e o rompimento do acordo conjugal sobre a exclusividade sexual no relacionamento monogâmico.

Os vocábulos infidelidade e adultério têm distinções. Quanto ao adultério, há mais preocupações religiosas e legais, sendo certos atos pecaminosos ou ilegais em si próprios, independentemente do relacionamento entre os parceiros de um casamento. A infidelidade está ligada à quebra do acordo sobre a exclusividade sexual.

Na prática contemporânea judaico-cristã ocidental, o casamento é quase sempre monogâmico, exceto para alguns grupos como os mórmons discidentes. Cerca de 30 mil mórmons, residentes no oeste dos Estados Unidos, estão envolvidos em casamentos polígamos atuais. Praticamente muitos grupos permitem o divórcio e novos casamentos, sobretudo se há adultério por parte da esposa. A Igreja Católica insiste na indissolubilidade do casamento sendo que um novo matrimônio só pode existir após a morte de um dos cônjuges.

Com a independência entre o cristianismo e o judaísmo, aconteceu a adoção da monogamia. Esta adoção pelos cristãos afetou os costumes dos judeus que viviam na Europa cristã. Eles passaram a aceitar a monogamia como obrigatória, seguindo a proibição da poligamia, no ano 1030 d.C., pelo rabino Gershon ben Judah, conforme cita Frank Pittman (1994). Todavia, os judeus que viviam no mundo muçulmano, em que a poligamia é aceita, preservaram seu antigo costume, apesar de seguirem a proibição muçulmana (que é talmúdica e não bíblica) de ter mais de quatro mulheres de cada vez.

As experiências de Baker e Bellis (2000) sugerem que o comportamento de nossos ancestrais era altamente polígamo e o sêmen do macho escolhido seria determinante para a melhoria dos descendentes. Até hoje, dizem eles, a batalha do esperma continua, sob os laços sagrados do matrimônio. Mulheres casadas têm casos e, segundo estes autores, as chances de conceberem crianças bastardas são maiores do que a concepção, durante uma relação sexual dentro do casamento. Os cientistas citados atribuem esta fertilidade excessiva fora da relação marital ao prazer mais intenso que a mulher tem com seu amante.

É interessante como esta afirmação vai ao encontro da proposição de Galeno, que surgiu no segundo século depois de Cristo e perdurou por mais de 1200 anos, segundo a qual a mulher só conceberia se sentisse prazer. A este respeito vimos, em capítulos anteriores deste livro, como o orgasmo feminino exerce influência na fecundidade.

O imperador romano Augusto, no século I a.C., em se tratando de adultério, fez recair sobre as mulheres o rigor das penalidades. Caso o marido não se divorciasse da esposa adúltera, ele mesmo poderia ser processado. A mulher era banida, perdia o direito sobre a metade do dote e de um terço de todos os outros bens que possuísse. Seu amante, caso fosse casado, também era banido, mas eles iam para lugares diferentes. Se o amante da mulher casada fosse solteiro, estava livre de punições.

Com o objetivo de assegurar a fidelidade da esposa, surgiu no Antigo Egito uma prática que consistia na sutura dos grandes lábios da vulva para impedir a cópula com penetração vaginal e/ou inserção de um dispositivo metálico, como uma argola, para inviabilizar o coito. Esta prática é ainda encontrada, ocasionalmente, no leste da África.

A história da sexualidade humana mostra-nos que, aos homens, o adultério tem sido perdoado, mais bem compreendido e aceito pela crença no mito da natural necessidade de sexo e da variação sexual que eles possuem. O adultério por parte dos maridos tem sido encarado como uma fraqueza lamentável, mas compreensível.

Em nossa sociedade atual o casamento é monogâmico. Contudo, em outras culturas, a poligamia ou poliginia pode ser comum. Poliginia é a forma de casamento plural em que o homem, ao mesmo tempo, tem mais de uma esposa em situação considerada legal.

Entre os zulus, indivíduos de uma comunidade sul-africana, a poligamia é a regra geral. Entre seus costumes destaca-se a punição do adultério feminino, surrando os transgressores com galhos espinhosos e, em alguns casos, enfiando-se um cacto na vagina da mulher.

Na tribo indígena norte-americana dos cheyennes, o castigo é a curra, o estupro cometido por um bando de homens que se revezam violando a vítima. No Zande, povo africano radicado na região do Congo sudanês, há punição da mulher adúltera e de seu amante pela morte, ou pela mutilação do amante, arrancando-lhe as orelhas, o lábio superior, as mãos e o pênis.

Em outras culturas, há hábitos sociais interessantes, como observado na forma de hospitalidade em que o homem compartilha sua esposa com um visitante. Entre os esquimós, por exemplo, a hospitalidade sexual e a troca de esposas é tida como uma forma de trocar de identidade e confundir os espíritos malignos durante uma situação adversa, como uma catástrofe ambiental, por exemplo.

Encontramos em outras culturas uma combinação entre a monogamia e a poligamia como é observado entre os tupinambás, sociedade indígena brasileira, em que a forma predominante de casamento é a monogâmica, embora a poligamia seja permitida.

Em 1917, a União Soviética iniciou o que tem sido chamado de uma renovação sexual. Incesto, bigamia e poligamia; adultério, atos homossexuais e bestialismo foram riscados do código penal. O aborto foi legalizado em 1920, bem como o divórcio por consentimento. Apenas casamentos civis eram reconhecidos e as distinções entre concubinagem e casamento, bem como legitimidade e ilegitimidade, foram legalmente abolidas. Contudo, as mudanças sociais dentro da União Soviética resultaram no ressurgimento do que tinha sido previamente atacado como moralidade burguesa. Em 1934, novas leis contra comportamento homossexual foram editadas. Em 1935-36, o aborto foi considerado ilegal e as leis de divórcio tornaram-se mais severas: foram introduzidas taxas substanciais de punições e cada divórcio era registrado em passaportes internos. Por volta de 1944, o único motivo reconhecido para o divórcio era a deslealdade política do cônjuge. Atualmente, a única forma de casamento permitida na União Soviética é o monogâmico e o incesto é considerado crime.

Recentes teorias biológicas tentaram tornar mais clara a noção darwiniana de seleção sexual. Em particular, têm sido feitas tentativas para explicar por que as fêmeas tendem a ser modestas e menos marcantes na aparência do que os machos. A principal explicação para essas tendências está nos termos do que é chamado "estratégia do investimento paterno". As fêmeas tendem a investir mais na sua prole do que os machos. Por um lado, o esperma é barato. Mesmo com relação ao tamanho da célula sexual, os óvulos são maiores do que os espermatozóides. Conseqüentemente, segundo a teoria da estratégia do investimento paterno, as fêmeas são as que escolhem, mais do que os machos, quando se trata de achar parceiros. Isso implica que os machos tenham de desenvolver todo tipo de ostentação para chamar a atenção da tímida fêmea e, ao mesmo tempo, serem maiores e mais fortes para afastar rivais. Entre os seres humanos, sendo todas as coisas iguais, isso poderia significar que músculos maiores e barbas mais cheias seriam o tributo para ganhar favores femininos, segundo Baker.

Há quase 4 milhões de anos, os primitivos ancestrais da espécie humana andavam sobre dois pés. Ao fazê-lo, estavam alterando profundamente o sexo para seus descendentes. Outros desenvolvimentos também modificaram a sexualidade humana. Devo considerar aqui alguns dos aspectos distintos dessa sexualidade. Uma das mudanças mais dramáticas, ligadas ao desenvolvimento da postura ereta e ao andar sobre duas pernas, é o intercurso sexual frontal: os seres humanos são quase os únicos animais superiores que utilizam regularmente o coito pela frente. A penetração por trás é praticamente universal entre outros mamíferos incluindo os primatas, bem como répteis e pássaros. O desenvolvimento da penetração pela frente, associada com a mudança de postura, faz sentido devido a alterações na posição da vagina, junto com outros aspectos da geografia pélvica.

Recentemente, a postura ereta e o andar sobre dois em vez de quatro pés, ou dois pés e as mãos juntas, como gorilas e chimpanzés, foram ligados à explicação de duas profundas mudanças na sexualidade humana: o desenvolvimento de ligações sexuais a longo prazo em vez de promiscuidade geral, o que tende a ser verdadeiro para os primatas e o desenvolvimento da sexualidade o ano todo, em vez do padrão normal dos mamíferos, que têm épocas para a procriação, ou cópula somente quando a fêmea está no estro.

Ligações a longo prazo são bastante raras entre os mamíferos. Monogamia é ainda mais rara. Para os mamíferos em geral, a lista de pares monogâmicos é composta por: castores, raposas, texugos, mangustos, focas de cabeça peluda, possivelmente também rinocerontes, corças e coelhos da montanha.

Baker sugeriu que o acasalamento entre seres humanos tem aspectos sazonais, pelo menos em alguns grupos, mas isso tem sido muito discutido.

O sexo está intimamente ligado com dominância. Na época vitoriana, a infidelidade foi considerada uma tara social, degradante e perigosa. Ao longo da história do Ocidente, as infidelidades sexuais têm sido consideradas pecados e, em algumas culturas, crimes também. As punições para esses crimes têm sido multas, prisões, tortura ou morte.

Na lei romana, um pequeno número de ofensas sexuais era, pelo menos teoricamente, punível com a morte. Os regulamentos variaram no decorrer dos anos, mas em um ou outro momento, o adultério era tratado como crime capital. Todavia apenas o adultério cometido pela esposa e não o cometido pelo marido não era considerado crime.

Na era da Revolução Industrial o adultério feminino é punido com pena de reclusão e dá ao marido o direito ao divórcio, enquanto o masculino é sujeito apenas a uma multa.

O Brasil do século XIX apresenta uma classe dominante formada por brancos europeus e classes subordinadas compostas de caboclos, negros e mulatos. As relações sociais e a vida familiar são essencialmente patriarcais. As mulheres ricas vivem reclusas, ocupam-se de bordados ou arranjos de flores, tocam música ou entregam-se à indolência. Apenas em 1879 as instituições de ensino superior se abrem às mulheres, mas a desaprovação social das universitárias é muito grande. Outras, trabalham na agricultura e nas pequenas manufaturas domésticas, contribuindo para o sustento da casa. O adultério é considerado falta grave e sujeito a várias punições para ambos os sexos, mas a mulher é colocada numa situação jurídica inferior.

Nos casamentos atuais brasileiros, observo que há, dinamicamente, amor e ódio, luxúria e repulsão, inveja e culpa, piedade, aversão, admiração, dependência, medo e outras emoções. O ato da infidelidade sexual pode vir seguido de sentimentos de culpa e temor ou de ira contra o cônjuge que foi traído, num esforço para responsabilizá-lo sobre a própria traição.

Tradicionalmente havia mais homens infiéis sexualmente, do que mulheres. Hoje, essas diferenças não são mais tão notórias. Pesquisas, realizadas pelo norte americano Frank Pittmam (1995) e pelo brasileiro Bernardo Jablonsky (1991), mostram dados em que praticamente metade dos cônjuges será infiel sexualmente no decorrer dos seus casamentos.

Considero três aspectos interligados à infidelidade sexual conjugal: o biológico, o sociocultural e o psicológico.

No aspecto psicológico, observo que a aventura sexual extraconjugal pode ser uma das forças mais dissociadoras, emocionalmente falando, de um casamento tradicional ocidental. É a justificativa mais universalmente aceita para o divórcio e, em algumas sociedades atuais, ainda ameniza assassinatos de homens, principalmente, para lavar a honra e a moral. É a justificativa de muitos crimes passionais da atualidade.

Observo diversos significados para as infidelidades sexuais nos casamentos. Entre eles, de ser um ato desesperado de auto-afirmação ou de checagem da capacidade de homens e mulheres casados se sentirem ainda atraentes e desejáveis. Muitos afirmam que este tipo de infidelidade nada tem a ver com seus cônjuges e suas vidas sexuais com eles. Outros, dão o significado da tentativa de provocar ciúmes e o interesse de seus cônjuges, que estão acomodados e desligados deles emocional e sexualmente.

Tenho ainda depoimentos de pessoas que dizem terem sido infiéis sexualmente para se vingar de fatos, reais ou imaginários, que seus cônjuges teriam cometido, com a intenção de feri-los ou de destruir o casamento.

Há os que relatam buscar revitalizar um casamento monótono, ou por curiosidade, para descobrir como seria estar sexualmente com uma pessoa nova, diferente de seu cônjuge.

Algumas pessoas relatam as suas infidelidades sexuais como decorrência do abandono afetivo e/ou sexual de seus cônjuges: como um modo indireto de dizer ao cônjuge que não o amam mais. Ou, ainda, por carência de intimidades, para fazer posições sexuais que seus cônjuges não aceitam.

Para ter com quem confidenciar suas experiências é outra justificativa encontrada em alguns cônjuges infiéis. Outros, falam da raiva contra a instituição social do casamento, que priva seus membros de suas liberdades eróticas ou, ainda, como decorrência de fases econômica ou profissionalmente muito ruins, em que o cônjuge traído ficou deprimido e sem desejo sexual por um tempo grande.

Alguns homens justificam, ironicamente, suas infidelidades sexuais como cortesias varonis, já que são constantemente seduzidos por outras mulheres de suas redes sociais.

Alguns infiéis sexuais expressam suas necessidades reiteradas de convicção de seus próprios atrativos e de suas perícias sexuais. Outros falam de seduções competitivas, por necessidade de ostentação sexual em seus locais de trabalho ou grupos sociais. Ainda, como um pedido dirigido ao cônjuge de maior atenção ou uma sugestão de como gostaria de ser tratado e seduzido novamente, conforme observo em meus trabalhos clínicos, em terapia de casais.

Há depoimentos que revelam os traidores como: sentimentos de pouco êxito sexual com seus cônjuges, referindo-se à falta de desejo, disfunção erétil ou anorgasmia, entre outros.

Alguns são infiéis com pessoas do mesmo sexo, por não terem assumido suas necessidades homo ou bissexuais, antes do casamento.

Há, ainda, os que falam de suas necessidades constantes de estar apaixonados. São os chamados aditos de paixão ou, popularmente, os *dom Juans* ou senhoras *Juanitas* como tenho particularmente chamado. Em nível psicopatológico estão os chamados compulsivos sexuais, tão falados na mídia nos últimos tempos.

Quando estudo as reações às infidelidades sexuais conjugais vejo as mais variadas por parte do traído; desde o desejo de vingança, negação, desorientação, abertura de uma crise conjugal, a criação de um distanciamento que pode ocasionar o divórcio emocional e, inclusive, de culpa. Isso mais freqüentemente ocorre com as esposas, provavelmente como reflexo das repressões sexuais de algumas mulheres, que são condicionadas, até hoje, a serem responsáveis por todos os problemas e fracassos de seus casamentos. Ouço relatos de pessoas traídas pelos cônjuges que sofreram infartos do miocárdio contingentes à revelação da infidelidade de seu cônjuge. Outros, falam de angústias e, mais raro, de tentativas de suicídio.

Nos cônjuges que cometem a infidelidade sexual pode-se encontrar reações de culpa, confusão, medo do desmascaramento, de que o fato se repita e da própria estabilidade emocional. Outros, menos freqüentes, estimulam o cônjuge a ser infiel também, no intuito de livrarem-se da culpa. Podem passar a desacreditar de seus casamentos e, ainda, relatar medo de gravidez, HIV e outras doenças sexualmente transmissíveis. O receio de se infectarem pelo Papilo Humano Vírus (HIV) é igualmente freqüente, especialmente entre os mais jovens.

Nas pesquisas sobre infidelidade sexual conjugal, noto que estas ocorrem, mais freqüentemente, em algumas etapas do ciclo vital do casamento. Uma delas é a que compreende os dois primeiros anos de casamento; talvez em função do chamando luto da paixão, sobre o qual já me referi neste livro. É mais comum entre os homens.

Outra observação é a infidelidade conjugal que ocorre em casamentos com cerca de dez anos, tão freqüente entre homens como entre as mulheres. Nestes, os casamentos estão com problemas sexuais, ligados especialmente à falta de desejo e os casos extraconjugais são vistos como tentativas de escapar, estabilizar ou sobreviver ao casamento. Há ambivalência quanto a ficar com o cônjuge e o(a) amante, principalmente pelos filhos ou por não quererem separar os bens construídos e adquiridos.

Há, ainda, os casos sexuais extraconjugais que ocorrem após os vinte anos de casamento, principalmente quando houve crises conjugais anteriores que não foram resolvidas. Os filhos saem de casa, o ninho vai se esvaziando e o cônjuge busca novas relações de afeto e sexo.

Também encontro em minha prática clínica e na literatura especializada infidelidades sexuais em casamento tidos como bons, especialmente naqueles em que os cônjuges são sexualmente ativos, mas emocionalmente distantes. Observo uma co-autoria implícita na manutenção do segredo dos cônjuges sobre a existência do(a) amante e, muitas vezes, com conveniências sociais ou econômicas para manterem o casamento intacto.

No que diz respeito aos aspectos biológicos da infidelidade sexual, pesquisei na Psicologia e na Sociologia evolutivas a história do sucesso evolucionário do ser humano, promovedor da manutenção e evolução de nossa espécie. David Buss (2000) fala que herdamos as paixões que nos impelem, durante toda a vida, à luta pela sobrevivência, na caça de posição social e na busca de relações amorosas e afetivas. A paixão seria o motor para as conquistas da vida humana, na busca da satisfação erótica e sexual, da reprodução e pelo anseio por prestígio e busca de amor. Todavia, essas mesmas paixões podem nos levar a escolhas desastrosas de parceria, a desesperos por uma obsessão de amor não correspondido e a euforias sexuais que podem resultar em infidelidades e destruir bons casamentos.

Nos estudos da evolução do amor e da paixão, encontramos os achados de Baker (1998) em que os primatas mais próximos do ser humano não têm vínculos sexuais exclusivos, o que faz pensar ou confirmar que a monogamia é uma construção social.

O amor no casamento não foi inventado apenas cem anos atrás por poetas europeus. Segundo Baker (1998), ele tem a mesma idade que o ser humano e responde às necessidades de dependência que homens e mulheres sempre tiveram, para a reprodução e sobrevivência da espécie humana.

David Buss (2000) fala que os filhos de uma mulher, desde as habitações costeiras australianas até os zulus da África do Sul, sobreviverão e florescerão melhor se ela escolher um homem com bons recursos genéticos e econômicos.

Há diferenças de gênero quanto às preferências de parceiros. As mulheres, ainda hoje, buscam em seus maridos: ambição, inteligência, saúde, poder, confiabilidade, criatividade, *status* sociais, profissionais e recursos econômicos. Os homens buscam nas parceiras: beleza e saúde, como sinônimo de fertilidade e exclusividade sexual, como garantia de paternidade. Essas seriam nossas heranças evolutivas nas escolhas de nossos cônjuges.

Robin Baker (2000) fala-nos da guerra dos espermas humanos, que justificaria, evolucionariamente, a infidelidade sexual das mulheres. Segundo ele, em seus estudos, os espermas de dois homens diferentes batalham para fertilizar o óvulo. E, ainda, que há dois tipos de espermatozóides: os obtedores de óvulos, com cabeças cônicas e caudas vigorosas que dão velocidade ao nado dele e os chamados espermatozóides camicases: com caudas enroladas, que lhes permitem embrulhar-se em torno dos obtedores de óvulos de homens estranhos, para destruí-los e destruir-se conjuntamente, no processo, daí o nome camicase.

Além disso, Baker diz que as mulheres mais bem-sucedidas na história da humanidade são as que garantiram parcerias com homens com recursos para provê-las e à sua prole, e, ainda, com outros homens, que seriam seus seguros para a eventual morte do parceiro. As mulheres sobreviventes do início de nossa história teriam os chamados seguro-parceiros, devido a batalhas tribais e acidentes em caças. Daí a infidelidade sexual feminina ter se mantido ao longo da história humana, assim como a possibilidade do coito fora do cio e a evolucionária luta de espermatozóides.

A esse respeito, Buss diz que a mulher moderna deseja parceiros adicionais aos maridos, como sabedoria ancestral, pela função crucial de sua segurança e a de seus filhos.

Por outro lado, os homens também têm motivos evolucionários na busca de outras parceiras sexuais, além de suas esposas. Segundo Buss, os homens mais bem-sucedidos foram os que tiveram o maior número de parceiras reprodutoras e saudáveis, o que justificaria, na atualidade, a ânsia masculina para o sexo com variadas mulheres.

Participei, em 2000, do XII Congresso Brasileiro de Psicodrama, em Águas de São Pedro, em São Paulo, e o tema de uma mesa-redonda era: "Infidelidade: espontaneidade ou conversa cultural?" Minha fala, em resumo, foi que a infidelidade sexual pode ser uma conserva cultural, enquanto consideramos seu traço evolucionário na espécie humana; por ser a monogamia uma construção sócio-histórica; pela presença de padrões de dupla moralidade que naturalizam o homem ocidental como polígamo e a mulher casada como monogâmica; pelos mitos, crenças e valores criados cultural, econômica, política e religiosamente, que são determinantes de questões de gênero sobre: como ser homem casado, ser mulher casada, o que sentir, o que pensar e como agir. Falei ainda que a infidelidade conjugal pode ser, também, uma resposta de aprisionamento a uma conserva cultural em que narrativas determinantes manipulam os atos sexuais de pessoas casadas. Acrescento, ainda, que a infidelidade sexual conjugal pode ser um ato espontâneo, como uma nova resposta a pressões morais e repressivas que os seres humanos sofrem.

Quero ressaltar, ainda, as desigualdades sociais ante as condições de homens e de mulheres. O tema da infidelidade masculina é, mais uma vez, revelador do panorama das relações de gênero. As mulheres concebem tal questão, como da ordem do regular dizendo que: as coisas são assim e que faz parte da natureza masculina a tentação de ter experiências sexuais variadas. Contudo, tal apreensão, que é consciente, não redunda em atitudes de prevenção ao HIV, à AIDS e a outras doenças sexualmente transmissíveis nas relações sexuais com os parceiros. Muitas mulheres acreditam que se previnem sendo simplesmente fiéis ao marido. Convivem, assim, com a percepção de um possível risco e um sentimento de indeterminação sobre o próprio destino, o que lhes impossibilita tomar uma atitude deliberadamente preventiva. O constrangimento feminino quanto à negociação do uso do preservativo se exprime por um sentimento de dependência do poder masculino, que impede o diálogo com os maridos sobre isso. Segundo elas, os maridos poderão usar camisinha com as outras; entretanto, não saberão realmente se o fizeram. Nem questionarão seus maridos.

Meninos e meninas foram criados para serem a metade de um casal e, conseqüentemente, um ser humano incompleto. Os meninos são ensinados a serem ativos, assertivos, intelectuais, não-verbais, assumidores de riscos e outros. As meninas são instruídas a serem passivas, úteis, reprimidas, emocionais e a se auto-sacrificarem. O treinamento do gênero não prepara as pessoas, em geral, para compartilhar as experiências de vida com as pessoas de outro gênero. Ao contrário, conduz a uma dança impessoal em que cada um desempenha seu papel baseado no gênero esperado. Observo, por exemplo, que poucas pessoas são preparadas para o casamento ou pensam que não precisam dele, necessariamente. Não lhes são ensinadas as habilidades necessárias para manter um relacionamento sexual conjugal de boa qualidade. Ambos, homens e mulheres, entram para o casamento com padrões e expectativas baseados nas suas experiências familiares prévias, geralmente os casamentos dos pais, que podem ter sido mantidos escondidos deles, especialmente no que se refere às suas sexualidades.

Outro problema no casamento é o romance, que leva as pessoas a esperarem demais de idealizações. A maior parte delas, em idade de casar, não aprendeu a diferença entre romance e amor. O romance é uma história fictícia e maravilhosa. No entanto, a sociedade determinou que o romance seria a base para se escolher um parceiro para a vida. Quando a excitação romântica acaba, alguns se sentem iludidos ou enganados.

Antigamente se supunha que os homens, de alguma forma, tornar-se-iam suficientemente experientes em termos sexuais para ensinarem sexo às suas inexperientes noivas. Tal expectativa, entre outras coisas, é ingênua, como observo em meu trabalhado clínico.

O culto à virgindade, além de ter conduzido as mulheres à ignorância sexual e a casamentos sexualmente incompatíveis, ensinava as meninas que os homens que as desejavam sexualmente estavam ofendendo e degradando-as. Os homens criados nessa tradição podem se sentir justificados, ou até mesmo obrigados, a buscar um sexo relaxante fora do casamento. A monogamia patriarcal, quando institucionalizou esses duplos padrões sexuais, pareceu necessitar da instituição da prostituição para se estabilizar, conforme é observado em nossa história brasileira.

Alguns infiéis são superficiais e ingênuos em suas explicações do motivo pelo qual estão cometendo a infidelidade. Alguns dizem que ela é muito natural e que todo mundo faz isso e podem, inclusive, citar estatísticas. Essas pessoas não acreditam em monogamia. Os infiéis podem dizer que seus casos não machucam e que ninguém tem nada a ver com isso. Essas pessoas não pensam no casamento como um acordo entre iguais. Elas não vêem o segredo como uma traição, um indicador de falta de confiança na parceria ou dizem que sentiram uma forte atração por outra pessoa. A maioria das pessoas não consegue abandonar duas idéias sobre a infidelidade: de que ela é tão normal que não precisa ser mencionada e de que ela é tão perigosa que não deve ser revelada.

Alguns estudiosos da infidelidade sexual falam de padrões de infidelidade, que aqui resumiremos em quatro grupos: a infidelidade acidental, os namoros infiéis, os casos românticos e os arranjos conjugais. Infidelidades acidentais são aqueles atos sexuais não planejados e incomuns que simplesmente aconteceram, deixando todo mundo desorientado. Talvez a maioria das infidelidades iniciais seja assim e o que acontece no resto da vida da pessoa depende de como o infiel amador define a situação. Se ele se sente à vontade e natural, pode se tornar um namorador. O namoro infiel é aquela atividade sexual habitual, que parece natural para o namorado e é motivada mais pelo medo e desejo em relação ao sexo oposto do que por quaisquer forças dentro do casamento ou pelo relacionamento sexual imediato. Casos românticos são aqueles estados de louca paixão que enevoam as mentes das pessoas e as fazem esquecer seu casamento e sua família. Arranjos conjugais são tentativas de manter uma distância que é desejada por um dos parceiros. Eles variam de suplementos sexuais e casos extravagantes, até vinganças que mantêm casamentos turbulentos em um estado de intensa paixão e ciúme. O sexo acontece fora do casamento, mas a emoção ainda se dirige a ele.

De modo simples, as quatro síndromes estão divididas com base na direção da energia emocional. Os infiéis acidentais sabem que estão fora de ordem e podem culpar a si mesmos ou as circunstâncias conforme recuam da situação. Suas emoções primárias são a culpa e a ansiedade.

Os chamados namoradores infiéis estão obcecados pelo gênero feminino. A maioria desses homens despersonaliza tanto a mulher em casa quanto a mulher na cama, no momento em que tem apenas mais uma vitória sobre o sexo oposto. Ele está pensando tão-somente em corpos e genitais e sua emoção primária é a raiva. Nos casos românticos, a energia emocional está no romance. A emoção é o amor, mas o problema é a ausência de todas as outras emoções que seriam apropriadas e talvez até necessárias para a sua sobrevivência.

Nos arranjos maritais, a energia emocional está no casamento e as emoções específicas podem ser complexas. Existem vários padrões diferentes de arranjos conjugais e vários não são realmente infidelidades, no sentido de que não são secretos.

A infidelidade acontece de muitas maneiras, mas esses padrões sobrepostos e interseccionais representam as variedades mais comuns do fenômeno.

Há pessoas que vivem um casamento infeliz e têm casos, mas o casamento infeliz não é o que provoca o caso. Mais provavelmente o que acontece é o oposto, ou seja, quando as pessoas têm casos tornam o casamento infeliz. Quando as pessoas se acham casadas demais e decidem que querem ter casos, precisam primeiro tornar infeliz o seu casamento. Os namoradores mantêm seus casamentos em um estado de guerra para poderem ter seus casos.

Existem algumas situações em que o casal tem um problema que não quer resolver e decidem manter o casamento pelo menos por algum tempo enquanto um deles ou os dois têm casos por fora. Esses casos não são necessariamente muito secretos. De fato são parte de um arranjo conjugal tácito.

Há motivos para ficar juntos mesmo quando as coisas não estão bem. Certas pessoas ficam juntas porque isso é melhor para sua vida social, satisfaz a família ou é vantajoso profissionalmente. É claro que há pessoas que permanecem casadas porque têm medo de ficar sozinhas e estão convencidas de que ninguém mais as quererá, como ouço sobretudo de mulheres.

A proximidade conjugal não é o ideal de todos e em todas as sociedades. Pode haver vantagens nela, tais como flexibilidade e solidez da unidade emocional, mas também há vantagens na distância conjugal, tais como maior âmbito de relacionamentos próximos e maior independência de papéis funcionais.

As revelações de alguns segredos são nocivas, outras, são saudáveis. É seguro falar abertamente sobre casos extraconjugais? Acredito que sempre depende da dinâmica do casal e do tipo de infidelidade. A infidelidade pode ser sintoma de algum problema no casamento. Casos extraconjugais são perigosos e podem, inadvertidamente, acabar com a união conjugal. Podem ocorrer em casamentos que, antes do caso, eram bastante bons. Casos envolvem sexo, mas o sexo nem sempre é o propósito dele. Ninguém pode levar uma outra pessoa a ter casos, que são alimentados pelo segredo e ameaçados pela exposição. Finalmente, há casamentos que podem, com esforço, sobreviver aos casos se estes forem expostos.

A infidelidade não está no sexo, necessariamente, mas no segredo. É razoável supor que alguém que esteja mentindo a outra pessoa não está tentando criar proximidade, intimidade ou entendimento. As mentiras podem trazer conforto ou paz temporários para um relacionamento, permitir saídas rápidas, mas ao custo de fomentar desconfiança, desentendimento e distância emocional.

Parece haver diferentes códigos de honestidade, dependendo do gênero. Procedimentos honrosos exigem que ambas as partes concordem em que as regras foram seguidas e as coisas se estabeleceram de maneira justa. Central em todas as convenções de honra masculina está o sentimento de que as mulheres são as estranhas e os homens devem se unir para se proteger delas, mantendo distância. Alguns aprendem que não é necessário ser honesto com as mulheres. Existe, inclusive, um código de honra entre os homens para que não contem às suas mulheres sobre as infidelidades de seus amigos, colegas de trabalho ou parentes.

Com base em minhas observações, fica claro que as mulheres tratam os homens de modo diferente do que tratam umas as outras. As mulheres aprendem, desde a puberdade, que devem comportar-se de modo feminino ou seja: passivo e obediente, se quiserem ser aceitas pelos homens. O ideal de papel feminino requer, em algumas culturas, a qualidade de ser indireta, ardilosa e capaz de esconder as coisas. Aprendem que é melhor dizer aos homens somente aquilo que querem ouvir. E contar às amigas sobre as infidelidades de homens conhecidos parece ser parte de éticas femininas.

Aos homens foi ensinado que as mulheres reagem emocionalmente às coisas e que simplesmente não entendem as realidades do mundo e, particularmente, as realidades masculinas, de modo que cabe a eles protegê-las de coisas que elas não entenderiam. As mulheres podem ser tão protetoras quanto os homens, fingindo vê-los como heróis enquanto os protegem como se fossem infantis. Uma coisa que se traz da infância é o medo de ficar desamparado ao admitir uma falha. A maioria dos pais pune as crianças que admitem seus erros. Assim, são ensinadas a mentir, supondo corretamente que serão tratadas com maior brandura, se os pais estiverem inseguros em relação a sua culpa. Assim também, homens e mulheres mentem uns para aos outros por medo de punições ou de rejeições.

Um adulto treinado para não admitir nada identifica uma confissão como um ato de fraqueza, que coloca a pessoa sob o poder de outra. A pessoa que admite uma falha perde poder e aquela que nega, ganha. Na mentira, alguém está identificando o outro como seu oponente.

As pessoas podem mentir sobre qualquer coisa, mas duvido que exista algo sobre a qual elas mintam mais consistentemente do que sexo e infidelidade conjugal. Acredito que isso seja influenciado pelo medo do outro gênero e pela insegurança, que faz com que homens e mulheres sintam-se relativamente impotentes nessa área.

Não sabendo dizer que os filhos precisam ter experiências sexuais, os pais praticamente estão dizendo para esconderem a sexualidade emergente, fazendo com que se sintam culpados por sentimentos e experiências que são normais. Uma coisa que deve ser mantida em sigilo deve estar errada. A criança pratica as coisas sexuais normais que foram mantidas secretas pelos pais e oscila entre culpa em relação ao delito definido e raiva pelos pais por definirem uma coisa tão boa como delito, conduzindo à confusão entre aquilo que é divertido e aquilo que é proibido. Surge então a noção de que aquilo que é proibido deve ser divertido. E o padrão é transmitido de geração a geração.

É comum que as pessoas dominadas pela culpa, depois de uma infidelidade, se distanciem do companheiro que nada suspeita, cujo amor faz com que se sintam ainda mais culpadas. Ao mesmo tempo, o infiel vai procurar a única pessoa que pode aliviar a culpa: o que foi cúmplice no ato, aquele que pode assegurar que nada de errado foi feito. A culpa conseqüentemente pode solapar o casamento e alimentar o caso, nestas situações.

Quero falar ainda dos mitos existentes nos aspectos socioculturais da infidelidade sexual dos casamentos ocidentais. Alguns deles são: que o infiel não ama mais o seu cônjuge; o amante é mais *sexy* e sensual que o cônjuge; que a infidelidade é uma defesa contra possíveis infidelidades do parceiro; que a infidelidade sempre acaba em divórcio ou separação e, por fim, de que seja uma manobra antifóbica de quem teme o sexo oposto.

Observo, em contrapartida, que o amante tende a diferenciar-se do cônjuge em algum aspecto significativo, aspecto este que, na maior parte das vezes, parece ser mais funcional do que meramente sexual e, por fim, que a escolha desse amante parece basear-se em um diferencial do cônjuge que pareça, ao infiel, um aspecto de superioridade deste amante com relação ao cônjuge, por parte do infiel.

Segundo a psiquiatra e sexóloga carioca Regina Navarro Lins (1999), o casamento e o sexo são incompatíveis. Wilhelm Reich (1995) teria dito, sobre a sexualidade humana, na primeira metade do século xx, que no casamento feliz o sexo de qualidade dura no máximo quatro anos. A sexóloga afirma que fidelidade não tem nada a ver com sexualidade e que uma relação sexual extraconjugal é um exercício de liberdade e pode ser benéfica, à medida que liberta as pessoas. Diz ainda que, se um dos cônjuges se reprime em seus desejos sexuais em consideração ao outro, faz com que este último passe a ser seu devedor, de um desejo recolhido que nem sabe que existiu. Relata a autora, ainda, que não é a AIDS que mata as mulheres casadas monogâmicas e nem a bissexualidade de seus maridos, mas a hipocrisia da fidelidade sexual no casamento.

Quero, ainda, chamar a atenção para uma cultura atual dos chamados descartáveis: produtos e relações. Isso pode impedir que, quando surjam dificuldades num relacionamento conjugal, estas sejam tratadas como produtos perecíveis em que, arrumar outro parceiro não é a mais simples e nem a única alternativa.

Novamente cito a da necessidade da individuação, da quebra de mitos e tabus e da comunicação saudável para que os casais possam ter vidas sexuais saudáveis.

O mito de que quem ama é fiel precisa ser desconstruído como premissa em que todos os casamentos, em suas várias etapas de ciclo e de desenvolvimento, se baseiam.

Trabalhar a realidade da infidelidade sexual, seja ela ocasional, acidental, estrutural ou processual, é um elemento importante para o trabalho de prevenção do HIV nos casamentos. Para tal, muitos tabus e preconceitos precisam ser revistos ou quebrados. O silêncio sobre os tabus da infidelidade sexual nos casamentos tem sido o grande aliado para o aumento progressivo de esposas brasileiras infectadas pelo HIV ou doentes de AIDS, como tenho observado em meus estudos, em pesquisas e com casais infectados, com os quais tenho tido experiências, em meu trabalho como psicoterapeuta e terapeuta de casais.

A XIII Conferência Mundial da AIDS, que ocorreu em 2000 em Durban na África do Sul, e da qual participei privilegiadamente, teve como tema: Quebrar o Silêncio (*Break the Silence*). Entre os silêncios citados um deles esteve relacionado ao da infidelidade sexual no casamento, aquela considerada criminosa como veículo de infecção do HIV. Nessa oportunidade, ouvi o discurso de um emocionado Nelson Mandela, que sob aplausos de cerca de 14 mil participantes congressistas de todo o mundo, pedia a todos a coragem para quebrar todos os silêncios que levam seres humanos à subordinação e ao poder da ignorância.

Acrescento, ainda, a subordinação a definições que cegam os casais brasileiros às realidades das infidelidades sexuais conjugais quando se tornam veículos poderosos para a transmissão do HIV e da AIDS. Sabemos quão dolorosas podem ser as quebras do silêncio e do segredo da infidelidade na hetero, na homo e na bissexualidade. Mas quando estes silêncios e segredos tocam a ética das seguranças humanas diante da vida, as quebras do silêncio e das revelações são importantes. São vitais.

Nós

... Eu e você
Você e eu.
Depois de tantos anos de casados, difícil saber qual dos dois vinha primeiro.
Quem era casado com quem.
Quem o sujeito da frase.
Se é que ali ainda havia sujeito.
Não sei bem onde foi que tudo se perdeu
E tudo se reverteu.
E o que era ponta-cabeça virou lado certo, de repente.
Porque essa outra pessoa me entende.
Diferente de você.
Que já esqueceu o meu nome.
A minha alma.
O meu ser.
Diferente de você
Que afogou suas mágoas com inúmeras outras pobres coitadas por aí
E você nem se protegeu
De si mesmo
Nem do maior fantasma de todos
Que é a solidão.
Você nem se protegeu de nada e acabou por perder tudo o que você tinha.
Que era
Eu
E Você...

Mariana Simonsen de Oliveira, 2001

5

HIV e AIDS no casamento brasileiro

> ... *multiplicarei grandemente a dor de tua concepção; em dor darás à luz filhos; e o teu desejo será para teu marido e ele te dominará...*
>
> Gênesis 3:16

Neste capítulo pretendo abordar brevemente a contextualização do HIV e da AIDS no cenário brasileiro das relações nos casamentos heterossexuais.

Antes falei do HIV e da AIDS em termos globais.

AIDS ou SIDA, na nomenclatura espanhola e portuguesa, é a abreviatura para Síndrome da Imunodeficiência Adquirida. É uma doença viral, infecciosa e fatal, identificada pela primeira vez nos Estados Unidos em 1981. Caracteriza-se por diversas manifestações clínicas provocadas pela presença no organismo do vírus HIV (*Human Imunodeficiency Virus* ou Vírus da Imunodeficiência Humana) que, atacando o sistema imunológico do indivíduo, torna-o susceptível a muitos tipos de infecções. Dois tipos de vírus foram identificados: HIV 1 = LAV = HTLV3 e HIV 2 = LAV2 = HTLV4.

O HIV1 foi o primeiro tipo a ser identificado, no ano de 1983 nos Estados Unidos, por Robert Gallo e na França, no mesmo ano, por Barré Sinoussi, Hermann e Montagnier.

Desde a penetração do vírus no organismo até a instalação da doença, a pessoa atravessa diferentes estágios clínicos e laboratoriais. Nesse sistema de estágios, foram utilizados vários critérios, pretendendo classificar o grau de enfermidade da pessoa infectada. Em 1986 o Center of Disease Control (CDC), nos Estados Unidos, propôs quatro grupos de estágios, que reunindo várias características clínicas específicas não considerava os parâmetros laboratoriais. Mais tarde, já em

1990, a Organização Mundial de Saúde (OMS) propôs outra classificação que, além de analisar o estágio clínico do indivíduo, também avalia, em simultâneo, os parâmetros imunológicos, principalmente a diminuição da taxa de linfócitos CD4.

Atualmente, com base na última classificação da OMS, há três estágios progressivos: 1. Portador assintomático ou soropositivo; 2. Doente com ARC (AIDS Related Complex – Complexo Relacionado à AIDS) e 3. Doente com SIDA.

1. *Portador assintomático ou soropositivo*: é o indivíduo que, tendo tido contato com o vírus e possuindo anticorpos detectáveis em seu sangue, não apresenta sintomas, podendo vir a desenvolver a doença ou não. O período de incubação pode ser de vários anos. Considera-se existir uma altíssima probabilidade de desenvolvimento da doença, podendo ainda o portador assintomático transmiti-la.
2. *Doente com ARC*: é o estágio em que o indivíduo, já sendo soropositivo, apresenta sintomatologia freqüentemente caracterizada por adenopatia generalizada, fadiga, faringite, diarréias crônicas, suores noturnos, emagrecimento e febre. Esta fase pode não se manifestar ou passar despercebida, transitando o indivíduo diretamente da fase soropositivo para a fase AIDS instalada.
3. *Doente com AIDS*: é aquele em quem a imunodepressão, provocada pelo HIV, atinge um grau mais acentuado, determinando quadros clínicos caracterizados por infecções oportunistas de gravidade crescente, como tumores, infecções pulmonares causadas por *Pneumocystis carinii*, as infecções por subgrupos atípicos de *Mycobacterium tuberculosis*, a toxoplasmose cerebral e o Sarcoma de Kaposi, entre outras. Uma vez manifestada a AIDS, a sobrevida média é de dois anos, se a pessoa não usar a medicação indicada.

Relativamente à comprovação laboratorial, os testes mais utilizados são conhecidos pelo nome de Enzyme Linked Immuno Sorbent Assay (Elisa). São igualmente utilizados outros ensaios com metodologias diferentes, como o teste *Western Blott* e o teste *Ripa* que, ao fazerem a separação das partículas virais pela eletroforese, permitem confirmação do teste Elisa.

Quando a pessoa se infecta pelo HIV o sistema imunitário vai reagir produzindo anticorpos contra o HIV. O tempo de reação do organismo é aproximadamente de três meses.

Esses anticorpos vão se manter no organismo e a detecção pelo teste significa que o organismo esteve em contato com o HIV. Podemos então dizer que a pessoa é soropositivo. Mesmo estando assintomática, é um portador e pode transmitir o vírus para outras pessoas. Neste estágio não há sintomas porque os vírus ficam alojados dentro dos linfócitos T4.

Podemos comparar o HIV a um animal que está hibernando, quieto, na sua gruta. Não causa problemas, mas está ali. No caso do vírus, dentro dos linfócitos T4. Esta situação pode se manter por muitos anos. Contudo, quando o animal acorda, toda sua ferocidade, velocidade reprodutiva e capacidade destrutiva aparecem. O HIV também se multiplica, destruindo os linfócitos T4 e surgem os sintomas da infecção, por exemplo: emagrecimento acentuado sem razão aparente, aumento dos gânglios linfáticos e outros.

A fase AIDS é um período avançado do estágio com sintomas, isto é, quando o sujeito infectado pelo HIV passa a ter infecções resultantes da deficiência do sistema imunitário.

Em 1981, nas cidades norte-americanas de São Francisco e Nova York, foram identificados os primeiros pacientes com AIDS. A doença surgiu em homens homossexuais, sendo de início associada unicamente a indivíduos do sexo masculino com essa orientação sexual. A primeira via de transmissão identificada foi a do relacionamento homossexual, pela troca de secreções orgânicas contaminadas. Começaram a ser detectados casos de AIDS em outro grupo específico, constituído por toxicodependentes que faziam uso da via endovenosa. Começou-se a estabelecer a relação entre contaminação e a troca de derivados sanguíneos, bem como comportamentos sexuais promíscuos que aparecem associados ao comportamento toxicodependente.

Outro grupo identificado foi o de indivíduos que tinham sofrido múltiplas transfusões de produtos sanguíneos e em especial nos hemofílicos. No Brasil, todos nos lembramos dos irmãos Henfil e Betinho, casos tão veiculados pela mídia.

O vírus da AIDS se propaga facilmente por troca de produtos sanguíneos contaminados, estando ainda presente em altas concentrações nas secreções do aparelho genital de indivíduos contaminados, concretamente no esperma e nas secreções vaginais. Foi detectado nas fezes e na urina e já se sabe hoje que está presente no suor, nas lágrimas e na saliva, não havendo, no entanto, comprovação da contaminação viral por meio dessas secreções, pressupondo-se que a baixa taxa de concentração viral impede a transmissão por tais líquidos.

A propagação da doença não ocorre entre os familiares que convivem com os doentes e nem entre os elementos das equipes médicas e de enfermagem que os tratam. A AIDS, portanto, não se propaga pelo contato social.

Em 1987 os Estados Unidos da América mantinham 70% do número total de casos de AIDS no mundo. Toda a literatura existente sobre a doença até essa data era essencialmente norte-americana, servindo de modelo para o resto do mundo. Nessa época a epidemia estava quase que exclusivamente nos grupos homossexuais e toxicodependentes. Esses dados não foram verificados em outras partes do mundo.

Nos anos seguintes, a importância quase exclusiva dos homens jovens homossexuais continuou a ser enfatizada, reconhecendo-se que 73% do número total de casos de AIDS pertencia a esse grupo.

Essa distribuição relativa dos casos de AIDS nos Estados Unidos manteve-se praticamente inalterada até 1988. Verificavam-se, no entanto, alterações significativas quanto às porcentagens relativas dos dois principais grupos de risco, homossexuais e toxicodependentes, consoantes com a zona geográfica ou cidade analisada. Citavam, como exemplo, o estado da Califórnia, que é conhecido pela permissividade e aceitação da homossexualidade. Na cidade de Nova York, por sua vez, prevaleciam os maiores índices entre os toxicodependentes.

Frierson e Lippmann (1987) foram um dos primeiros pesquisadores a se referirem à ocorrência de transmissão do vírus por atividade heterossexual, sobretudo a partir de mulheres prostitutas e toxicodependentes por via endovenosa. Friedman e Des Jarlais (1988) também sustentaram a mesma hipótese ao verificarem que, em Nova York, 90% dos casos heterossexuais contaminados pelo HIV foram provenientes de contato sexual com toxicômanos e 80% dos casos de contaminação vertical são atribuíveis às mães toxicodependentes ou a seus parceiros.

Posteriormente, Campbell e Baldwin (1991) constataram que de 1989 para 1990, os Estados Unidos sofreram um aumento de 41% de casos de AIDS atribuíveis à heterossexualidade, enquanto para os homo ou bissexuais e toxicodependentes esse aumento foi respectivamente 5,1% e 7,9%. No ano de 1983 havia um por cento de casos de AIDS cujo comportamento de risco tinha sido a heterossexualidade, porcentagem esta que foi aumentando e atingiu os 7% em 1991.

Frierson e Lippmann (1987) fazem referência à situação do continente africano, onde os grupos de risco se apresentavam com uma distribuição igual para homens e mulheres e cuja principal forma de propagação seria pelo relacionamento heterossexual.

Os primeiros casos de AIDS registrados no grupo heterossexual na Europa datam de 1981, mas talvez, sob influência do que se passava nos Estados Unidos e havendo na altura uma casuística européia muito reduzida, não se lhes foi atribuído o devido significado.

Atualmente a AIDS não é uma doença que incide apenas nos grupos populacionais inicialmente mencionados, a saber homossexuais, bissexuais homens e toxicodependentes que usam via endovenosa, hemofílicos e transfusionados. Verifica-se uma rápida propagação à população em geral. A difusão da doença entre a população heterossexual é atribuída ao recurso à prostituição, a relacionamentos sexuais esporádicos com múltiplos parceiros, e à bissexualidade masculina, entre outros.

Verifica-se, assim, que não é o fato de pertencer a determinado grupo de risco que coloca a pessoa em risco de contaminação, mas sim o próprio comportamento de risco. A distribuição de casos de AIDS no mundo inteiro reflete os costumes do povos e seus comportamentos sexuais favoráveis à propagação da doença, não havendo uma uniformidade dos meios de contaminação.

Verificamos na Europa entre 1987 e 1996, uma diminuição dos novos casos de AIDS entre os homossexuais e os bissexuais e um aumento de casos entre os toxicodependentes e os heterossexuais, tendência esta já detectável em 1993.

Com a evolução da epidemia constato que na América Latina, de modo geral, os valores relativos à incidência da AIDS no grupo homossexual têm registrado uma tendência para descer, enquanto no grupo de toxicodependentes há, pelo contrário, uma tendência para subir. O mesmo ocorre com os heterossexuais, principalmente com as mulheres casadas. A incidência da AIDS conforme as causas que a determinam é bastante diversificada, dependendo de fatores socioculturais, em que o estilo de vida exerce muita influência no fenômeno.

As doenças sexualmente transmissíveis são conhecidas por estarem relacionadas a fatores socioeconômicos e ao comportamento. A AIDS levanta problemas psicossociais específicos que refletem as culturas dos povos, pois verificamos que se tem propagado por comportamentos diferentes, conforme a região do globo que atinge.

Ao englobarmos na análise os casos de AIDS provenientes de regiões como a África, Ásia e América do Sul, concluímos que 70% dos casos de AIDS atuais no mundo são atribuíveis à heterossexualidade (Barbosa, 1994), pois nessas regiões altamente infectadas o predomínio da contaminação é heterossexual.

Há aspectos socioculturais, neuropsiquiátricos e psicológicos na AIDS. Vejamos rapidamente como nasceu o estigma da AIDS. Com os dados obtidos pela evolução da doença em uma perspectiva histórica, estava criado o estigma em torno da doença, que afetava inicialmente os grupos sociais já por si rejeitados pela sociedade, como são os homossexuais e os toxicodependentes.

As repercussões da doença AIDS no mundo e as características dos principais grupos infectados suscitaram de imediato uma resposta da sociedade aos comportamentos sociais moralmente julgados como desviantes.

Essa resposta foi essencialmente de discriminação e de culpa para a maioria das pessoas afetadas. Se até aí os referidos grupos já eram muitas vezes marginalizados, com a introdução da doença a sociedade passava a admitir que esses indivíduos tinham agora um castigo pelos seus comportamentos de transgressão à norma. No meio científico, a denominação Gay-Related Immune Deficiency (GRID) significa que a própria comunidade científica reforçava a idéia da exclusividade da doença nos homossexuais.

Existem implicações psicológicas desse estigma na sociedade até hoje, nos familiares e técnicos de saúde que tinham contato com as pessoas infectadas, conforme observo em meus contatos seja com pessoas HIV positivo, com AIDS, seus familiares e profissionais que os atendem.

Ao ser transmitida uma mensagem latente de que se a pessoa não pertencesse aos principais grupos de risco estaria imune, contribuiu-se para uma maior disseminação da doença. Conseqüentemente, as pessoas infectadas de AIDS passaram a ser consideradas vítimas culposas de seu estado, pois se não tivessem este ou aquele comportamento desviante não estariam doentes. Há casos descritos de hipocondria, chegando a se falar em homofobia, relacionados respectivamente com medo de virem a adquirir a enfermidade e com aversão aos indivíduos portadores do HIV, o que foi identificado ao medo dos homossexuais, inclusive. Lewes (1992) também cita a existência de inúmeros casos psiquiátricos de homofobia. Começou a marginalização no emprego, sendo os doentes despedidos ou aposentados prematuramente. As companhias seguradoras começaram a impor medidas severas, restringindo ou mesmo rescindindo contratos previamente estabelecidos com os portadores do vírus, recusando-se a celebrar novos contratos sem que as pessoas se submetessem aos testes laboratoriais de pesquisa de anticorpos HIV. A discriminação cresceu de tal forma, envolvendo até crianças hemofílicas, que sofreram privações de contato com outras crianças ou foram expulsas de escolas.

Quanto às implicações psicológicas para os familiares dos doentes, verifica-se que muitas vezes são sobrecarregados com a notícia simultânea da doença e do comportamento de risco que gerou a AIDS. Tomar conhecimento desse fato pode gerar na família sensação de ter sido traída, que provoca um sentimento de raiva dirigida ao indivíduo doente, ou então, de culpa por não ter conseguido orientar convenientemente seu parente. Se a família entra em crise, só a muito custo partilhará seus sentimentos e suas emoções, dos quais, na maior parte das vezes se sente envergonhada, procurando esconder dos parentes mais afastados ou dos amigos. O medo de perder a pessoa com quem se tem um relacionamento afetivo profundo é reforçado com o medo de estar contaminado. De acordo com

Ancelle (1992), a porcentagem de mulheres que se tem contaminado quando o parceiro sexual é soropositivo é de 35%, enquanto para os homens a situação inversa atinge uma porcentagem muito menor de 15,9%. Aqui, para as esposas, especialmente, os significados da AIDS em seu marido e em si próprias variam muito, desde certa culpa pela infecção que ele trouxe a ela, até uma espécie de pacto de pertencimento disfuncional, em que estão unidos pela ameaça de dor, sofrimento e até morte; como observo em meu trabalho clínico.

O HIV é transmitido por contatos sexuais não protegidos, com troca de fluidos; por agulhas e seringas contaminadas e transfusões com sangue contaminado e, ainda, por via placentária ou pela amamentação.

A origem do vírus ainda hoje permanece desconhecida. Uma das hipóteses mais prováveis é que um vírus da mesma família do que hoje designamos por HIV possa ter passado do macaco de barriga verde para a espécie humana em conseqüência de costumes alimentares, utilizando miolos deste animal ou por rituais de certas tribos africanas envolvendo o sangue deles.

Outra hipótese fala de um desequilíbrio no ecossistema deste vírus que o teria obrigado, para sobreviver, a encontrar um novo hospedeiro, visto certas espécies de macacos se encontrarem em extinção. Outra hipótese, ainda, seria o vírus ter sofrido algumas modificações a que chamamos mutação, tornando-se agressivo para a espécie humana.

A mobilização social própria da década de 1980, a mudança dos hábitos sexuais, a maior utilização, em medicina, de tratamentos por via endovenosa, a comercialização do sangue e seus derivados e o ritual de partilhar seringas entre os toxicodependentes poderiam explicar a disseminação do vírus no mundo, assim como o aparecimento progressivo desta síndrome em qualquer grupo social.

O impulso e os resultados da investigação científica em nível mundial foram e são enormes. Nunca, na história da medicina, se conheceu tanto sobre uma doença em tão pouco tempo.

Hoje sabemos que a AIDS é o resultado e/ou o período mais avançado e sintomático da infecção produzida pelo HIV. Apesar de não existir até o momento um tratamento etiológico específico para o HIV, tem-se avançado lenta e progressivamente no estudo dos tratamentos para as diversas doenças e complicações que aparecem na infecção HIV/AIDS.

Tudo isso permite, atualmente, prolongar e melhorar a qualidade de vida dos infectados; além disso, trabalha-se intensamente em novos antivíricos mais específicos. Investiga-se também no sentido da obtenção de uma vacina anti-HIV capaz de romper a cadeia de expansão da infecção HIV/AIDS.

Vimos surgir o significado do preservativo como objeto imoral que impede o processo natural que é a fecundação e o nascimento. Mais ainda, associado à depravação, infidelidade e a doenças que só têm explicação de existir exatamente porque há pessoas casadas que se dedicam aos imperativos do prazer. Ainda hoje, esta nuvem de julgamentos e proibições paira sobre o mundo habituado de homens e mulheres que amam, que sofrem, que experimentam percursos de prazer e de dor.

Ao longo da história e em todos os lugares do mundo, o preservativo tem protegido e vestido a pele com variadíssimos materiais: vagens flexíveis e lubrificadas de determinadas plantas, linho, seda, papel de seda impregnado de azeite, esponjas, tecido do porco e da bexiga de vários animais. Os preservativos de borracha surgem no fim do século XIX, quando começa a industrialização desse material, tendo vindo a ser aperfeiçoado ao ritmo da evolução tecnológica até o confortável, lubrificado e resistente látex de hoje que convida à imaginação e ao jogo com as diferentes texturas, até cores, sabores e times de futebol brasileiro.

Infelizmente o conceito de grupo de risco ainda é transmitido em algumas campanhas de prevenção. É importante que este conceito desapareça e que em seu lugar ganhe clareza e força o conceito de atitudes de risco.

É importante recordarmos que o número de heterossexuais infectados vai disparando e especialmente o número de mulheres.

Muitos trabalhos têm sido feitos na área da avaliação do nível de conhecimentos sobre a AIDS, para saber em que medida esses conhecimentos interferem nas atitudes preventivas. Embora haja um bom nível de conhecimento sobre a AIDS e uma grande preocupação com a doença, esse fato não leva os indivíduos a adotarem medidas preventivas. Isso quer dizer que a informação, mesmo que adequada, revela-se por si só incapaz de conduzir à prevenção. Porque, além de tudo o mais, existem medos irracionais, preconceitos acerca da doença, crenças e atitudes que se revelam como verdadeiras barreiras, porque cada um reconhece o risco para os outros e não para si próprio, na maioria das vezes, de acordo com minhas observações e pesquisas.

O risco que casais heterossexuais têm de se verem como portadores ou como possíveis portadores do HIV é mínimo, resultando num problema grave, visto que se não se consideram sujeitos desta realidade, nem como receptores nem com necessidades de prevenção.

Em busca da cura, há cerca de 2.500 usuários de drogas injetáveis da Tailândia que estão inscritos num programa. No início de 2001 eles integravam um grupo de quase 8 mil pessoas de seu país, da Europa e da América do Norte que se apresentaram como voluntárias para receber injeções da vacina denominada Aidsvax ou de um placebo, sem saber qual dos dois seria administrado. Todos os envolvidos no programa têm histórias com atitudes de risco, mas apresentaram resultados negativos de presença do vírus no começo dos três anos da experiência.

Nesses grupos de alto risco, prevê-se que de 1,5% a 6% dos participantes (essa porcentagem depende dos hábitos de consumo de drogas ou das práticas sexuais) serão infectados pelo HIV no tempo correspondente ao de um experimento. Para determinar se a Aidsvax pode reduzir esse porcentual, é feito um acompanhamento com exames de sangue a cada seis meses. Se o grupo vacinado apresentar taxa de infecção inferior à do grupo do placebo, há indícios de que a vacina está surtindo efeito. Ainda é cedo para comemorar. Apenas no final de 2003 sairão os resultados dos primeiros experimentos, iniciados em 1998-99 na Europa e na América do Norte.

Hoje sabemos que aproximadamente 40 milhões de pessoas do mundo todo são portadoras do HIV, embora o diagnóstico oficial de HIV positivo não seja feito em 95% dos casos. A cada 24 horas, mais 15 mil pessoas são infectadas pelo vírus, enquanto outras 8 mil morrem em decorrência da AIDS. As vítimas da doença sucumbem quando seu sistema imunológico, debilitado, permite que doenças normalmente tratáveis tornem-se fatais.

Três milhões de pessoas morreram de AIDS no ano 2000. O crescimento da pandemia força o mundo a ver o que talvez não queira: que doenças surgidas em populações específicas – prostitutas e seus clientes, usuários de drogas e homens homossexuais – podem alastrar-se subitamente. Que as mulheres no mundo em desenvolvimento não têm poder para negociar sobre sexo seguro com seus parceiros e, quando tentam, com freqüência sofrem maus-tratos. Que a pobreza, mais do que qualquer fator isolado, impulsiona a propagação da AIDS, forçando jovens a trabalhar na indústria do sexo ou, como no Leste Europeu, impelindo-os para a armadilha das drogas injetáveis. E que os países ricos muitas vezes são insensíveis aos problemas de saúde dos países pobres. De cada cem pessoas infectadas pelo HIV, 94 vivem em países em desenvolvimento, onde o baixo poder aquisitivo não permite acesso às terapias com os medicamentos atualmente em uso. Embora esses remédios não previnam a infecção, eles reduzem o nível de vírus no sangue e podem, segundo alguns especialistas, diminuir as taxas de transmissão. As drogas, combinadas a bons programas de prevenção nos países em desenvolvimento, poderiam abrandar o ritmo da pandemia.

Foi em 1996 que surgiram no Ocidente os inibidores de protease, drogas que suprimem a capacidade de replicação do HIV. Tais inibidores, muitas vezes usados em combinação com outras drogas de combate ao HIV, como o AZT, estão longe de possibilitar uma prevenção ou a cura – seus efeitos apenas postergam a hora da morte. Eles custam até 15 mil dólares por ano, com enormes lucros para a indústria farmacêutica – ou seja, são acessíveis nos Estados Unidos e na Europa, mas caros demais nos países em desenvolvimento. Surgiram, no entanto, bons exemplos com base nos inibidores.

Em 1998 o governo do Brasil começou a produzir e distribuir cópias de drogas desenvolvidas por laboratórios farmacêuticos americanos e europeus, servindo-se de brechas nas patentes internacionais que protegem esses fabricantes. O modelo brasileiro reduziu à metade o índice de mortalidade por AIDS no país e estabilizou a taxa de crescimento das novas infecções. Serviu de exemplo. Negociações recentes na Organização Mundial do Comércio ocorreram para facilitar o acesso a drogas anti-AIDS a baixo custo em outros países em desenvolvimento.

Embora os resultados sejam promissores, o uso de inibidores de protease e outros antivirais pode produzir efeitos colaterais como náuseas, perda de massa óssea, diabetes, lesões no fígado, elevação dos níveis de colesterol e depressão, entre outros.

Sabemos historicamente que vacinas são a única maneira de deter uma epidemia. Mas, apesar de vacinas poderem desacelerar uma epidemia ou impedir seu início, até hoje elas não ajudaram quem já está doente.

Lusaka, em Zâmbia, é a cidade com o pior cenário possível para a AIDS. O HIV infectou um em cada três adultos. Nós já estamos lidando com 40 milhões de incubadoras andando por aí com o HIV. E o vírus tem uma colossal capacidade de adaptação a novos nichos. Claramente, o que causa a AIDS e o que causa uma pandemia da doença são dois problemas muito diferentes. Daí a necessidade de se ter visões e intervenções multifatoriais e transdisciplinares na luta contra isso.

Uma futura vacina não trará cura, oferece pouca esperança. Enquanto esse dia não chegar, a crise da AIDS continuará a se abater sobre os países em desenvolvimento e com conseqüências imprevisíveis para toda a humanidade.

Vejamos, em síntese, como ocorreu o desenvolvimento da AIDS no mundo:

Época	Acontecimentos
1983	É registrada uma epidemia de AIDS entre heterossexuais na África Central. Pesquisadores franceses informam ter descoberto um retrovírus que poderia causar a AIDS.
Abril de 1984	O dr. Robert Gallo, do Instituto Nacional de Saúde, nos Estados Unidos, denuncia que sua equipe de cientistas isolou o HIV e elaborou um teste sanguíneo para detectar o vírus.
Março de 1985	O primeiro teste para anticorpos do HIV é aprovado para uso nos Estados Unidos. Começa a triagem do estoque de sangue no país.

Época	Acontecimentos
Final de 1985	Todas as regiões do mundo registram ao menos um caso de AIDS.
Março de 1987	Primeira droga anti-retroviral para AIDS a azidotimidina, ou AZT, é aprovada para uso nos Estados Unidos.
1991	Uma fita vermelha dobrada em laço torna-se o símbolo internacional do alerta contra a AIDS.
Junho de 1991	O CDC registra uma deficiência do sistema imunológico entre homens homossexuais nos Estados Unidos.
Julho de 1992	Autoridades de saúde nos Estados Unidos dão o nome de síndrome de imunodeficiência adquirida à doença.
1994	A AIDS torna-se a principal causa de morte nos Estados Unidos entre pessoas na faixa dos 25 aos 44 anos.
1995	Um surto de HIV é registrado entre usuários de drogas injetáveis no Leste Europeu.
1998	Primeiro experimento com uma vacina contra a AIDS em humanos tem início com 5,4 mil voluntários americanos e europeus.
2002	Na América Latina: temos 1 400 000 casos de AIDS registrados.

Em duas décadas, a AIDS matou mais de 20 milhões de pessoas no mundo. O crescimento explosivo das taxas de infecção veio acompanhado de um aumento na mortalidade anual. Só em 2000 a doença abateu 3 milhões de pessoas. As crianças que ficaram órfãs e os empregos deixados vagos são agora um fato oneroso para os países.

A população masculina heterossexual tem sido pouco enfocada em trabalhos destinados à prevenção do HIV/AIDS, dado que, em grande medida, estes derivam das ações de grupos organizados que se sentem ameaçados pela epidemia e buscam ativamente modos de se protegerem e de exercerem seu direito a uma vida sexual segura. Além disso, de maneira geral, os homens também não se sentem em risco diante do HIV. O fato de a grande maioria das políticas de ação social voltadas para a prevenção da transmissão do HIV ter como foco grupos identificados como mais vulneráveis e até a existência de dados técnicos específicos, como o de que, numa relação heterossexual com penetração, a mulher tem uma probabilidade maior de contaminação, ajuda a reforçar a crença de que ser homem, fazer sexo só com mulheres e não ser usuário de drogas injetáveis são sinais de ser praticamente imune ao vírus.

As condutas individuais, incluindo a sexual, resultam da interação de múltiplos determinantes. Os padrões de comportamento do grupo social no qual o indivíduo se insere, seu contexto sociocultural de referência, que atribui valores distintos a este ou àquele comportamento ou atitude e às pressões ideológicas, econômicas, psicológicas a que ele é submetido, entre outros.

De acordo com o conceito de vulnerabilidade cunhado por J. Mann (1992) para pensar a epidemia de AIDS no mundo, o caminho percorrido por um indivíduo até se defrontar com o HIV em seu corpo está determinado por um imbricamento de fatores, entre os quais o comportamento individual é apenas um. Com base nesses aspectos não se pode pretender deter a epidemia enfocando apenas o indivíduo, sem dar conta das situações que interferem em seus comportamentos privados e sem ter acesso aos elementos externos – políticos, econômicos, culturais e de oferta de bens e serviços – que podem apoiar e direcionar as pessoas numa perspectiva de maior ou menor autoproteção. Assim, cada vez mais ganham relevância propostas de prevenção do HIV que consideram o indivíduo dentro do seu grupo e tentam articular o trabalho com ele a um trabalho mais amplo, de pressão sobre as políticas públicas e questionamento da relação de algumas normas culturais e sociais com a expansão da epidemia.

Parece que a experiência de um homem heterossexual que se descobre soropositivo deveria incluir os mesmos passos da descoberta da soropositividade por pessoas de quaisquer preferências sexuais e hábitos de vida: surpresa, tristeza, raiva, indignação, busca de apoio e tentativas de adaptação da vida à nova realidade, esta última incluindo incorporação da prática do sexo seguro, mais atenção com a saúde, a alimentação, o repouso e a qualidade de vida; a reivindicação de assistência médica adequada e de boa qualidade aos poderes públicos.

A capacidade individual de se proteger contra o HIV é construída na inter-relação entre informação correta, compreendida e elaborada, a autopercepção do risco, a valorização positiva pelo grupo social próximo da prática do sexo seguro e o acesso aos meios para a prevenção: preservativos, seringas descartáveis e serviços de saúde de boa qualidade. E da aprovação social para o uso desses materiais de prevenção.

O controle da epidemia do HIV exige mudanças nos comportamentos individuais. Mas, para que essas mudanças possam ocorrer, há uma série de requisitos, como: ter informações corretas atualizadas e livres de preconceitos, que permitam compreender que todos, individualmente, estão sob certo risco. Os serviços de saúde, em sua dupla atribuição de promover a saúde e tratar as doenças, devem ser parte integrante de qualquer proposta de prevenção do HIV/AIDS e, por fim, os órgãos governamentais e as organizações não-governamentais (ONGs) precisam estar bem articulados.

No Brasil, por exemplo, num primeiro momento os setores governamentais voltaram-se apenas para a divulgação da ocorrência da epidemia e culpabilização de seus portadores, sem uma adequada disseminação de informação sobre os modos de transmissão e prevenção. Isso começou a ser feito a partir do surgimento de ONGs voltadas para a luta contra a AIDS. Além da maior ênfase na divulgação de informações, neste segundo momento, as iniciativas tendem a privilegiar o desenvolvimento de estratégias de prevenção contra a transmissão sexual do HIV com os grupos populacionais identificados como de maior risco: os *gays*, os profissionais do sexo e os jovens.

Duas perspectivas teóricas norteiam essas iniciativas que são: o comportamento que, no caso da AIDS, privilegia o uso do preservativo, a partir de métodos e técnicas que facilitam ou estimulam esse uso e a iniciativa participativa, na qual o uso do preservativo é o resultado de um processo de tomada de consciência da responsabilidade individual e para com a parceira ou o parceiro. Nesse sentido, as técnicas usadas tendem a priorizar o debate e a reflexão sobre as diferentes questões que envolvem o exercício da sexualidade. Esta é a nossa proposta de prevenção.

Entre modelos comportamentalistas mais usados na prevenção contra o HIV, acredito ser fundamental que haja um modelo de crenças em saúde, no qual os riscos e as conseqüências de um dado comportamento são confrontados com as idéias relativas à saúde que, para o indivíduo, justificam seu ato. É preciso checar distorções de informação e práticas equivocadas sobre a autoproteção, decorrentes de crenças e hábitos. Serve ainda para identificar obstáculos pessoais para adoção do sexo mais seguro. Enfim, um modelo segundo o qual o indivíduo deve analisar criticamente seu comportamento, considerando as intenções, os sentimentos e a percepção das opiniões alheias que o levam a ter relações sexuais desprotegidas.

Devemos evitar modelos que enfocam apenas o indivíduo e desvestem o sexo de suas múltiplas e complexas significações. Além disso, há um relativo consenso a respeito da dificuldade de manutenção dos comportamentos preventivos adotados imediatamente após as intervenções.

Propomos o uso de metodologias que acessem os determinantes afetivos e sociais da prática sexual. São as chamadas abordagens participativas, como é o chamado *Sociodrama Construtivista*, por mim adotado. Seu pressuposto é a participação ativa do indivíduo na crítica e transformação dos valores e das normas sociais que o condicionam a ter um dado comportamento sexual.

O trabalho com grupos segundo as identificações do indivíduo tem sido colocado como uma estratégia da maior importância para a prevenção do HIV/AIDS por programas do Ministério da Saúde. O grupo possibilita que se diluam diferenças pessoais, que se aprofundem as discussões sobre hábitos e práticas comuns e se elaborem pautas coletivas de proteção mais específicas e viáveis. Ele também fornece o suporte necessário para sua incorporação e manutenção das práticas sexuais mais seguras.

Uma estratégia de prevenção contra o HIV será tanto melhor quando maior for o reconhecimento de que as vivências facilitadoras ou dificultadoras da exposição ao vírus são distintas entre pessoas e entre grupos sociais. Quanto maior for a aproximação com os determinantes da vulnerabilidade do grupo, mais fácil será construir uma linguagem que faça sentido e possa se transformar em ação.

O *Sociodrama Construtivista*, que é a metodologia que proponho neste trabalho, possui essas características todas que facilitam o trabalho com vínculos conjugais, foco atual de minhas pesquisas e trabalho terapêutico.

A idéia de vulnerabilidade é mais relacionada ao conjunto de condições que fazem um grupo ser ou estar mais propício à ocorrência de um evento, condições estas que se colocam para além do plano individual, incluindo aspectos sociais e mesmos políticos. A falta de políticas de saúde, educação e trabalho, por exemplo, determina uma situação social de vulnerabilidade ao HIV que não pode ser tomada como uma característica, fragilidade ou deficiência do indivíduo. A população de heterossexuais está vulnerável à epidemia do HIV, a meu ver.

Se pensarmos a prevenção contra o HIV entre casais na perspectiva do *Sociodrama Construtivista*, um desafio que se coloca é o de tomar como específico aquilo que culturalmente é identificado como geral e universal. As capacidades que cada cultura valoriza como as mais importantes para a sua reprodução são consideradas características e privilégios dos homens como já discutido profundamente no Capítulo 2. Nos últimos dez anos essa supremacia masculina tem sido cada vez mais questionada, felizmente a meu ver. E é preciso sair do foco machismo e ampliar a discussão para a definição da relação sexual e afetiva entre homens e mulheres e, enfim, homens com homens.

A AIDS é mais um dos inúmeros desafios que os casais têm de enfrentar hoje. A prevenção contra essa doença exige mudanças nas práticas e nos comportamentos sexuais, obrigando-os a se reposicionarem nas relações consigo mesmos e com seus cônjuges. Pensar alguns dos vetores da construção social da masculinidade, da feminilidade e da conjugalidade talvez possa ser o primeiro passo para termos pistas sobre as formas mais criativas e adequadas de enfrentar o desafio da prevenção contra a AIDS entre casais. Daí a importância que temos dado aos estudos de gênero nas propostas de educação preventiva ao HIV e à AIDS.

É sabido que a epidemia do HIV tem avançado rapidamente entre as mulheres casadas, que são sexualmente contaminadas por seus parceiros. Embora a soropositividade desses parceiros possa ter sido adquirida de várias maneiras, como: relações sexuais desprotegidas, uso de drogas injetáveis, uso de sangue ou derivados contaminados, o fato é que em algum momento, ou em vários, eles fazem sexo com mulheres e transmitem a elas o vírus. O maior exemplo disso é o perfil da epidemia em países africanos, que, desde seu início, tem como característica a maior incidência entre homens e mulheres heterossexuais, não usuários de drogas.

Um dos responsáveis por esse aumento foi a crença, amplamente disseminada pelos meios de comunicação e até por respeitáveis profissionais de saúde, de que as mulheres não transmitiam o HIV para seus parceiros, fazendo com que estes se sentissem despreocupados quanto a assumir medidas de proteção.

Em termos teóricos, a probabilidade de que uma mulher adquira o HIV de seu parceiro em uma relação desprotegida é maior do que a inversa. Entretanto, sabemos que vários fatores, desde a susceptibilidade individual ao vírus até a presença de alguma infecção ou inflamação nos genitais, interferem e muito na probabilidade da transmissão. Além disso, o número que se obtém no cálculo de probabilidade de ocorrência de um evento numa população não pode ser transposto para o caso individual. Individualmente, a chance de que um risco se efetive é de 50%. Pode ocorrer ou não. É uma espécie de roleta-russa ter relações sexuais sem proteção nos dias atuais.

Vamos encontrar homens que não se preocupam com a prevenção contra o HIV/AIDS porque se consideram fortes, não precisando se proteger. Alguns acham que já têm muitos problemas, mais concretos e imediatos do que a AIDS, com que se preocupar: o trabalho, o dinheiro, a família ou pela crença de que a vida é cheia de riscos e um homem de verdade deve estar preparado para enfrentá-los.

A forma de prevenção contra a transmissão sexual do HIV pelo uso do preservativo encontra obstáculos, tais como: reduz a sensação, os homens não acreditam que possam portar, transmitir ou contrair doenças pelo ato sexual; acreditam que, quando isso acontece, pode ser facilmente resolvido e, ainda, associam o preservativo a relações extraconjugais. Quando essa prática assume o sentido de controle da mulher sobre sua vida, é rechaçada.

O preservativo, único meio conhecido até o momento para a prevenção contra o HIV/AIDS nas relações sexuais com penetração e no sexo oral, é utilizado por 14,7% dos homens brasileiros. O estado de São Paulo apresenta o maior índice de uso, concentrado nas populações mais jovens e com maior nível de escolaridade, informam pesquisas feitas pelo Ministério da Saúde em 1999.

É muito freqüente que o preservativo seja recusado pelos homens, pela alegação de interferência na sensibilidade, na espontaneidade do ato ou de dificuldade de abordar a questão com a parceira. Outros têm medo de perder a ereção peniana, de serem mal compreendidos pela parceira, de quebrar o clima ou de a relação não ser boa.

Na abordagem do uso do preservativo é muito importante não cair na tentação da propaganda enganosa. De fato, o preservativo pode interferir um pouco na relação, principalmente quando se tem pouca experiência com seu uso. Entretanto, essa interferência pode ser bastante minimizada conforme se vai adquirindo experiência com seu uso e descobrindo os meios de introduzi-lo na relação de modo simples e até sensual e erotizado. Tudo depende, na verdade, de o homem estar convencido de que seu uso é necessário.

Um dos grandes temores para alguns homens, a cada relação, é o de não conseguir ter ou manter a ereção durante o tempo em que a parceira está disponível. Assim, quando inicia a relação sexual, o homem pensa primeiro na ereção e só depois na proteção. Além disso, conquistar uma mulher é um jogo fascinante e pensar ou falar de proteção quebra a aventura.

Na relação amorosa e sexual entre homens e mulheres os primeiros exigem fidelidade sexual das segundas, embora não se obriguem a ser fiéis. Isso provoca uma sensação constante de insegurança, que muitas vezes traz o medo da entrega amorosa ou a necessidade de autopromoção diante da mulher, como forma de garantir um espaço de poder e de controle na relação.

A idéia da epidemia de AIDS foi construída, como já falei antes, como: coisa de pessoas fracas ou imaginárias, *gays*, putas, drogados ou, eventualmente, pessoas promíscuas. Isso dificulta a identificação dos homens com o risco, dado que o significado simbólico atribuído a essas pessoas, feminilidade, fracasso na vida e fraqueza diante das tentações, não combinam com os estereótipos de gênero masculino.

A discussão das estratégias de proteção contra o HIV entre casais deve considerar não apenas o reconhecimento da masculinidade como um poder que pode ser usado positivamente, como também a superação dos preconceitos e medos associados ao exercício desse mesmo poder.

Ainda existe um porcentual importante de homens e de mulheres que não conhece maneiras corretas de evitar a AIDS ou tem noções errôneas a esse respeito, principalmente em se tratando de pessoas com menos nível de escolaridade. O uso de drogas: álcool, maconha, cocaína, heroína e medicamentos, sempre atende a um desejo ou uma necessidade do usuário, com um sentido imediato de prazer. Para ele é bom, faz bem e pode ser afrodisíaco, não importam as opiniões externas a respeito. Qualquer droga pode interferir na capacidade de negociar e/ou praticar sexo seguro.

Dado que o uso de drogas entre homens é, em geral, legitimado pela cultura, é impossível abordar a questão do sexo seguro entre homens sem discutir o fato de que muitas vezes o uso de alguma droga está presente nas situações em que os homens têm suas relações sexuais.

Discussões sobre masculinidade, feminilidade e prevenção contra o HIV necessariamente trazem à tona a questão do sexo, que é de extrema importância na constituição da identidade masculina e feminina. A afirmação da potência sexual e/ou da virilidade serve como elemento da auto-afirmação entre os homens. Em geral, os homens não se identificam como machistas e tendem a fazer uma distinção entre ser macho e ser machão, considerando que o primeiro caso implica o exercício natural do poder e autoridade masculina e o segundo, o uso da violência contra as mulheres. Na prática, essas duas dimensões costumam estar mais misturadas. A recusa ao diálogo com a parceira, o desprezo pelas opiniões e sentimentos que ela possa manifestar, a exigência de favores sexuais ou relações contra a vontade também são formas de violência. São atitudes machistas, mas não necessariamente masculinas.

Relativamente à transmissão heterossexual poucos estudos têm sido levados a cabo. Um dos primeiros trabalhos de revisão sobre a investigação nesta área foi efetuado por Riesenberg (1986) e Reinisch et al. (1988) que tentaram analisar algumas características do relacionamento sexual humano por meio de variáveis que são consideradas comportamentos de risco como: relacionamento extraconjugal e relacionamento sexual com prostitutas. Uma conclusão importante deste estudo é que dois terços dos adultos maiores que 21 anos experimentaram pelo menos um dos seguintes comportamentos de risco: relações extraconjugais, relações sexuais sem preservativo, relações sexuais com parceiros cujo passado sexual desconhecem, dois ou mais parceiros sexuais, relações homossexuais e relações sexuais com prostitutas ou bissexuais durante o último ano.

Por todos estes dados, podemos entender que o grupo dos heterossexuais tem menor percepção de vir a adquirir a doença, mesmo tendo conhecimento dos comportamentos de risco. Por outro lado, as mudanças no seu padrão comportamental para reduzir as probabilidades de transmissão e contágio também não registram, até o momento, alterações evidentes.

A prevenção da AIDS passa pelas mudanças de atitudes diante da sexualidade, nomeadamente nas relações sexuais ocasionais, sem medo e vergonha do que o parceiro ou a parceira possam pensar deste prudente comportamento. É preciso redefinir a proposta do uso do preservativo como atitude de auto-estima, admiração e responsabilidade sobre o amor, o erótico e o sexual.

A sexualidade tem mudado, evidentemente, não só nestes anos, como no decorrer dos séculos, mas se nós queremos ouvir e saber o que tem acontecido ao longo destes anos, diríamos que a mudança tem sido precipitada e menos rápida, porque a sexualidade é o tema tabu do Ocidente. Não se fomenta conversa entre adulto e jovem ou entre jovem e criança sobre estes temas, como observo em meus trabalhos clínicos com os pais e com famílias em geral.

Desde o surgimento da pílula que as relações sexuais entre homem e mulher ficaram mais livres, libertas do fantasma da gravidez. A pílula libertou o próprio relacionamento sexual, a Igreja Católica tentou contê-lo, mas a liberdade sexual foi avançando e as relações foram-se construindo também em torno dessa liberdade. É depois, já na década de 1980 e com o surgimento da AIDS, que o relacionamento sexual se complica, surgindo o fantasma que limita a liberdade sexual pelo medo da infecção pelo HIV. Contudo, as crenças estão ainda demasiado enraizadas, o que complica a própria prevenção. Depois, quando surge a emergência do desejo, então, mais difícil ainda é a prevenção. Desejo está culturalmente constituído como perda da racionalidade, do pensar, do prevenir. Sexo seguro e prazer precisam ser redefinidos.

Na relação heterossexual a confiança, que no casal poderá estar instalada, pode falhar e, se há uma proteção do sujeito, há desconfiança de uma traição. Isso tem também a ver com a interiorização de toda a sexualidade por parte do sujeito, isto é, com o seu processo de construção de crenças e valores.

Começou-se a falar de AIDS com toda a força nos anos de 1980. Estamos hoje nos anos de 2000, entretanto apareceram duas gerações de adolescentes e de jovens que iniciaram a sua vida sexual e que provavelmente já deveriam estar modelados pela necessidade de introduzir o preservativo na relação sexual, como fazendo parte desta. Será que isso está ocorrendo com nossos jovens? Não é o que me parece, infelizmente. Em meu trabalho clínico com eles, falam-me que usam o preservativo com novos parceiros ou parceiras nas cinco ou dez primeiras relações sexuais. Depois vem a confiança e o abandono do sexo seguro.

A AIDS permite perceber que, apesar dos progressos alcançados em relação à sexualidade, as concepções de nossa sociedade sobre homossexualismo, bissexualidade, prostituição e drogas ainda são carregadas de preconceitos e tabus. Com as informações sobre AIDS começa a haver, principalmente nos países desenvolvidos, mudanças no comportamento sexual das pessoas, como diminuição do número de parceiros sexuais e o uso de preservativos.

A AIDS ainda pode ocupar uma posição semelhante à sífilis no final do século XIX: ambas as doenças dão margem a campanhas moralistas e caracterizam um recuo na liberalização das atividades sexuais. Não obstante, como doença simbólica, a AIDS ser muito diferente da sífilis, pois, em decorrência das transformações fundamentais que têm ocorrido nos últimos cem anos, ao contrário da sífilis, a AIDS não é um mal do anonimato, ela gera uma política de ativismo sexual, faz com que a medicina se defronte com a questão da sexualidade, é estudada por críticos pós-estruturalistas e pós-modernistas, torna-se uma doença tanto do corpo como do amor e da linguagem.

Embora as campanhas de grande escala sejam importantes para o incentivo ao uso do preservativo mediante a reconstrução de uma imagem positiva, usar preservativo é resultado não apenas de uma decisão individual e solitária, mas sim de uma decisão como produto da interação entre os parceiros, que estejam convencidos da real necessidade do uso e que também saibam convencer o outro a utilizar, sem comprometer o vínculo ou temer ser rejeitado pela suspeita de estar contaminado.

Infelizmente a epidemia da AIDS não parece, até o momento, ter influenciado globalmente os principais parâmetros do comportamento sexual da população brasileira

A prevenção se elabora pela pluralidade das modalidades variadas de adaptação ao risco de infecção, escapando da mensagem única e homogênea para todos. A epidemia da AIDS, a transmissão concreta do vírus, deve ser visualizada como relacional, assim como todo o processo de decisão sobre como enfrentar os riscos.

Trata-se de sujeitos protagonistas de seu próprio processo de aprendizagem, numa sinergia dada por histórias e experiências singulares, na qual o conhecimento é concebido como uma produção social, fruto dessa interação e não mais um produto a ser consumido passivamente. Estas são considerações presentes nos *Sociodramas Construtivistas* que propomos neste trabalho, como metodologia de prevenção de HIV e de AIDS nos casamentos heterossexuais.

As mulheres na América Latina estão sendo infectadas com o vírus da AIDS num ritmo crescente, como na África e na Ásia. A Organização Mundial da Saúde, em conjunto com a

UNAIDS, o programa das Nações Unidas para a AIDS, estima que no Brasil a proporção homem-mulher de casos de AIDS caiu de 16:1, em 1986, para quatro mulheres para um homem como já falamos, em 2002. Nos Estados Unidos a maioria das mulheres HIV positivo é latina e heterossexual casada. Apesar disso, a maioria das campanhas tem como alvo os *gays* e as prostitutas. No Brasil, mais da metade das infecções por HIV ocorre entre jovens adultos de idade entre cinco e 24 anos.

Na era da AIDS vimos que o controle exercido pelos homens sobre a vida de suas mulheres é, literalmente, uma ameaça à vida de muitas delas. Há jovens viúvas que só souberam que seus maridos tinham AIDS depois da morte deles. Ainda é difícil convencer as mulheres a fazer o teste. Geralmente, uma vez que os maridos descobrem que são HIV positivos, eles não revelam e nem permitem que elas façam os testes, mesmo que implicitamente.

Há necessidade de encararmos a realidade da infidelidade sexual nos casamentos e a dificuldade de abordar o tema do uso da camisinha numa população em que se espera que a mulher seja submissa.

Em 1980, a Conferência Nacional dos Bispos do Brasil (CNBB) havia acabado de eleger um novo presidente, o leal seguidor do velho estilo do catolicismo do Vaticano: Dom Lucas Moreira Neves. Ele acredita que a televisão é um instrumento maligno e que as religiões afro-brasileiras são coisas do demônio. Acredita que preservativos não são uma maneira de combater a AIDS e é contra o divórcio, o sexo fora do casamento e todas as formas de controle de natalidade, exceto a abstinência. O arcebispo acredita que a pior doença de nosso século não é AIDS, mas o hedonismo e que a cura para isso é rezar, fazer sacrifícios e penitências. A fé, a religião não serão discutidas aqui. Mas o que deixa as pessoas vulneráveis ao HIV sim.

No Brasil de 2002, temos informações audaciosas e francas relativas à AIDS. Há espaço para falar sobre sexo, sobre AIDS, sobre os direitos da mulher, mas pouco espaço para mudanças. A aparente abertura do Brasil não parece traduzir-se em ações responsáveis. Muitas das jovens adolescentes sexualmente ativas não usam camisinha, nem, no que diz respeito ao assunto, nenhuma forma de contraceptivo. E, ainda, a maioria delas se torna mãe, de acordo com Paiva (1996), quando jovem adolescente.

Se um marido diz à esposa que está na rua bebendo, também pode significar que ele está fazendo sexo com uma prostituta, ou com um prostituto. A esposa pode suspeitar da infidelidade com uma mulher, mas raramente com um homem. Em termos psicológicos, isso deixa muitas esposas correndo um risco altíssimo de contrair o vírus HIV. Existem muitos tipos de relacionamentos entre travestis e seus parceiros. Nem todos os clientes querem ser ativos. Vários travestis relatam que muitos homens começam dizendo que querem apenas ser ativos, mas, às vezes, o desejo é a passividade no intercurso anal. A prostituição masculina na América Latina é um tipo diferente, pois se vêem homens com aparência de macho fazendo ponto nas esquinas das ruas. A AIDS expôs o comportamento de homens fazendo sexo pago com crianças. Organizações têm sido formadas para trabalhar com meninos de rua, que são muito expostos à AIDS. Seus clientes são homens. Homens, geralmente casados, procurando uma aventura sexual. E as esposas deles não sabem.

Travestis e prostitutas, do sexo masculino e feminino, fazem parte do espaço sexual de alguns homens latino-americanos. Em parte devido ao fato de a cultura machista ser tão homofóbica, homens com desejos homossexuais tendem a preferir reprimir seu desejo por homens e assumir o papel de marido de heterossexual. Eles sabem que depois de estarem casados, se o desejo continuar, o sexo anônimo com outros homens é muito fácil de conseguir. Em uma cultura que considera os homens seres superiores, dominar ativa e sexualmente um homem pode ser a prova máxima. Fazer sexo com uma mulher não é nada muito impressionante. Fazer sexo com muitas mulheres é um tanto melhor, mas fazer sexo com um homem e sendo ativo pode ser a expressão máxima de masculinidade. Infelizmente. E isso é mais uma característica da vulnerabilidade que pessoas casadas podem ter em relação ao HIV.

Expor o comportamento de homens casados na América Latina é um segredo. Essa idéia de que os homens têm o direito de ter tudo e as mulheres têm direito a muito menos está levando as mulheres a correrem o risco de contrair a AIDS. Um estudo realizado em São Paulo, em 1992, revelou que um número alarmante de travestis eram HIV positivo e que continuavam trabalhando em prostituição depois de terem sido diagnosticados. De 112 travestis examinados, 60% tiveram teste soropositivo para HIV, 56% para sífilis. O número médio de clientes por semana era de 44. A maioria dos clientes são homens casados. Então, existe um grande número de homens casados fazendo sexo com profissionais de sexo HIV-positivo. Se os homens casados vão para casa e fazem sexo com suas esposas e nem eles e nem as mulheres pensam em usar preservativos, deixa de ser um mistério porque na América Latina tantas mulheres casadas, mães monógamas e seus recém-nascidos são HIV-positivo.

A infidelidade é taticamente aceitável entre muitos casais brasileiros. Mas as mulheres pensam que a infidelidade de seus maridos é apenas heterossexual e não homossexual. E aqueles com comportamento bissexual são herméticos com atitudes escondidas e clandestinas. Além disso, eles mantêm um relacionamento sexual com as esposas, de maneira que não há motivo para suspeitas. As mulheres não podem fazer explorações sozinhas. Elas são manipuladas de maneira que não permitam a si mesmas pensar sozinhas, imaginar como seus maridos poderiam ter sido infectados. Costumam negar a bissexualidade deles, portanto. Isso tem sido mais claramente observado por mim, no papel de psicoterapeuta e de sexóloga nestes últimos anos.

Os homens, de maneira geral, não se dão ao trabalho de oferecer explicações. Mas o que pode ser mais intrigante é a aceitação por parte das esposas depois que descobrem. Elas, em sua maioria, adotam um comportamento compreensivo e uma aceitação passiva. Até querem ignorar qual tenha sido a fonte de transmissão. Faz parte do machismo reinante essa submissão das mulheres, encontrada ainda hoje, em várias classes sociais.

Os homens dizem que o relacionamento sexual não é igual com o uso do preservativo. Perguntam por que eles precisam de uma barreira entre eles e as esposas. Preferem não fazer sexo com as esposas a ter que usá-los. Assim, as esposas ficam esperando que estejam tendo cuidados fora de casa. É uma espécie de esperança tácita: que seus maridos usem preservativo nas relações extraconjugais.

Há contradições da vida sexual na América Latina onde o sexo para as mulheres sempre foi silencioso, secreto e mesclado com sentimentos de pecado; enquanto a bissexualidade masculina, a prostituição, o travestismo e outras práticas de alto risco são aceitas, até rotineiras, como parte da vida de homens em todos os níveis da sociedade. Tudo isso atualmente está expondo mulheres, especialmente mulheres casadas monogâmicas, à AIDS.

Ser homem significa experimentar sexo com múltiplos parceiros, nunca ter que controlar os impulsos sexuais. Mas, acima de tudo, ser aquele que faz a penetração. Ser mulher significa ser submissa, ser tímida, querer a proteção de um homem. Sexualmente espera-se que as mulheres sejam ingênuas, inexperientes e penetráveis. Antes da AIDS, isso significava, no máximo, que as mulheres seriam sexualmente insatisfeitas. Hoje, significa que as mulheres estão correndo risco de se tornarem HIV-positivo, de serem jovens viúvas com filhos, de viverem em estado de desolação, angústia e pobreza econômica, nos países menos desenvolvidos. Especialmente no Brasil observamos que mulheres casadas não têm medo da AIDS. Faz parte da cultura o marido ter outras mulheres. As mulheres, quando descobrem que os homens têm outras mulheres, brigam, mas continuam casadas. Aceitam os pequenos casos. Elas têm medo de outras mulheres, não de homens, como citei anteriormente.

Por toda a América Latina, a AIDS está expondo a bissexualidade e a homossexualidade que vinha sendo mantida em segredo. É mediante esse secreto mundo de encontros sexuais masculinos que as mulheres da América Latina estão sendo infectadas com o vírus do HIV. O fato de que os homens depois de experiências homossexuais voltam para casa e fazem sexo com suas parceiras mulheres, acontece com mais freqüência do que isso é admitido. Os homens sabem que é comum e, no entanto, uma mulher adulta com uma vida sexual conjugal normal em geral não tem idéia ou indicação dessa possibilidade. Ela nega.

Em nossa experiência clínica em psicoterapia nestes últimos 27 anos, é comum ouvir de homens, coisas do gênero: "Desde que eu não seja enrabado!", "Aquele que enraba é o homem, sabe?", "Não faço boquetes, de maneira que sempre desempenho papel de homem.", "Sou macho mesmo! Como qualquer buraco."

Todavia, observo que o HIV expõe os paradoxos da cultura sexual brasileira. A epidemia de AIDS desencadeou esses estudos recentes e mostrou que o sexo homossexual entre homens é mais freqüente do que se suspeita. Há, apesar disso, um movimento homofóbico em nossa cultura. No Brasil, mas de 1300 homens *gays* foram assassinados nos últimos 15 anos. Homossexual é um termo considerado uma identidade de gênero associada ao sexo feminino.

As mulheres da cultura latina são criadas e educadas para não fazer perguntas, para não serem ativas, para não terem autodeterminação, especialmente em coisas relacionadas a sexo. Ainda permanecem em silêncio e são os homens que decidem quando e como fazer sexo. Estas normas, românticas como elas são ensinadas a acreditar, inibem-nas de adquirir informações e instruções a respeito de seus corpos, sobre sua sexualidade e, portanto, sobre doenças sexualmente transmissíveis e prevenção contra o HIV. Para muitas mulheres, o romance e a religião limitam a capacidade feminina de tomar decisões esclarecidas sobre seu comportamento e a saúde sexual, de acordo com minhas observações clínicas.

De acordo com os estudos realizados pela OPAS (1991), na América Latina a probabilidade de contrair o vírus da AIDS é mais alta para mulheres que só fazem sexo com um homem, seu marido, do que para uma prostituta de um bordel que seu marido visita freqüentemente. Depois de uma década de campanhas de prevenção contra a AIDS, prostitutas de luxo estão um pouco mais conscientes dos perigos do sexo sem proteção e muitas exigem que seus clientes usem camisinha. Infelizmente, para nossa realidade brasileira, isso deve ser um alerta.

É preciso dar poder à mulher para que ela se previna do HIV. Poder de ação e afirmação é definido como a crença de que mulheres são donas de suas próprias vidas e que podem saber o que é certo para elas, independentemente de suas dependências socioeconômicas e afetivas dos homens. O mundo das fundações e o Banco Mundial estão canalizando bilhões de dólares para programas direcionados para dar poder de ação a mulheres, em projetos que as ensinam como negociar para fazer sexo seguro.

Para que o poder feminino seja real e concreto, não se pode manter o silêncio. O poder silencioso tem as mesmas conotações de revirginizações secretas, de abortos secretos e de orgasmos secretos. Se aceitarem o poder silencioso como o único agente de influência, as mulheres serão sempre marginalizadas, tanto na vida pública como em seus mais íntimos relacionamentos.

A resposta para o patriarcado não é o matriarcado. A resposta para uma sociedade em que somente os homens são livres para manifestar a sexualidade não é ter homens ignorantes com relação ao que fazer, exceto penetrarem as mulheres. Não se conquista uma sociedade igualitária por meio de uma guerra de sexos e sim pela divisão de poderes entre eles. Consiste em dar a meninas e meninos as mesmas coisas, seja educação, nutrição, ou conhecimento e compreensão de seus corpos, das leis e das instituições de seu país. É preciso uma redefinição das relações de gênero, dos significados em ser esposa e marido, hetero, homo ou bissexual.

A consciência da AIDS nos casais brasileiros está ligada e surge em decorrência das relações de poder entre os gêneros, mais do que a informação adquirida sobre a enfermidade. Isso alerta para o fato de que campanhas educativas que simplesmente se limitam a falar do que é a AIDS, de como ela se transmite e de como evitá-la não terão eficácia.

Nossos casais brasileiros precisam de espaços para a discussão de relações de gênero, de auto e heterovalorização da mulher como esposa e da conscientização de suas forças para se cuidarem e, com firmeza, prevenirem-se da AIDS nas suas relações de amor, eróticas, de compromisso e de parceria. Relações mais democráticas, saberes socializados e facilitações para estas aprendizagens são nossas propostas para a prevenção de HIV e de AIDS nos casamentos brasileiros. E sempre particularizadas, contextualizadas e co-construídas por cada casal, cada grupo de casais, de famílias, da comunidade, da cidade, da sociedade e do país. A consciência da cidadania é outra aliada na definição de uma saúde sexual que respeite diferenças e que não as transforme em desigualdades de poder.

Considerações finais

> ... me falta pele
> para amar-te.
> Envolve-me
> em tua mais íntima
> pele,
> pois para amar-te
> me falta
> pele...
>
> Rudolf Peyer, 2002

Neste momento, tentarei resgatar e articular o que construí ao longo das reflexões deste livro, sobre AMOR, CASAMENTO, FIDELIDADE e SEXUALIDADE em nossos casais brasileiros.

Em termos evolucionistas, vimos que os seres humanos possuem uma independência maior dos hormônios que outros animais mamíferos em suas relações sexuais. Isso, então, contribui para a capacitação do sexo erótico independente do sexo reprodutivo, nas vidas sexuais de homens e de mulheres.

No entanto, minhas pesquisas demonstram, que nos casais dos vários níveis educacionais e culturais com os quais trabalho, há, em diversos graus, uma confusão entre o sexo erótico e o sexo reprodutivo, produzida por determinações culturais, religiosas e morais. Para muitas mulheres e homens, a relação sexual só será considerada completa se houver penetração do pênis na vagina e ejaculação do homem. Esta é uma das condições para a concepção apenas. Homens e mulheres ao longo de suas vidas sexuais "desnaturalizam" seus potenciais hormonais, de certa forma "naturalizando-se" como reprodutores, especialmente no que concerne ao gênero feminino.

Movimentos sócio-históricos colocaram o prazer sexual a serviço dos poderes econômicos, religiosos e ideológicos. Estas determinações, a meu ver, estão diretamente ligadas a construções de mitos e tabus sobre a sexualidade humana, em que faltam o auto e o heteroconhecimento entre os casais, sobre seus prazeres eróticos diferenciados e isso os torna vulneráveis à infecção do HIV, além de a outras doenças sexualmente transmissíveis e a gravidezes indesejadas, entre outras questões afins.

Há certa associação cultural entre masturbação, desenvolvimento da sexualidade e falta de parceria sexual. Quando estudei a influência dos hormônios na sexualidade humana, vi que na puberdade existe esta relação estreita entre sexualidade e masturbação, mas não apenas nessa fase e não apenas em homens. A derivação que a cultura faz dos conhecimentos científicos, mais uma vez parece ficar a serviço de uma cultura que privilegia e legitima mais diretamente os desejos e impulsos sexuais do homem do que os da mulher. Muitos casais com os quais tenho trabalhado negam a masturbação da mulher casada ou não consideram a masturbação a dois como orgásmica. Assim, fica dificultada a masturbação a dois, como método de sexo seguro contra o HIV.

Outra questão importante sobre a "aculturação" da sexualidade humana é a negação que aprendemos a fazer dos odores naturais dos seres humanos como excitantes e despertadores do desejo. Os estudiosos dos hormônios mostram-nos como há influência dos odores na atração sexual e nos comportamentos entre os casais. Será que a tecnologia e a indústria puderam e podem manipular quais são esses odores mais provocantes? Observamos como especialmente as mulheres temem seus odores vaginais naturais, especialmente na relação sexual oral chamada *cunilíngua* e como solicitam maridos banhados, barbeados e perfumados para uma relação sexual de melhor qualidade, mas priorizam o desejo e o orgasmo deles, em detrimento dos seus próprios.

Outra utilização da cultura industrial ligada ao erotismo e à sexualidade humana é a dos perfumes e da cosmetologia, muitas vezes determinando às pessoas os cheiros que devem provocar o desejo sexual. Nos estudos sobre hormônios, citados neste livro, os feromônios, produzidos a partir do DHEA ou desidroepiandrosterona, parecem tão exclusivos quanto nossas impressões digitais. Acreditar apenas no poder de sedução de certos perfumes ou aromas é massificar esta particularidade. Como se massificam o erotismo de nossos casais.

Quando se fala em atração e paixão sexuais, ligamo-nas, culturalmente, mais aos homens e as mulheres mais ao romance e ao namoro. Todavia, os feromônios têm igualmente influência nos cérebros de homens e de mulheres, por meio do órgão vulmerianonasal, que influencia suas sensualidades e são responsáveis pela produção de bem-estar e intimidade inexplicáveis na presença de pessoas pouco familiares, por quem se sentem apaixonados "quimicamente", como se diz cotidianamente. Em termos hormonais, homens e mulheres estão igualmente susceptíveis a estas paixões químicas. Isso nos auxilia na desconstrução de que os homens são mais ligados, naturalmente, a sexo do que as mulheres.

Em minhas pesquisas e observações clínicas ambos os cônjuges, em sua maioria, associam a infidelidade de esposas a um grande amor que eventualmente surja em suas vidas. Já os maridos são capazes de distinguir amor de sexo, afirmam eles e elas.

Ainda hoje encontro proibições religiosas que mantêm as mulheres ignorantes sobre seus próprios corpos e orgasmos. A herança cultural de o amor legítimo ser o da cama do casal, sem uso de barreiras contraceptivas e na manutenção da reprodução humana, mantém casais com mulheres anorgásmicas, autodepreciadas sexualmente e que se responsabilizam pela infidelidade sexual dos maridos. Aqui vimos como a história e a prática da vida cotidiana dessas mulheres esposas e mães se articulam e constituem um fator a mais nas suas vulnerabilidades ao HIV e à AIDS, entre outras enfermidades físicas e emocionais.

As mulheres em geral solicitam mais carinho e carícias mais prolongadas nas preliminares da relação sexual. O toque, o tato em geral é um agente fundamental para envolvimentos humanos, por sua potencialidade em estimular o hormônio chamado *ocitocina* predisponente aos contatos íntimos e afetivos. Dessa forma, parece que estes pedidos não apenas são frutos de uma educação romântica e de recato para o gênero feminino, mas estimulados também pelos hormônios destas mulheres. Nos resultados de minhas pesquisas, a maioria das mulheres dos vários níveis sociais e instrucionais pede aos maridos que aperfeiçoem as preliminares de suas relações sexuais.

Os homens com os quais trabalho em pesquisas e na clínica psicoterápica e sexológica solicitam das mulheres cuidados com a aparência física delas. A feniletilamina ou PEA foi descrito como aquele que estimula o desejo pela visão, o que toma decisões a distância e que, junto aos feromônios, pelo odor secreto e o toque, por meio da ocitocina complementam-se na construção do cenário do amor fulminante, da paixão. A complexidade do desejo sexual, em que a cultura e os hormônios influenciam-se nas reações sexuais humanas, se faz presente. Níveis elevados do hormônio chamado feniletilamina ou PEA aparecem com mais freqüência em mulheres do que em homens, especialmente durante ou perto da fase em que ela está ovulando, o que a predispõe mais uma vez para o romance e a paixão.

As mulheres, na maioria de suas fases do ciclo sexual, têm menores quantidades de testosterona que os homens. Esse hormônio estimula o desejo e o impulso sexual. Se pudermos relacionar a testosterona à infidelidade sexual conjugal, hipoteticamente mais freqüente nos maridos, por meio dos dados de minhas observações e pesquisas, posso supor que, dependendo da idade, estes maridos têm este outro elemento, o hormonal, além do determinado pela cultura, para ter mais relações sexuais extraconjugais do que suas mulheres. Esta é uma visão evolucionista da infidelidade sexual conjugal, ressalto.

Algumas mulheres falam da dificuldade em comunicar aos maridos alguns períodos em que não têm desejo sexual. Entre os vários fatores que influenciam o desejo sexual estão os níveis de hormônio, principalmente a testosterona e a progesterona. É preciso, então, desmitificar que o desejo sexual reduzido no casal conjugal seja apenas sinal de rejeição sexual, mas um complexo de sinais e fatores inter-relacionados: fatores afetivos, culturais e hormonais, entre outros.

Outra influência hormonal presente nas diferenças de gênero, está ligada às fantasias sexuais, também mais presentes nos homens com os quais tenho conversado a respeito, do que nas mulheres. A testosterona influencia isso, uma vez que maiores taxas de testosterona fazem evoluir maiores fantasias ligadas ao sexo mais genital, erótico e pornográfico. As fantasias femininas ainda são mais ligadas ao erótico e ao romance, pelo que ouço delas em meu consultório.

Outro aspecto observado nos resultados de minhas pesquisas refere-se à diminuição gradual que a maioria dos casais estudados apresenta em relação a não buscar novidades nas vidas sexuais conjugais. É claro que os investimentos em outros projetos de vida comum, como a criação de filhos, busca da construção do patrimônio familiar e as próprias mudanças ao longo do ciclo da vida, são elementos importantes nessa acomodação da vida sexual conjugal. Todavia, também considero o que aprendi em estudos sobre a dança dos hormônios na vida sexual dos casais, especificamente quando os níveis feniletilamina, um dos fatores responsáveis pela busca ardorosa entre os casais, reduzem-se gradualmente pelo fato de as terminações nervosas do cérebro ficarem menos reativas, com o decorrer do tempo de convivência. Assim, considero importante que os programas de educação sexual e preventiva do HIV, para casais, discutam as possibilidades de erotização e de motivações para que estes possam ter maiores satisfações em suas relações e fiquem menos vulneráveis a ter relações sexuais extraconjugais, sem proteção de sexo seguro ou de preservativos. A sobreposição do papel de mãe e esposa ao de amante é outra consideração relevante.

Alguns homens durante os *Sociodramas Construtivistas da Sexualidade Conjugal* que tenho realizado com casais afirmam ter maiores apetites sexuais durante a manhã. Além de fatores como o descanso, o nível do hormônio que mais impulsiona para o sexo, a testosterona, atinge seus níveis máximos, em muitos homens, no período matutino. Este é outro esclarecimento que falta às esposas, a meu ver, na compreensão de suas dinâmicas sexuais e conjugais. Isso é mais importante quanto mais idade têm os membros do casal conjugal.

A complexidade deve ser sempre considerada, quando falamos de sexualidade conjugal. Há grandes influências inter-hormonais e intergenéricas na cultura e no ambiente e vice-versa, conforme observo, ao longo deste livro. Manter os casais ignorantes a respeito desta complexidade pode diminuir suas compreensões e continências afetivas diante do desenvolvimento de suas vidas sexuais, ao longo do casamento. Por exemplo, as alterações hormonais e dinâmicas das mulheres, em que níveis de estrogênio, de testosterona, de progesterona e outras tantas substâncias vêm e vão durante os cliclos delas, precisariam ser melhores esclarecidas, para uma reciprocidade maior de aceitação de humores variados entre casais.

Outro fator curioso referente ao desejo sexual feminino é o fato de muitas mulheres terem o pico sexual mais intenso durante o período pré-menstrual ou menstrual, ocasião em que a testosterona apresenta nível mais alto. Este fato embora pareça ilógico ou contraditório do ponto de vista reprodutivo, pode explicar a freqüência de relações sexuais durante a menstruação da mulher. Suponho, também, que esta pode ser uma fase em que algumas mulheres pensam estar mais "imunes" à gravidez, o que pode aumentar sua disponibilidade para o sexo erótico, o do prazer. Manter relações sexuais no período da menstruação é uma atitude de risco, caso não haja a proteção do preservativo. Em minhas pesquisas, alguns dos casais têm relações sexuais nessa ocasião. Isso deverá ser um ponto enfocado no trabalho de educação sexual preventiva do HIV, com casais.

Freqüentemente as mulheres ignoram ou negam seus desejos sexuais e têm dificuldades em direcionar suas vidas sexuais assumindo a responsabilidade por suas necessidades e motivações. Muitas mulheres buscam garantias de que suas decisões serão aprovadas pelos homens e de que suas escolhas estarão certas, antes mesmo de compreenderem as implicações destas escolhas e decisões com relação a si mesmas.

O determinismo cultural para que a mulher seja desejada e desejável pelo marido diminui o autocontrole, a autoconfiança e a autodeterminação das mulheres, da adolescência à velhice, em seus papéis de filha, de mãe, de amante e de esposa. Em vez de aprender a como realizar os seus desejos, aprendem a como realizar os desejos dos maridos. Esta dinâmica está enraizada na ampla repressão social e psicológica exercida contra o poder feminino. Muitas esposas ainda temem não satisfazer sexualmente seus maridos e isso é mais importante do que alcançarem seus orgasmos. Elas se dispõem a fazer neles o sexo oral ou a felação e pouco solicitam ou aceitam, de seus maridos, a *cunilíngua*. Privilegiam a afiliação ao marido e temem tornarem-se divorciadas ou separadas, mesmo sabendo que correm o risco de serem infectadas pelo HIV por maridos sabidamente infiéis. Essa implícita e nem sempre consciente subjugação da sexualidade da mulher à do marido deve ser enfocada, a meu ver, em trabalhos de educação sexual e de prevenção à AIDS, com casais. A dificuldade em negociar sexo seguro é decorrente disso, entre outros fatores.

As concepções atuais daquilo que é tido como certo e como errado na sexualidade humana, nos relacionamentos afetivos e amorosos permitidos e tidos como normais da noção de masculino e feminino são construções históricas, como cito nos estudos sobre gênero e poderiam ter sido concebidas diferentemente. Nossas verdades atuais foram sendo definidas por pensadores, ao longo da trajetória do Ocidente, que influenciaram decisivamente as instituições públicas como: o Estado, a escola e a Igreja na sua missão de moldar as condutas humanas diante da sexualidade.

Para que haja uma real mudança de comportamento é necessário que não só o educador como também os educandos percebam que apenas a informação não basta. É preciso um profundo exercício intelectual de assimilação e contextualização histórica e política, visando uma real mudança de atitude diante das práticas sexuais e diante da vida. Diversos tabus referentes ao orgasmo, às posições sexuais, à infidelidade sexual e ao prazer erótico, entre outros, dificultam ou mesmo impedem os casais de terem uma vida sexual mais realizada e mais saudável.

Os mitos e os tabus sexuais existentes são o reflexo de uma herança de permanente vigia da sociedade em relação à sexualidade individual e coletiva, tanto no espaço privado do lar, da casa, da família, como do trabalho, da rua, da mídia e da escola. Herdamos e construímos, a cada dia, um meio sociocultural que vigia a sexualidade alheia na tentativa de coagir as ações individuais e enquadrá-las nos modelos hegemônicos e permitidos. É preciso que educadores e terapeutas sexuais façam trabalhos de educação preventiva do HIV que privilegiem, mais do que as informações científicas sobre a AIDS, espaços para a conscientização, discussão e posterior ressignificação de todos os valores e crenças que embasam suas identidades sexuais.

Vários sentimentos e impactos produziu o conhecimento, na história, de que um macho e uma fêmea, em contato íntimo, facilitavam a origem de um novo ser. De certa forma, especulações sobre a origem do ser humano persistem e não se elucidaram todas as questões sobre reprodução e evolução das espécies. Embora digamos que estamos em épocas modernas, temos pouca consciência sobre o direito que ampara a diferença entre sexualidade e a reprodução como ilustrou a Conferência do Cairo (1994) onde alianças que pareciam impossíveis entre igrejas fundamentalistas e hierarquias católicas desviaram a atenção dos governos e a opinião internacional sobre a importante temática do desenvolvimento dos povos do século XX, para centrá-los, por alguns dias, nos prejuízos da obrigatoriedade da maternidade.

Quanto ao dever e à repressão sexual é preciso vigilância para que o prazer sexual não se converta em mandatos, pois entender o gozo como dever anula suas possibilidades.

No que se refere à educação sexual e liberdade, o prazer sexual não depende de inversões econômicas, de tecnologias especiais ou de especialistas científicos, mas sim, de cada pessoa em particular. É preciso discutir os entraves culturais e religiosos na satisfação plena das sexualidades de homens e de mulheres. Estes mesmos entraves aparecem nos comportamentos que os tornam vulneráveis ao HIV, como a não-discussão sobre o sexo anal e o sexo oral de forma que, quando estes são vivenciados, não encontrem suportes de educação que lhes forneça prazer emocional ligado ao sexual, sem culpas e com segurança contra a enfermidade que estou focalizando, entre outras.

Há fatores importantes na atualidade, como a influência decrescente da família e da religião associada à emergência de novas práticas e a valores sexuais nas relações entre homens e mulheres. Há também as preocupações sociais como a precocidade das relações sexuais e suas respectivas conseqüências. Em debate sobre a prevenção da AIDS, há países que articulam isso ao medo de que as meninas engravidem precoce e indesejadamente. Todavia, poucos conversam com seus filhos sobre o prazer da sexualidade. Falam mais dos riscos dela. O desenvolvimento de relações de educação sexual mais consistente e ligada à realidade do prazer, entre pais e filhos, pode ser uma das bases de constituição da prevenção de HIV e de AIDS dos jovens.

É preciso quebrar o mito de que não devemos falar sobre sexo, sobre órgãos genitais e sobre AIDS. Mães e pais precisam conversar com seus filhos além de conversarem entre si.

O erotismo é uma criação da inteligência, um requinte da cultura e uma espécie de objeto de luxo nas nossas sociedades. Todavia, sabemos que casais atuais ainda se comunicam pouco quanto à busca pura e simples do prazer e do erotismo em suas relações sexuais, principalmente as mulheres casadas, que fingem o orgasmo para seus maridos quando não conseguem comunicar a eles que não o conseguem. Isso mantém alguns maridos desconhecedores do orgasmo feminino e da sexualidade conjugal que vive.

Se a AIDS foi vista como algo que somente *gays* contraíam e se homens casados estão fazendo sexo com outros homens sem considerarem este ato como sendo homossexual e sim como apenas uma coisa que fazem ocasionalmente, estes maridos deixam suas mulheres em situação de alto risco a esta doença. Mulheres que foram educadas para pensar em sua sexualidade erótica como sendo pecaminosa, a respeito da qual não podiam falar e têm que fazer sexo quando recebem ordens dos maridos, estão totalmente vulneráveis à infecção do HIV, desta forma.

Surpreendeu-me a descoberta de uma dona-de-casa na América Latina correr um risco maior de contrair HIV do que uma prostituta, por causa da bissexualidade oculta de seus maridos. Todavia, este fenômeno é observado nos resultados de minhas pesquisas na medida em que a maioria das mulheres nega ou não percebe quando seus maridos têm comportamentos ou prática bissexuais.

Quanto às relações entre o eu e os outros, quando as esposas amam seus maridos acreditam que estão protegidas. É pela força destas crenças que a batalha entre os comportamentos seguros para o HIV e o amor é vencida por este último e a proposta do uso do preservativo por parte dos cônjuges é vista com desconfiança, já que amar é confiar.

Grande parte das mulheres continua a ter dificuldade em pedir ao seu parceiro sexual para se proteger nas relações sexuais. Essa é uma questão fundamental na prevenção do HIV e da AIDS.

A discussão pública em torno da AIDS mostra que o nosso sistema de saúde precisa estar preparado para a prevenção e educação. É preciso promover a mudança de atitudes e comportamentos dos profissionais de saúde e educadores, seja nas escolas, nas universidades e nas instituições de saúde em geral.

Somos confrontados pela complexidade do ser e pela complexidade do mundo. Juntar o que concorda e o que discorda, o que está em harmonia e o que está em desacordo, é a possibilidade pós-moderna de uma metodologia que favoreça a construção do saber sobre as próprias sexualidades bem como dos saberes sobre AIDS dos casais, em que é possível a coexistência de pontos de vista e de crenças discordantes. E para tal, proponho que erotismo, sexualidade, casamento e infidelidade sexual sejam os protagonistas do cenário da AIDS nos matrimônios brasileiros.

O papel de um pesquisador na sociedade é o de estimular seus pesquisados a refletirem sobre o saber. E o do escritor, estimular seus leitores. Ele deve tomar consciência de sua responsabilidade na sociedade, pois ele faz parte dela. Não há nada menos neutro do que a ciência. O mito da neutralidade da ciência é uma maneira de inocentar a consciência, disse Morin (2000). Dessa forma, não quero ser neutra, mas particularmente observadora e ativa.

Acredito que conhecer não consiste em construir sistemas sobre as bases certas. É dialogar com a incerteza e legitimar todos os saberes apresentados pelos casais e torná-los passíveis de discussão e de não serem conclusivos. Esta posição de "não saber" é a neutralidade que proponho como sexóloga, psicoterapeuta e pesquisadora.

É preciso, ainda, falar do imaginário pelo qual tentamos resolver os problemas e traduzir nossos desejos. Ampliar e enriquecer a noção de homem: o biológico, o racional e o imaginário é fundamental. Não se trata somente da consciência dos sonhos, das utopias e dos projetos. Hoje vejo como atingir o imaginário da AIDS, do sexo, do erótico, da infidelidade de nossos casais é fundamental para a co-construção de uma pedagogia de sexualidade e de prevenção de HIV, em que eles sejam os principais autores e atores. O único conhecimento verdadeiro é aquele que adquirimos por nós mesmos.

Sugiro uma reflexão crítica sobre os nossos sistemas de educação sexual e preventiva, pois a ascensão ao conhecimento não precisa ser detida em certas idades como a infância e a adolescência. Educar os adultos sobre sexualidade conjugal e prevenção de HIV e de AIDS é proporcionar terrenos férteis de pedagogia nas famílias e em suas interconexões com a escola, com a universidade e com a ciência. O saber acadêmico faz sentido quando está a serviço do saber da comunidade e vice-versa, a meu ver.

A epidemia de AIDS não parece, até o momento, ter influenciado globalmente os principais parâmetros do comportamento sexual da população. Os estudos que venho realizando puseram em evidência a variabilidade do repertório sexual ao longo da vida de uma pessoa e como isso aparece em função do clima social e sexual no qual ela foi socializada.

Gênero é um dos fatores estruturadores da sexualidade de homens e mulheres, produto da diferenciação de normas sociais em matéria de sexualidade adquiridas durante o processo de aprendizagem social. Abre-se, assim, espaço para a emergência e o reforço da pluralidade de visões do mundo social. Discutir gênero, infidelidade sexual e erotismo tem como importância a articulação dessa pluralidade na vida sexual dos casais. Espero convidar os leitores, homens e mulheres, a esta abertura, a estas reflexões e, quem sabe, à construção de uma rede heterogênea de visões, emoções, idéias e propostas para que, revolucionária e saudavelmente, vivamos o prazer sexual e erótico, nossa marca registrada como seres humanos.

Gostaria de ser capaz de imaginar nossos bisnetos, lendo este livro e, admirados, afirmando que evoluíram para uma sexualidade erótica ligada ao amor e à paz.

Posfácio

Meu primeiro encontro com Ana Maria ocorreu no início da década de 1980, quando minhas alunas de psicologia, do curso do Magistério de uma escola particular, quiseram entrevistá-la com o intuito de conhecer a terapia psicodramática. Posso afirmar, hoje, que foi a partir daí que nosso vínculo afetivo e profissional começou a se estabelecer. Vai-se o tempo e, a cada encontro, vou me identificando com preocupações e a admiração profunda que sentimos pelo ser *humano*.

Após alguns anos, Ana Maria se empenhou em esclarecer minhas dúvidas sobre o fantasma da morte e do vírus HIV que atingiam a um amigo meu. Afetada por essa doença, o enigma da vida tornou-se, para mim, uma grande inquietação. Nesta época, repleta de controvérsias, crenças e tabus, apesar das grandes transformações culturais promovidas a partir das décadas de 1960-70 em torno da sexualidade, houve um encrudescer de preconceitos graças a informações distorcidas que cercavam a homossexualidade, ou dos chamados "comportamentos sexuais de alto risco". Pela própria complexidade e, até então, escassa divulgação científica sobre o tema da AIDS, era complicado abordá-lo nos grupos sociais, portanto, mais incômodo rever, analisar e admitir novos hábitos quanto às práticas sexuais. Era natural que as pessoas não se sentissem nada a vontade para falar a respeito de algo que se apresentava tremendamente assustador, por ser fatal e ampliando o quadro das doenças sexualmente transmissíveis: a AIDS.

Movida pelo imenso carinho por aquele amigo e pela necessidade premente de tentar ajudá-lo a enfrentar sua doença e angústia diante da morte, fui discutindo com nossa autora ultrapassando o discurso biológico. Nossos diálogos tornaram-se reflexões filosóficas sobre o *sentido* da vida e os sentimentos humanos, como a angústia daquele que, infectado pelo vírus HIV, lança-se na busca de algo em que se ater, já que descrente de si mesmo e dos outros, só encontra a solidão e o abandono. Fui descobrindo, também, meus limites ante o doente e o quanto se pode fazer pelo outro só com a nossa presença afetiva e disponibilidade sincera. Mais do que lidar com esse real que me afetava, senti-me instigada, por Ana Maria, a alertar meus alunos adolescentes acerca desse "mal moderno", a admitir possibilidades concretas, como educadora, de empenhar-me no trabalho de educar para uma mudança de mentalidade sobre a complexa linguagem da sexualidade humana. Para isso, deveria enfrentar o desafio de educar sem ranços moralistas e preconceituosos, já tão presentes nas mensagens produzidas pela mídia e pelo contexto sociocultural. Ressalto que, nesses diálogos, Ana Maria evidenciava o seu comprometimento com as pessoas e com os valores, como o diálogo, o respeito e a responsabilidade, que ela tanto contempla na vida sexual do ser humano.

É, portanto, com admiração e alegria que posso dizer que há anos venho partilhando com nossa autora dessa sua luta, persistente, corajosa e dedicada, no combate ao preconceito, à desinformação, ao tabu, à repressão ideológica, à negligência e ao desrespeito ao corpo e à sexualidade que envolvem a *nós todos* quando se trata da saúde física e psíquica e, muito mais ainda, quando envolvem portadores do HIV.

Esta obra de Ana Maria é o resultado brilhante da coerência entre seu ser pessoa e seu ser profissional. Ela se apresenta fiel a suas convicções básicas, a seus sentimentos, a seus ideais propostos tanto para sua vida pessoal como no cumprimento de suas promessas de psicoterapeuta e de sexóloga ligadas à responsabilidade social. Não é por acaso que sua temática deixa espaço para que a ética, sobretudo quando põe em discussão valores como fidelidade, diálogo e respeito, transite com facilidade e segurança. Ela os vive!

Fidelidade – de origem latina *fides* (fé) aparentada de *fidere* (fiar), de onde derivam as palavras confiar, confiança, confidente – é um valor subjetivo, ético e estético, cultivado pela cultura, que envolve a vivência concomitante de outros valores, como a autenticidade, o respeito, a responsabilidade, a liberdade e a afetividade.

Mas por que fidelidade é um valor ético e estético? Numa visão peirceana, a estética não é mera doutrina do belo, mas aquela que evoca o ideal último do ser humano, o que nos seduz e pelo qual devemos nos empenhar ao longo da vida. Quanto à ética, não é nem o bem, nem o mal o que efetivamente está em jogo em nossas atitudes, mas esse ideal e o empenho em realizá-lo. Esse empenho torna-se emblemático para o reconhecimento público e pessoal da nossa ação moral.

Assim, abraçar uma causa tem a ver com um ideal a ser perseguido, com o desejo de se empenhar numa tarefa livremente escolhida e que, mesmo sendo árdua, se persiste, porque nela se encontram prazer e a manifestação afetiva pelo outro.

A causa de Ana Maria é desafiadora: escolhe um trabalho que envolve a prevenção de HIV/AIDS e sexualidade conjugal. Ela busca os componentes-chave do núcleo familiar – o homem e a mulher – para propor uma mudança na qualidade da saúde sexual. Sem sombra de dúvida, este é o melhor caminho para se atingir o desenvolvimento mais saudável de crianças e jovens, pois a mudança de atitude dos pais ante a vida sexual repercutirá na educação da vivência da sexualidade de seus próprios filhos.

Mediante a difícil tarefa de romper com mitos e crenças que envolvem a sexualidade como um todo, a autora reavalia questões de gêneros, resgata o direito do adulto de ressignificar motivações nas relações entre casais. Na verdade, sua pesquisa, dentro de um plano ético e estético, trata do corpo como algo que comunica e cria possibilidades mais autênticas de prazer.

Em seu trabalho, fica explícita sua atenção à mulher, apontada nos dias de hoje como 50% dos infectados pelo vírus HIV em todo mundo, de acordo com divulgações do programa da ONU contra a AIDS.

Ana Maria desmitifica certas atitudes que condicionantes culturais, religiosos e políticos, incentivados ideologicamente pelos meios de comunicação de massa, sustentam um duplo padrão moral, que aponta desigualmente a moralidade dos gêneros, e impedem o direcionamento mais saudável, prazeroso e feliz de uma vida sexual.

A existência de mitos e tabus em torno da sexualidade é "o *reflexo de uma herança de permanente vigia da sociedade",* como nos diz a autora, e acrescento: o poder atual da mídia, com sua multiplicidade de interpretações e ditames, sobretudo quando abre espaços para a invasão da privacidade, impondo subliminarmente um erotismo predefinido e ilusório, tem afetado o ser humano nas suas questões de foro íntimo, manipulando idéias, desejos e comportamentos que não pertencem ao indivíduo e que dificultam uma visão mais perceptivo-consciente sobre o que, efetivamente, o indivíduo quer como atitude e prazer sexuais.

Eis o desafio e a importância básica desta obra de Ana Maria Fonseca Zampieri: construir espaços para uma comunicação dialógica e conscientizadora que promova um novo olhar sobre o sentido do prazer nas relações humanas. Olhar que possibilite às pessoas ressignificar seus valores que permeiam a manutenção de uma coexistência e suas respectivas vidas sexuais. Por isso mesmo, considero sua proposta pertinente e urgente como contribuição para a educação sexual de casais, pois, como ela mesma diz: "Educar os adultos sobre sexualidade conjugal e prevenção de HIV e de AIDS é proporcionar terrenos férteis de pedagogia nas famílias e em suas interconexões com a escola, com a universidade e com a ciência".

Bibliografia

ABBATE, Francisco E. *Sexualidad conyugal*. Buenos Aires: Ateneo, 1999.
ABBOT, Deborah; FARMER, Ellen. *Adeus maridos: mulheres que escolheram mulheres*. Tradução: Denise Maria Bolanho. São Paulo: Summus, 1998.
ABDO, Carmita Helena Najjar. *Sexualidade humana e seus transtornos*. São Paulo: Lemos, 2000.
_____. *Armadilhas da comunicação. O médico, o paciente e o diálogo*. São Paulo: Lemos, 1996.
_____. *Sexualidade e psicodrama*. Mesa redonda do IX Congresso Brasileiro de Psicodrama. Águas de São Pedro, 1994.
ACKERMAN, Diane. *Uma história natural do amor*. Tradução: Terezinha Batista dos Santos. Rio de Janeiro: Bertrand Brasil, 1997.
ACKERMAN, M. W. *Diagnóstico e tratamento das relações familiares*. Porto Alegre: Artes Médicas, 1986.
ACKERMAN, M. W.; VAN Cutsen; ANDOLFI, M.; ELKAIN, M. *Historias de familia*. Buenos Aires: Ediciones Nueva Visión, 1987.
ADAMS, Caren; FAY, Jennifer. *O fim do pesadelo*. Tradução: Carlos Mendes Rosa. São Paulo: Summus, 2000.
ADREON, Lorys. *Meu corpo, minha prisão: autobiografia de um transsexual*. Rio de Janeiro: Marco Zero, 1985.
AGUIAR, Moysés. *O teatro terapêutico. Escritos psicodramáticos*. Campinas: Papirus, 1990.
AGURRE, S. *Derechos humanos y derechos sexuales*. Revista Brasileira de Sexualidade Humana. Vol. 12, nº 1, pp. 73-80. São Paulo: Iglu, 2001.
AHRONS, Constance R. *O bom divórcio: como manter a família unida quando o casamento termina*. Rio de Janeiro: Objetiva, 1994.
AIDI, Eliana. *Por que os homens traem. Guia para análise e compreensão*. Campinas: Psy, 1997.
AIRÉS, Phillippe. *História social da criança e da família*. São Paulo: Guanabara, 1981.
ALBERONI, F. *O erotismo*. Rio de Janeiro: Rocco, 1988.
ALDRED, Caroline. *Sexo sublime*. Tradução: Helena Gomes Klimes. São Paulo: Callis, 2000.
ALEXANDER, R. D. *Darwinism and human affairs*. Seattle: University of Washington Press, 1979.
ALFERES, Valentim Rodrigues. *Encenações e comportamentos sexuais: para uma psicologia social da sexualidade*. Porto: Afrontamento, 1997.
ALFRED, Carolina. *A arte tântrica e taoísta do amor consciente*. Rio de Janeiro: Vitória Regia, 1992.
ALISON, M. Jaggar; BORDO, Susan R. *Gênero, corpo e conhecimento*. Coleção Gênero. Rio de Janeiro: Rosa dos Tempos, 1997.

ALMEIDA TELES, Maria Amélia. *Breve história do feminismo no Brasil*. São Paulo: Brasiliense, 1993.

ALMEIDA, Wilson Castello; GONÇALVES, Camila Salles; WOLFF, José Roberto. *Lições de psicodrama. Introdução ao pensamento de J. L. Moreno.* São Paulo: Ágora, 1988.

ALSTEENS, A. *A masturbação na adolescência.* São Paulo: Herber, 1972.

ALTMAN, D. *Poder e comunidade: respostas organizacionais e culturais à AIDS.* ABIA: IMS, UERJ. Coleção História Social da AIDS, nº. 5. Rio de Janeiro: Relume Dumará, 1995.

ALVES, Branca Moreira; PITANGUY, Jacqueline. *O que é feminismo.* 8ª ed. São Paulo: Brasiliense, 1991.

ALZATE, Heli. *Sexualidad humana.* Santa Fé de Bogotá: Temis, 1997.

American Journal of Obstetrics and Gynecology (1998). In: POLY, Y. *A mulher e o desejo. Muito mais que a vontade de ser querida.* Rio de Janeiro: Rocco, 2001.

ANCELLE (1992). In: CLÁUDIO, Victor; MATEUS, Maria. *SIDA: eu e os outros.* Lisboa: Climepsi, 2000.

ANDERSEN, Tom. *Processos reflexivos.* Tradução: Rosa Maria Bergallo. Rio de Janeiro: Instituto NOOS: ITF, 1996.

ANDERSON, Kenneth N.; GOLDENSON, Robert M. *Dicionário de sexo.* São Paulo: Ática, 1989.

ANDOLFI, Maurizio. *A terapia familiar.* Tradução: Antônio Barbosa. Lisboa: Veja. Universidade de Lisboa, 1981.

_____. *Por favor: ajude-me com esta família. Usando consultores como recurso na terapia familiar.* Tradução: Magda Lopes. Porto Alegre: Artes Médicas, 1998.

_____. *A crise do casal: uma perspectiva sistêmico relacional.* Tradução: Lauro Kahl, Giovanni Menegoz. Porto Alegre: Artmed, 2002.

ANDOLFI, Maurizio; ANGELO, Cláudio. *Tempo e mito em psicoterapia familiar.* Tradução: Fiorângela Desidério. Porto Alegre: Artes Médicas, 1988.

ANDOLFI, Maurizio; ANGELO, Cláudio; SACCU, Carmine. *O casal em crise.* Tradução: Silvana Finzi Foá. São Paulo: Summus, 1995.

ANDOLFI, Maurizio; ANGELO, Cláudio; MENGHI, Paolo; CORIGLIANO, Anna Maria Nicolo. *Por trás da máscara familiar. Um novo enfoque em terapia.* Tradução: Maria Cristina R. Goulart. Porto Alegre: Artes Médicas, 1984.

ANDRADE, Carlos Drummond de. *O amor natural.* Rio de Janeiro: Record, 1984.

_____. *Corpo.* Rio de Janeiro: Record, 1984.

ANGIER, N. *Woman. An intimate geography.* Nova York: First Anchor Books Edition, 2000.

ANTON, Iara Camaratta. *A escolha do cônjuge. Motivações inconscientes.* Porto Alegre: Sagra D. C. Luzzato Editores, 1991.

_____. *Homem e mulher: seus vínculos secretos.* Porto Alegre: Artmed, 2002.

ARANGO, Ariel. *Los genitales y el destino: uma reivindicación de los atributos del macho y de la hembra.* Buenos Aires: Editorial Planeta, 1994.

ARATANGY, Lidia Rosenberg. *O sexo é um sucesso.* São Paulo: Ática, 1989.

ARICÓ, M. *AIDS: mitos e verdades.* São Paulo: Editora Cone, 1987.

ARIÈS, Philippe. *História social da criança e da família.* Rio de Janeiro: Zahar, 1978.

_____. *O amor no casamento.* In: ÁRIES e BÉJIN (orgs.). *Sexualidades ocidentais: Contribuições para a história e para a sociologia da sexualidade.* Tradução: Lygia Araujo Watanabe; Thereza Christina Ferreira Stummer. São Paulo: Brasiliense, 1985.

ÁRIES, P.; BEJIN., A. (orgs.). *Sexualidades ocidentais: Contribuições para a história e para a sociologia da sexualidade*. Tradução: Lygia Araujo Watanabe; Thereza Christina Ferreira Stummer. São Paulo: Brasiliense, 1985.
_____. *Sexualidades ocidentais: contribuições para a história e para a sociologia da sexualidade*. Tradução: Lygia Araújo Watanabe, Therez Christina Ferreira Stummer. São Paulo: Brasiliense, 1987.
_____. *O homem perante a morte*. Portugal: Publicações Europa, 1977.
ARILHA, Margareth; RIDENTI, Sandra G. Ubehaum; MEDRADO, Benedito. *Homens e masculinidades: outras palavras*. São Paulo: Ecos, 1998.
ARWATER, L. *The extramarital connection*. Nova York: Irvington Publishers, 1982.
ASISTENT, N.; DUFFY, P. *Por que se sobrevivi à AIDS?* São Paulo: Gente, 1991.
ASSIS, Glaúcia de Oliveira. *Dos Estudos Sobre a Mulher aos Discursos de Gênero: uma análise diacrônica*. Revista do NES. Ano I, nº. 01. Udesc, Faed, NES. Núcleo de Estudos da Sexualidade, 1997, pp. 55-74. Florianópolis: 1997.
Associación Guatemalteca de Prevención y Control del SIDA. *El peligro oculto: la mujer y el SIDA*. Guatemala: Instituto Panos, 1996.
AZEVEDO, Maria Amélia; GUERRA, Viviane de Azevedo. *A violência doméstica na infância e na adolescência*. São Paulo: Robe, 1995.
_____. *Infância e violência em família*. São Paulo: Iglu, 1998.
_____. *Crianças vitimizadas: a síndrome do pequeno poder*. 2ª. ed. São Paulo: Iglu, 2000.
_____. *Pele de asno não é só história: um estudo sobre a vitimização sexual de crianças e adolescentes em família*. São Paulo: Roca, 1988.
BACH, George R. *O inimigo íntimo: como brigar com lealdade no amor e no casamento*. Tradução: Carlos Eugênio Marcondes de Moura. São Paulo: Summus, 1991.
BADINTER, Elisabeth. *L'amour en plus*. Paris: Flammario, 1980.
_____. *Um amor conquistado: o mito do amor materno*. 7ª. ed. Rio de Janeiro: Nova Fronteira, 1987.
_____. *XY: La identidad masculina*. Santafé de Bogotá: Editorial Norma, 1993.
BAKER, Robin. *Guerra de esperma: infidelidade, conflito sexual e outras batalhas de alcova*. Tradução: Gabriel Zide Neto. Rio de Janeiro: Record, 2000.
BAKER, Tara. *The Woman's Book of Orgasm*. Nova York: Secaucus, N. J.: Citadel, 1998.
BALDWIN e Campbell. In: CLÁUDIO, Victor; MATEUS, Maria. *SIDA: eu e os outros*. Lisboa: Climepsi Editores, 2000.
_____. *O livro do orgasmo*. Rio de Janeiro: Jorge Zahar, 1998.
BARBACH, Lonnie. *For each other. Sharing sexual intimacy*. Nova York: Signet Book, 1984.
_____. *Los secretos del orgasmo feminino*. Barcelona: Martínez Ediciones Roca, 1991.
BARBACH, Lonnie; GEISINGER, David L. *Juntos para sempre: os segredos para uma relação duradoura*. Tradução: Ruth Rejmanl. São Paulo: Ágora, 1998.
BARBACH, L.; LEVINE, L. *Shared intimaties*. Nova York: Dobleday, Anchor, 1981.
BARBERÁ, E. *Psicología del género*. Barcelona: Ariel Psicología, 1998.
BARBIERI, Teresita de. *Sobre la categoría género. Una introducción teórico-metodológica*. Barcelona: Ariel Psicologia, 1990.
BARBOSA, R.; KALCKMANN, S.; AFRAM, S.; ALDANA, A. *Mulher e AIDS. Sexo e prazer sem medo*. Manual do Multiplicador. NISM, Instituto de Saúde: Casa da Mulher do Grajaú: MCCS, 2ª. ed. São Paulo, 1994.
BARBOSA, Regina Maria; PARCKER, Richard. *Sexualidade pelo avesso: direitos, identidades e poder*. São Paulo: Editora 34, 1999.

BARTHES, Roland. *Fragmentos de um discurso amoroso.* Tradução: Hortência dos Santos. Rio de Janeiro: Francisco Alves, 1989.
BARTKY, Sandra. Foucault, femininity, and the modernization of patriarchal power. In: *Feminism and foucault: reflections on resistance.* Boston: Irene Diamond and Lee Quinby. Northeastern University Press, 1988.
BASTOS, Francisco Inácio. *Ruínas e reconstrução: AIDS e drogas injetáveis na cena contemporânea.* ABIA: IMS, UERJ. Rio de Janeiro: Relume Dumará, 1996.
BATAILLE, Georges. *El erotismo.* Barcelona: Tusquets Editores, 1988.
BATESON. In: ZAMPIERI, Ana Maria Fonseca (1996). *Sociodrama construtivista da AIDS.* Campinas: Psy, 1980.
BATTEN, Mary. In: GREENSHAW, Theresa. *Alquimia do amor e do tesão. Como os hormônios sexuais determinam quem, quando e com que frequência nós amamos.* Rio de Janeiro: Record, 1995.
BATTEN, Mary. *Estratégias sexuais: como as fêmeas escolhem seus parceiros.* Tradução: Raquel Mendes. Rio de Janeiro: Rosa dos Tempos, 1995.
BAULEO, A. *Ideología, grupo y família.* Buenos Aires: Kargieman, 1974.
BAUR, Susan. *A hora íntima: amor e sexo na psicoterapia.* Tradução: A. B. Pinheiro de Lemos. Rio de Janeiro: Imago, 1997.
BEACH, Frank A. *Human sexuality in four perspectives.* Baltimore: Johns Hopkins University Press, 1976.
BEAUVOIR, Simone de. *The second sex.* Trans. H. M. Parshley. Nova York: Bantam, 1952.
_____. *Cartas a Nelson Algren: um amor transatlântico, 1947-1964.* Tradução: Márcia Neves Teixeira, Antonio Carlos Austregesylo de Athayde. Rio de Janeiro: Nova Fronteira, 2000.
BECK, Judith S. *Terapia cognitiva: teoria e prática.* Tradução: Sandra Costa. Porto Alegre: Artes Médicas, 1997.
BEILLEVAIRE, Patrick (C.N.R.S. Paris); Carmem Bernand (Paris.X), Thierry Bianquinis (Lions.I), Henri Bresc (Paris.X) André Burguiére (E.H.E.S.S. Paris) Michel Cartier. *História da família, mundos longínquos, mundos antigos.* 1º vol. São Paulo: Nova Fronteira,1999.
BENJAMIN, Forcano. *Nova ética sexual.* Tradução: Nelson Canabarro. São Paulo: Musa, 1996.
BENJAMIN, Jessica. *Sujetos iguales, objetos de amor: ensayos sobre el reconocimiento y la diferencia sexual.* Tradução: Jorge Piatigorsky. Buenos Aires: Paidós, 1997.
BENSHOOF, L. E.; THORNHILL, R. The evolution of monogamy and condealed ovulation in humans. *Journal of Social and Biological Structures* 2:95.106, 1997. Londres.
BERER, Marger. *La mujer y el HIV/SIDA. Women and HIV/AIDS.* Londres: Boob Project, 1993.
BERGER, M.; WALLIS, B.; WATSON, S. (org.). *Constructing masculinity.* Nova York, Londres: Routledge, 1994.
BERGER, P. L.; LUCKMANN, T. *A construção social da realidade.* 6ª. ed. Petrópolis: Vozes, 1985.
BERMÚDEZ Q., Suzy. *El sexo bello: la mujer y la família durante el olimpo radical.* Bogotá: Ediciones Uniandes, 1993.
BERQUÓ, E. et al. *Comportamento sexual da população brasileira e percepção sobre HIV e AIDS.* São Paulo: CEBRAP, CNDST e AIDS.MS, 1999
BETZIG, Laura L. Causes of conjugal dissolution: a cross cultural study. Nova York: *Current Anthropology* 30:654.76, 1989.
BIANCARELLI, A.; LAMBERT, P. Brasileiro faz sexo mais cedo, bebe antes da relação e não usa camisinha. *Folha de S. Paulo*; 3º Caderno, p. 1, 21.09.99, São Paulo.

BIANCO (1988). In: *O prazer e o pensar: orientação sexual para educadores e profissionais de saúde.* São Paulo: Editora Gente, 1999.

BLANC, M. *Os herdeiros de Darwin.* São Paulo: Página Aberta, 1994.

BLEIER, Ruth. *Science and gender.* Nova York: Pergamon Press, 1984.

BLY, R.; IRON, John. *A book about men.* Nova York: Vintage Books, 1991.

BODEN, Margaret A. *Dimensões da criatividade.* Tradução: Pedro Theobald. Porto Alegre: Artes Médicas, 1999.

BOECHAT, Walter. *O masculino em questão.* Petrópolis: Vozes, 1997.

BOGDAN, R.; BIKLEN, S. *Qualitative research for education.* Boston: Allyn y Bacon, 1982.

BOLEN, J. S. *A deusa e a mulher: nova psicologia das mulheres.* São Paulo: Paulus, 1990.

BOLUIN, C. B.; CHIMOT, E.; LAURENE, J. *AIDS, informações e prevenção.* São Paulo: Summus, 1987.

BONAVENTURE, J. *Variações sobre o tema mulher.* São Paulo: Paulus, 2000.

BONTEMPO, M. *AIDS, esclarecimento global e uma abordagem alternativa.* São Paulo: Hermos, 1987.

BOURDIEU, P.; WACQUANT, L. *Respuestas por una antropología reflexiva.* México: Grijalbo, 1995.

BRAD, Harry. In: FISHER, Helen. *Anatomia do amor. A história natural da monogamia, do adultério e do divórcio.* São Paulo: Eureka, 1995.

BRANDEN, Nathaniel. *A psicologia do amor: o que é o amor, por que ele nasce, cresce e às vezes morre.* Tradução: Monica Braga. Rio de Janeiro: Record / Rosa dos Tempos, 1998.

BREITMAN, Stella; PORTO, Alice Costa. *Mediação familiar: uma intervenção em busca da paz.* Porto Alegre: Criação Humana, 2001.

BRENDLER, John; SILVER, Michael; HABER, Madlynn; SARGENT, John. *Doença mental, caos e violência: terapia com famílias à beira da ruptura.* Tradução: Rose Eliane Starosta. Porto Alegre: Artes Médicas, 1994.

BRENOT, Philipe. *Elogio da masturbação.* Tradução: Lidia Amaral. Rio de Janeiro: Rosa dos Tempos, 1998.

BROMBERG, Maria Helena P. F. *A psicoterapia em situações de perdas e luto.* Campinas: Psy, 1994.

BROMBERG, Maria Helena P. F.; KOVÁCS, Maria Júlia; CARVALHO, M. *Vida e morte: laços da existência.* São Paulo: Casa do Psicólogo, 1996.

BROVERMAN, I. K.; VOGEL, S. R.; BROVERMAN, D. M. Sex-role stereotypes: a current appraisal. *Journal of Social Issues* 28 (2), pp. 59-78. Nova York, 1972.

BROWN, Emily. *Patterns of infidelity and their treatment.* Nova York: Brunner Mazel Publishers, 1991.

BROWNMILLER, Susan. *Femininity.* Nova York: Fawcett Columbine, 1984.

BRUCKENER, Pascal; FINKIELKRAUT, Alain. *El nuevo desorden amoroso.* Barcelona: Editorial Anagrama, 1997.

BRUN, Gladis. *Bem-me-quer, mal-me-quer: retratos do divórcio.* Rio de Janeiro: Record, 2001.

BRUNS, M. A. T.; GRASSI, M. V. F. C. Mulher e sexualidade: o desejo da continuidade. *Revista Brasileira de Sexualidade Humana.* Vol. 4, n² 1, pp. 88-103. São Paulo: Iglu, 1993.

BRUSCHINI, Maria Cristina Aranha (org.). *Sexo e juventude. Como discutir a sexualidade em casa e na escola.* São Paulo: Cortez, 1993.

BUBER, Martin. *Eu e tu.* São Paulo: Cortez e Moraes, 1977.

BULLOUGH. In: GREGERSEN, Edgar. *Costumbres sexuales.* Barcelona: Filio S.A, 1988.

BURIN, Mabel; MONCARZ, Esther; VELÁSQUEZ, Susana. *El malestar de las mujeres: la tranquilidad recetada*. Buenos Aires: Paidós, 1991.

BURIN, Mabel; MELER, Irene. *Género y familia. Poder, amor y sexualidad en la construcción de la subjetividad*. Buenos Aires: Paidós, 1998.

BUSS, David M. *A paixão perigosa. Por que o ciúme é tão necessário quanto o amor e o sexo*. Tradução: Myriam Campello. Rio de Janeiro: Objetiva, 2000.

BUSS, D. M.; SCHMITT, D. P. Sexual strategies theory: an evolutionary perspective on human mating. *Psychological Review*, 100, 204.32. Nova York, 1993.

BUSTOS, Dalmiro Manuel. *Nuevos rumbos en psicoterapia psicodramática*. Buenos Aires: Editorial Momento, 1985.

_____. *Perigo... amor à vista! Drama e psicodrama de casais*. São Paulo: Aleph, 1990.

BUTLE, Robert N.; LEWIS, Myrna I. *Sexo e amor na terceira idade*. 2ª ed. São Paulo: Summus, 1985.

CAHILL, Lisa Sawle. *Mulheres e sexualidade*. Tradução: Suely Mendes Brasão. São Paulo: Paulinas, 1998.

CAILÉ, Philippe. *Um e um são três: o casal se auto-revela*. Tradução: José de Souza, Mello Werneck. São Paulo: Summus, 1994.

CALDERONE, Mary; JOHNSON, Eric. *The family about sexuality*. Nova York: Harper and Row, 1989.

CAMARGO, Ana Maria Faccioli de. *A AIDS e a sociedade contemporânea: estudos e histórias de vida*. São Paulo: Letras & Letras, 1994.

CAMARGO JÚNIOR, K. R. *As ciências da AIDS e a AIDS das ciências*. Rio de Janeiro: Relume Dumará. ABIA, IMS. UERJ., 1994.

CAMPBELL, C. Male gender roles and sexuality: implications for women's AIDS risk and prevention. *Social Science and Medicine* 41 (2): 197.210. Nova York, 1995.

CANELLA, Paulo R. B. *Liberdade e repressão sexual*. Textos do I Encontro Nacional de Sexologia. Rio de Janeiro: CEICH, 1994.

Cânticos de Salomão. In: *Bíblia sagrada*. São Paulo: Paulinas, 1976.

CAPELLANUS, Andreas. *The art of courtly love*. Nova York: Frederick Ungar Publishing, 1982.

CAPOVILLA, Ana Maria; GOULART, Horácio; BASTOS, Suely. *Amor e sexualidade no ocidente: edição especial da revista L'Historie*, Seuil. Porto Alegre: L&PM, 1992.

CAPRA, F. *Sabedoria incomum*. São Paulo: Cultrix, 1988.

CARIDADE, Amparo. *Sexualidade: corpo e metáfora*. São Paulo: Iglu, 1997.

CAROTENUTO, Aldo. *Eros pathos: matices del sufrimiento en el amor*. Santiago: Cuatro Vientos Editorial, 1996.

CARATOZZOLO, Domingo. *La pareja pasional en la posmodernidad: del desinterés a la violencia*. Buenos Aires: Amarrotu, 1996.

CARTER, B.; MCGOLDRICK, M. *As mudanças no ciclo da vida familiar. Uma estrutura para terapia familiar*. Porto Alegre: Artes Médicas, 1995.

CARVALHO, H. Bíblia e sexualidade: o texto no seu contexto. *Revista Brasileira de Sexualidade Humana*. Vol. 12, nº 1, pp. 26-46, São Paulo: Iglu, 2001.

CARVALHO, Renato Paiva. *Sexo e casamento: o natural e o obrigatório: uma história de guerreiros e escravas*. São Paulo: Iglu, 1995.

CASTELO DE ALMEIDA, W. *Psicoterapia aberta. O método do psicodrama*. São Paulo: Ágora, 1988.

CASTRO, Carmen Torres; CASTRO, Maria Concepción Torres. *Construyendo nuestra sexualidade: guia para padres y maestros*. Barcelona: Editorial Gedisa, 1998.

CASTRO, Francisco Lion de. *Ritos de passagem*. Coordenação de Jean Holm e John Bowker. América: Publicações Europa, 1994.

CAVALCANTI, Ricardo da Cunha. Sexualidade do homem na terceira idade. *Revista Brasileira de Sexualidade Humana*. SBRASH. Vol. I, nº 2, pp. 39-49. São Paulo: Iglu, 1990.

CAVALCANTI, Ricardo C.; VITIELLO, Nelson. *Sexologia*. Textos do I Encontro Nacional de Sexologia. 2ª ed. Rio de Janeiro: CEICH, 1994.

CENCILLO, Luis. *Sexo, comunicación y símbolo*. Barcelona: Antropos, 1993.

CERVENY, Ceneide Maria de Oliveira. *A família como modelo: desconstruindo a patologia*. Campinas: Psy II, 1994.

CHALKER, Rebeca. *A verdade sobre o clitóris: o mundo secreto ao alcance da sua mão*. Tradução: Cristina Serra. Rio de Janeiro: Imago, 2001.

CHASSEGUET SMIRGEL, J. *Sexualidade feminina*. Porto Alegre: Artes Médicas, 1988.

CHAUÍ, Marilena. *A repressão sexual*. 12ª ed. São Paulo: Brasiliense, 1991.

CHIA, Mantak; ARAVA, Douglas. *O orgasmo múltiplo do homem: os segredos do prazer prolongado*. Tradução: Sylvia Bello. Rio de Janeiro: Objetiva, 1996.

CHOPRA, Deepak. *Cuerpos sin edad. Mentes sin tiempo*. Buenos Aires: Javier Vergara Editor, 1994.

CLARK, R. D. The impact of AIDS on gender differences in willingness to engage in casual sex. *Journal of Applied Social Psychology*, 20, 771.82. Nova York, 1990.

CLARK, R. D.; HATFIELD, E. Gender differences in receptivity to sexual offers. *Journal of Psychology and Human Sexuality*, 2, 39.55. Nova York, 1989.

CLÁUDIO, Victor; MATEUS, Maria. *SIDA: eu e os outros*. Lisboa: Climepsi Editores, 2000.

CLEARY, Thomas. *O essencial do alcorão*. Tradução: Leila V. B. Gouvêa. São Paulo: Nova Cultura, 1993.

COLUMBUS, Renaldus. In: *O prazer e o pensar: orientação sexual para educadores e profissionais de saúde*. São Paulo: Gente, 1999.

COMFORT, Alex. *Os prazeres do sexo*. São Paulo: Martins Fontes, 1988.

CONOR, Dagmar O'. *Como fazer amor com a mesma pessoa por toda vida e continuar gostando*. Rio de Janeiro: Rosa do Tempo.

COREY, M. A. *Adultério: por que os homens traem?* São Paulo: Mercuryo, 1992.

CORRÊA, Mariza. *Repensando a família patriarcal brasileira. Notas para o estudo das formas de organização familiar no Brasil*. São Paulo: Brasiliense, 1982.

CORRÊA, M. V. *A medicalização da sexualidade*. Série Estudos em Saúde Coletiva, nº 11. Rio de Janeiro: IMS, UERJ, setembro de 1992.

COSTA, C.; KATZ, G. et al. *Dinâmica das relações conjugais*. Porto Alegre: Artes Médicas, 1992.

COSTA, Gley P. *Conflitos da vida real*. Porto Alegre: Artes Médicas, 1997.

_____. *A cena conjugal*. Porto Alegre: Artes Médicas, 2000.

COSTA, Jurandir Freire. *A ordem médica, sexualidade e culpa*. Rio de Janeiro: Rosa dos Ventos, 1993.

_____. *Ordem médica e norma familiar*. Rio de Janeiro: Graal, 1989.

_____. *Sem fraude nem favor. Estudos sobre o amor romântico*. Rio de Janeiro: Rocco, 1999.

COSTA, M. *Sexo: dilema do homem*. São Paulo: Gente, 1993.

COSTA, Ronaldo Pamplona. *O amor homossexual*. In: COSTA, Moacir (org.). *Amor e sexualidade; a resolução dos conceitos*. São Paulo: Gente, 1994.

_____. *Os onzes sexos. As múltiplas faces da sexualidade humana*. São Paulo: Gente, 1994.

COSTA e RODRIGUES, J. In: *O prazer e o pensar: orientação sexual para educadores e profissionais de saúde*. São Paulo: Gente, 1999.

COWAN, Connell; KINDER, Melvyn. *Mulheres inteligentes, escolhas insensatas: como encontrar os homens certos. Como evitar os errados.* Tradução: Alfredo Barcellos. Rio de Janeiro: Rocco, 1986.

CRAMER, B. *Segredos femininos de mãe para filha.* Porto Alegre: Artes Médicas, 1997.

CUCHIARRI, S. *The gender revolution and the transition from bisexual horde to patrilocal band: the origins of gender hierarchy.* Cambridge: University Press, 1981.

CUSCHNIR, Luiz. *Feminina. Masculino.* Rio de Janeiro: Rosa dos Tempos, 1992.

CUSCHIR, Luiz; JR. MARDEGAN, Elyseu. *O homem e suas máscaras.* Rio de Janeiro: Campus, 2001.

CZECHOWSKY, Nicole. *A fidelidade: um horizonte, uma troca, uma memória.* Tradução: Moacyr Gomes Jr. Porto Alegre: L&PM, 1992.

D'ASSUMPÇÃO, Evaldo Alves. *Os que partem os que ficam.* Belo Horizonte: O Lutador, 1987.

D'INCAO, M. A. (org.). *Amor e família no Brasil.* São Paulo: Contexto, 1989.

DARWIN, Charles. *The origin of species.* Londres: Murray, 1859.

_____. *The descent of man and selection in relation to sex.* Londres: Murray, 1871.

DATTILIO, Frank M. *Terapia cognitiva com casais.* Tradução: Dayse Batista. Porto Alegre: Artes Médicas, 1995.

DEL PINO, Carlos. *El arte de ensoñar.* México: Editorial Diana, 1994.

DELVIN, Dr. David. *Relatório Delvin sobre sexo sem perigo (na era da AIDS).* Tradução: Terezinha Batista dos Santos. Rio de Janeiro: Record, 1992.

DENZING, Normar K.; LINCONL, Yvonna F. *Hand book. Qualitativy research.* Nova York: Sage Publications, 1994.

DESPRATS, Catherine. *A psicologia da vida sexual.* Tradução: Marina Appenzeller. Campinas: Papirus, 1994.

DESSER, Nanete Ávila. *Adolescência, sexualidade e culpa: um estudo sobre a gravidez precoce nas adolescentes brasileiras.* Rio de Janeiro: Rosa dos Tempos, 1993.

DI LEONARDO, M. *Gender at the crossroads of knowledge: feminist anthropology in the postmodern era.* Berkley: University of California Press, 1991.

DIAS, Victor Roberto Ciacco da Silva. *Análise psicodramática. Teoria da programação cenestésica.* São Paulo: Ágora, 1994.

DIDIER, Anzieu. *Psicodrama analítico.* Tradução: Maria Tereza Rezende Costa. Rio de Janeiro: Campus, 1981.

_____. *O grupo e o inconsciente. O imaginário grupal.* Tradução: Anette Fuks e Hélio Gurovitz. São Paulo: Casa do Psicólogo, 1993.

DIRANI, Z. *O despertar da mulher e o despertar do homem.* Petrópolis: Espaço e Tempo, 1986.

DIXON, M, R.; WESSERHEIT, J. *The culture of silence. Reproductive tract infection among women in the third world.* Nova York: IWHC, 1994.

DONSON, Betty. In: EGYPTO, Antonio Carlos; ANDRADE, Augusto Simonetti. *O prazer e o pensar: orientação sexual para educadores e profissionais de saúde.* São Paulo: Gente, 1999.

DONZELOT, P. *A polícia das famílias.* São Paulo: Summus, 1991.

DUARTE, L. F. *Muita vergonha, pouca vergonha: sexo e moralidade entre classes trabalhadoras urbanas.* In: LOPES, J. S. (org.). *Cultura e identidade operária.* UFRJ. Rio de Janeiro: Marco Zero, 1986.

DUBY, Georges; PERROT, Michele. *Historia de las mujeres en occidente.* Espanha: Taurus Editores, 1992.

ECO, H. *Como se faz uma tese.* São Paulo: Perspectiva, 1977.

Éditions de la Réunion des Musées Nationaux. Paris: Musée d' Orsay, 2001.

EGYPTO, Antonio Carlos; ANDRADE, Augusto Simonetti. *O prazer e o pensar: orientação sexual para educadores e profissionais de saúde*. São Paulo: Gente, 1999.

EIGUER, Alberto. *Um divã para a família. Do modelo grupal à terapia familiar psicanalítica*. Porto Alegre: Artes Médicas, 1989.

ELKAIM, Mony (org.). *Panorama das terapias familiares*. Vols. I e II. São Paulo: Summus, 1994.

ELKAIM, Mony. *Se você me ama, não me ame: abordagem sistêmica em psicoterapia familiar e conjugal*. Campinas: Papirus, 1990.

ELLIS, Havelock. *Studies in the psychology of sex*. Nova York: Modern Library, 1942.

_____. *The psychology of sex*. Nova York: Ray Long and Richard R. Smith, 1993.

ESKAPA, S. *Woman versus woman: the extra marital affair*. Londres: Danbury, CT.: Franklin Watts, 1984.

EVATT, Cris. *Lados opostos da cama: respostas para quem busca entender as diferenças entre homens e mulheres*. São Paulo: Ágora, 1997.

EWING, Doris W.; SCHACHT, Steven P. *Feminism and men: reconstrucing gender relations*. Nova York: New York University Press, 1998.

FAGUNDES, Tereza Cristina Pereira Carvalho; PASSOS, Elizete Silva. *Ensaios sobre: gênero e educação*. Salvador: UFBA, 2001.

FALCONET, G.; LEFAUCHEUR, N. *A fabricação de machos*. Rio de Janeiro: Zahar, 1997.

FANG-CHUNG-SHU. *A arte chinesa do amor*. Rio de Janeiro: Ediouro, 1992.

FARACO, Sérgio. *Livro das cortesãs*. Porto Alegre: L&PM, 1997.

FAREWELL, Nina. *O sexo infiel*. Rio de Janeiro: Casa Editora Vecchi, 1999.

FARTING, C. F.; BROWN, S. E.; STAUGHTON, R. C. D.; CREAM, J. J.; MUHLEMANN, M. *A colour atlas of AIDS*. Londres: General Editor, 1986.

FAUSTO-STERLING, A. *Myths of gender*. Nova York: Basic Books, 1992.

FERRARI, Dalka C. A.; VECINA, Tereza C. C. *O fim do silêncio na violência familiar: teoria e prática*. São Paulo: Ágora, 2002.

FIGUEIRÓ, Mary Neide Damico. *Educação sexual: retomando uma proposta, um desafio*. Londrina: UEL, 1996.

FIRPO, Arturo R. *Amor, familia y sexualidad*. Barcelona: Argot, 1994.

FISHER, Helen. *The sex contract. The evolution of human behavior*. Nova York, William Morrow, 1982.

_____. *A anatomia do amor. História natural da monogamia, do adultério e do divórcio*. Rio de Janeiro: Eureka, 1995.

FISHER, R. A. *The genetic theory of natural selection*. Oxford: Clarendon Press, 1930.

FISHMAN, Barbara Miller; ASHNER, Laurie. *Ressonância, a nova química do amor. Como criar um relacionamento que lhe dá a intimidade e a independência que você sempre quis*. Tradução: Pedro Ribeiro. Rio de Janeiro: Rocco, 1999.

FISHMAN, H. Charles. *Terapia estrutural intensiva, tratando famílias em seu contexto social*. Porto Alegre: Artes Médicas, 1998.

FLANDRIN, Jean Louis. *O sexo e o Ocidente; evolução das atitudes e dos comportamentos*. São Paulo: Brasiliense, 1988.

_____. *A vida sexual dos casados na sociedade antiga*. In: ARIÈS, Philippe; BÉJIN, André, (orgs.). *Sexualidades ocidentais*. 3ª ed. São Paulo: Brasiliense, 1981.

_____. *Famílias; parentesco, casa e sexualidade na sociedade antiga*. Lisboa: Estampa, 1992.

FOLEY, V. *O nascimento da medicina social.* Porto Alegre: Artes Médicas, 1990.
FONSECA FILHO, José de Souza. *Psicodrama da loucura.* São Paulo: Ágora, 1980.
_____. *Sexualidade.* Trabalho apresentado na Sociedade de Psicodrama de São Paulo. São Paulo, 1992.
_____. *Psicoterapia da relação: elementos de psicodrama contemporâneo.* São Paulo: Ágora, 2000.
FORD, C. S.; BEACH, F. A. *Patterns os sexual behavior.* Nova York: Harper & Row, 1951.
FOSSUM, A. R.; ELAM, C. L.; BROADDUS, D. A. Family therapy in family practice: a solution to psychosocial problems? *Journal of Family Practice* 15, 461. Nova York, 1982.
FOUCALT, Michel. *A história da sexualidade.* Rio de Janeiro: Graal, 1974.
_____. *A história da sexualidade. O uso dos prazeres.* 6ª ed. Rio de Janeiro: Graal, 1990.
_____. *A história da sexualidade. A vontade de saber.* 11ª ed. Rio de Janeiro: Graal, 1993.
_____. *Microfísica do poder.* Rio de Janeiro: Graal, 1979.
_____. *O nascimento da medicina social.* Rio de Janeiro: Graal, 1979.
_____. *As palavras e as coisas: uma arqueologia das ciências humanas.* Tradução: Salma Tannus Muchail. 6ª ed. São Paulo: Martins Fontes, 1992.
_____. *Em defesa da sociedade: curso no Collége de France.* Tradução: Maria Ermantina Galvão. São Paulo: Martins Fontes, 1999.
_____. *Um diálogo sobre os prazeres do sexo: Nietzsche, Freud e Marx: Theatrum Philosoficum.* São Paulo: Landy, 2000.
FOX KELLER, Evelyne. *The gender, science system or, is sex to gender as nature is to science?* Nancy Tuana: Indiana University Press, 1989.
FOZ, Thomas C. *Sexuality and catholicism.* George Braziller (1988). XI Conference of AIDS, Vol. II. Vancouver, 1995.
FRAIMAM, Ana Perwin. *Sexo e afeto na terceira idade: aquilo que você quer saber e não teve com quem conversar.* São Paulo: Gente, 1994.
FREYRE, Gilberto. *Casa grande & senzala. Formação da família brasileira sob o regime da economia patriarcal.* Rio de Janeiro: José Olympio, 1977.
FRIEDMAN; Des Jarlais. In: CLÁUDIO, Victor; MATEUS, Maria. *SIDA: eu e os outros.* Lisboa: Climepsi Editores, 2000.
FRITJOF, Capra. *Uma nova compreensão científica dos sistemas vivos. A teia da vida.* São Paulo: Cultrix, 1996.
FROMM, Erich. *A arte de amar.* São Paulo: Martins Fontes, 2000.
FRY, P. *Para inglês ver: identidade e política na cultura brasileira.* Rio de Janeiro: Zahar, 1982.
FUCS, Gilda Bacal. *Homem mulher: encontros e desencontros.* Rio de Janeiro: Rosa dos Tempos, 1993.
FURLANI, Jimena. *A biologia e a sexualidade. Uma discussão sob a ótica da evolução da espécie humana.* Belo Horizonte: Editora Universidade, 1996.
_____. *Mitos e tabus da sexualidade humana. Subsídios ao trabalho em educação sexual.* Florianópolis: Cepec, 1998.
FURNISS, Tilman. *Abuso sexual da criança: uma abordagem multidisciplinar, manejo, terapia e intervenção legal integrados.* Tradução: Maria Adriana Veríssimo Veronese. Porto Alegre: Artes Médicas, 1993.
GAARDER, Jostein. *Vita brevis. La carta de Floria Emilia a Aurélio Augustin.* Madri: Ediciones Siruela, 1997.
GABEL, Marceline. *Crianças vítimas de abuso sexual.* São Paulo: Summus, 1997.
GAGNON, J. H.; SIMON, W. *Sexual conduct.* Chicago: Aldine, 1942.
GALLO, R. *Caça ao vírus. Câncer e retrovírus humano.* São Paulo: Siciliano, 1991.

GAMBAROF, M. *Utopia da fidelidade.* Porto Alegre: Artes Médicas, 1991.

GIDDENS, Anthony. *As conseqüências da modernidade.* São Paulo: Unesp, 1991.

_____. *A transformação da intimidade. Sexualidade, amor e erotismo nas sociedades modernas.* São Paulo: Unesp, 1993.

_____. *Para além da esquerda e da direita: o futuro da política radical.* São Paulo: Unesp, 1996.

GIKOVATE, Flávio. *O homem: sexo frágil?* São Paulo: MG Editores Associados, 1989.

GIL, Antônio Carlos. *Como elaborar projetos de pesquisa.* 3ª ed. São Paulo: Atlas, 1991.

GIR, Elucir; MORIYA, Tokico Murakawa; FIGUEIREDO, Marco Antonio de Castro. *Práticas sexuais e a infecção pelo vírus da imunodeficiência humana.* Goiânia: AB, 1994.

GLASS, S. P. Voices of infidelity. *Psychology Today,* 36-78. jul./ago. Nova York, 1998.

GLICK, P. C. Marriage, divorce and living arrangements: prospective changes. *Journal of Social Issues* 5 (7). Nova York, 1984.

GOLDENBERG, Mirian. *A outra: estudos antropológicos sobre a identidade da amante do homem casado.* 7ª ed. Rio de Janeiro: Record, 1997.

GOLDENSON, Robert M.; ANDERSON, Kenneth N. *Dicionário de sexo.* São Paulo: Ática, 1989.

GOLDING, Mary McClure. *Doces lembranças de amor: Bob Goulding e a terapia da redecisão.* São Paulo: Gente, 1993.

GOLDMAN, Louis; GILMAR, Alfred. *As bases fisiológicas terapêuticas.* Rio de Janeiro: Guanabara Koogan, 1990.

_____. *As bases farmacológicas terapêuticas.* Rio de Janeiro: Guanabara Koogan, 1999.

GOLEMAN, Daniel. *Mentiras essenciais, verdades simples: a psicologia da auto ilusão.* Rio de Janeiro: Rocco, 1997.

GOMES, José Carlos V. *Manual de psicoterapia familiar.* Petrópolis: Vozes, 1987.

GONZÁLES Rey, Fernando Luis. *Pesquisa qualitativa em psicologia: caminhos e desafios.* São Paulo: Pioneira Thomson Learning, 2002.

GOODRICH, T. *Terapia feminista da família.* Porto Alegre: Artes Médicas, 1990.

GORDON, Richard. *A assustadora história do sexo.* Tradução: L. Alves; A. Rebello. Rio de Janeiro: Ediouro, 1997.

GRAVELLE, Karen; CASTRO, Nick; CASTRO, Chava. *O que está acontecendo aí embaixo? Respostas (que as meninas também gostariam de saber) a perguntas que os meninos acham difícil fazer.* Tradução: Bernardo Carvalho. São Paulo: Companhia das Letras, 2000.

GREENROCK, Peter. *Sexo: a energia transcendental.* São Paulo: Madras, 1997.

GREENSHAW, Theresa. *Alquimia do amor e do tesão. Como os hormônios sexuais determinam quem, quando e com que frequência nós amamos.* Rio de Janeiro: Record, 1998.

GREGERSEN, Edgar. *Práticas sexuais.* São Paulo: Roca, 1993.

_____. *Práticas sexuais. A história da sexualidade humana.* São Paulo: Rocco, 1993.

GROSSKOFF, D. *Sex and married woman.* Nova York: Limon and Schuster, 1983.

GRUSPUM, Haim. *Dos 70 aos 60. Uma novela familiar.* Rio de Janeiro: Marco Zero, 1995.

GUATTARI, F.; ROLNIK, S. *Cartografia do desejo.* Petrópolis: Vozes, 1996.

GUERRA, Marina Prista. *SIDA: implicações psicológicas.* Lisboa: Fim de Século Edições, 1998.

GUIMARÃES, R.; TAVARES, R. Saúde e sociedade no Brasil. Anos 80. Rio de Janeiro: Relume Dumará/Abrasci IMS/UERJ, 1994.

HALEY, Jay. Psicoterapia familiar, um enfoque centrado no problema. Belo Horizonte: Interlivros, 1979.

_____. Terapia não-convencional. São Paulo: Summus, 1991.

HALL, Roberta L. Male, female diferences: a biocultural perspective. Nova York: Praeger, 1985.

HANAN, J. A percepção social da AIDS. Raízes do preconceito e da discriminação. Rio de Janeiro: Revinter, 1994.

HARTMAN, William; FITHIAN, Marilyn. In: EGYPTO, Antonio Carlos; ANDRADE, Augusto Simonetti. O prazer e o pensar: orientação sexual para educadores e profissionais de saúde. São Paulo: Gente, 1999.

HATEM, Y. I. Como enlouquecer uma mulher... e fazê-la subir pelas paredes. Tradução: Braúlio Tavares. São Paulo: Nova Fronteira, 1993.

HEILBORN, M. L; GOUVEIA, P. F. Marido é tudo igual: mulheres populares e sexualidade no contexto da AIDS. In: BARBOSA, R.; PARKER, R. Sexualidades pelo avesso. São Paulo: Editora 34, 1999.

HEILBORN, Maria Luiza. O que faz um casal, casal? Conjugalidade, igualitarismo e identidade sexual em camadas médicas urbanas. In: RIBEIRO, I.; RIBEIRO, A.C. (orgs.). Famílias em processos contemporâneos: inovações culturais na sociedade brasileira. São Paulo: Loyola, 1999.

_____. Sexualidade. O olhar das ciências sociais. Rio de Janeiro: Zahar, 1999.

HEIMAN, Julia; LOPICOLLO, Joseph. Descobrindo o prazer: uma proposta de crescimento sexual para a mulher. São Paulo: Summus, 1992.

HELMAN, C. G. Cultura, saúde e doença. Porto Alegre: Artes Médicas, 1994.

HENNING, M.; JARDIM, A. The managerial woman. Nova York: Garden City. Anchor, Doubleday, 1977.

HÉRITIER, F. La pensée de la différence. Paris: Odile Jacob, 1996.

HERSEY, Paul; BLANCHARD, Kenneth H. Psicologia para a vida familiar. Uma abordagem situacional. São Paulo: Pedagógica e Universitária, 1978.

HEYN, D. The erotic silence of the American wife. Nova York: Randon House, 1992.

HIGHAWATER, Jamake. Mito e sexualidade. Tradução: João Alves dos Santos. São Paulo: Saraiva, 1992.

HITE, Shere. Hite Report. Nova York: Randon House, 1992.

HODGKINSON, Liz. El sexo no es obligatorio. Buenos Aires: Javier Editores, 1988.

HOFFMAN, Lynn. Fundamentos de la terapia familiar. Un marco conceptual para el cambio de sistemas. México: Fondo de Cultura Económica, 1981.

HOLMES, Paul; KARP, Marcia. Psicodrama: inspiração e técnica. Tradução: Eliana Araujo Nogueira do Vale. São Paulo: Ágora, 1992.

HSUAN TSAI SU-UN. Os pontos do prazer. Tradução: Reinaldo Guarany. Rio de Janeiro: Record, 1981.

HUDSON, Patrícia O'Hanlon; HUDSON, William O'Hanlon. Reescrevendo histórias de amor: terapia breve para casais. Tradução: Maria Carbajal e Magda Lopes. Campinas: Psy II, 1995.

HUIZINGA, J. Homo ludens. Buenos Aires: Emecé, 1968.

HUNT, Morton M. Sexo: teoria e prática. São Paulo: Ibrasa, 1974.

HURLBERT, D. F.; WHITAKKER, K. E. The role of masturbation in marital and sexual satisfaction: a comparative study of female masturbators and nonmasturbators. Journal of Sex Education and Therapy 17, nº 4 pp. 272-282. Nova York, 1991.

ISAACS, Marla B.; MONTALVO, Braulio; ABELSOHN, David. *Divorcio difícil: terapia para los hijos y la familia.* Buenos Aires: Amorrou, 1995.

ITURRA, Raúl. *O saber sexual das crianças. Desejo-te porque te amo.* Porto: Afrontamento, 2000.

IYDA, M. *Cem anos de saúde pública. A cidadania negada.* São Paulo: Unesp, 1993.

JABLONSKI, Bernardo. *Até que a vida nos separe: (a crise do casamento contemporâneo).* Rio de Janeiro: Agir, 1991.

MORIN, Jack. *A mente erótica. Descobrindo as fontes internas da paixão e satisfações sexuais.* Rio de Janeiro: Rocco, 1998.

JAGGAR, Alison; BORDO, Susan. *Gênero, corpo e conhecimento.* Rio de Janeiro: Rosa dos Tempos, 1988.

JANKOWIAK, W. *Romantic passion: a universal experience?* Nova York: Columbia University Press, 1995.

JEAN, Louis Flandrin. *Famílias, parentesco, casa e sexualidade na sociedade antiga.* São Paulo: Estampa, 1995.

JELLOUSCHEK, H. *Sêmele, Zeus e Hera. O papel da amante no triângulo amoroso.* São Paulo: Cultrix, Editora.

JONES, H. James. *Alfred C. Kinsey. A public/private life.* www.Norton&Company Inc. Londres: 1997.

JOYCE, James (1914). In: EGYPTO, Antonio Carlos; ANDRADE, Augusto Simonetti (1999). *O prazer e o pensar: orientação sexual para educadores e profissionais de saúde.* São Paulo: Gente, 1999.

JUDY, S. H. *Curando a alma masculina.* São Paulo: Paulus, 1992.

KAHN; Davis (s/d). In: *O prazer e o pensar: orientação sexual para educadores e profissionais de saúde.* São Paulo: Gente, 1999.

KAPLAN, Helen Singer. *Transtornos do desejo sexual: regulação disfuncional da motivação sexual.* Tradução: Jussara N.T. Burnier. Porto Alegre: Artes Médicas, 1999.

KASLOW, Florence W.; SCHWARTZ, Lita Linzer. *As dinâmicas do divórcio: uma perspectiva de ciclo vital.* Tradução: Magda Lopes, Maria Carbajal. Campinas: Psy, 1995.

KATZ, Jonathan Ned. *A invenção da heterossexualidade.* Tradução: Clara Fernandes. Rio de Janeiro: Ediouro, 1996.

KEENEY Bradford; ROSS, Jeffrey. *Construcción de terapias familiares sistémicas "espiritu" en la terapia.* Buenos Aires: Amorroutu Editores, 1993.

KELEMAN, Stanley. *Amor e vínculos.* Tradução: Maya Hantower I. São Paulo: Summus, 1996.

KELLOGG, J. H. (2000) In: MABEL, Burin; MELER, Irene. *Género y familia: poder, amor y sexualidad en la construcción de la subjetividad.* Buenos Aires: Paidós, 1998.

KEMBERG, Otto. *Relaciones amorosas: normalidad y patología.* Buenos Aires: Paidós, 1995.

KINDER, Melvyn; COWAN, Conell. *Maridos e mulheres: a destruição dos mitos conjugais. A intensificação do amor e do desejo.* Tradução: de Elisabeth Lissovsky. Rio de Janeiro: Rocco, 1990.

KINSEY, Alfred Charles; MARTIN, C.; POMEROY, W. *Sexual behavior in the human female.* Filadélfia: W. B. Saunders, 1953.

KINSEY, Alfred, et al. *Sexual behavior of the human female.* W.B. Saunders. Filadélfia: 1953.

KIRSCH, Jonathan. *As prostitutas na Bíblia: algumas histórias censuradas.* Rio de Janeiro: Rosa dos Tempos, 1988.

KITZINGER, Sheila. *La mujer y su experiencia sexual.* Quito: Círculo de Lectores, 1985.

KLEIN, F. *The bisexual option.* Nova York: The Haworth Press, 1993.

KOLODNY, R.C. *Manual de medicina sexual.* São Paulo: Manole, 1982.

KOSNIK, A. et al. *A sexualidade humana.* Petrópolis: Vozes, 1982.

KOSNIK, Carrol, Cunningham, Modras, Schulte. *Human sexuality: new directions in american catholic thougth.* Nova York: Paulist Press, 1997.

KOVACS, M. J. *Morte e desenvolvimento humano.* São Paulo: Casa do Psicólogo, 1991.

KRAFFT, Ebing Richard von. *Psycopathia sexualis.* Paris: Payot, 1950.

KUBLER Ross, E. *AIDS, o desafio final.* São Paulo: Best Seller, 1987.

_____. *Sobre a morte e o morrer.* São Paulo: Martins Fontes, 1991.

KUPSTAS, Márcia (org.). *Violência em debate.* Coleção Polêmica: Série debate na escola. São Paulo: Moderna, 1997.

KUSNETZOFF, Juan Carlos. *A mulher sexualmente feliz.* 5ª ed. Rio de Janeiro: Nova Fronteira, 1988.

_____. *O homem sexualmente feliz.* São Paulo: Nova Fronteira, 1988.

_____. *Sexuário: perguntas e respostas para homens e mulheres.* Rio de Janeiro: Nova Fronteira, 1993.

LA BARRE, W. *Culture In: context.* Durham: Duke University Press, 1980.

LACAZ, C. S. *AIDS: doutrina, aspectos iatrofilosóficos, infecções oportunistas associadas.* São Paulo: Larvier Editora de Livros, 1985.

LADAS, Alice Kahn. *O ponto G e outras descobertas sobre a sexualidade feminina.* Rio de Janeiro: Record, 1995.

LAGO, R. F. *Bissexualidade masculina: dilemas de construção de identidade sexual.* Dissertação de Mestrado em Saúde Coletiva. IMS, UERJ. Rio de Janeiro, 1999.

LASCH, Christopher. *Refúgio num mundo sem coração, a família: santuário ou instituição situada?* São Paulo: Paz e Terra, 1991.

LAZARUS, A. A. *Mitos conjugais.* Campinas: Editorial Psy, 1985.

LEERS, Frei Bernardino. *Família, casamento, sexo.* Petrópolis: Vozes, 1992.

LEIBOWITCH, J. *Um vírus estranho de origem desconhecida.* Rio de Janeiro: Record, 1986.

LÉON, Guadalupe. *Del encubrimento a la impunidad: diagnóstico sobre violência de género.* Quito: Ceime, 1995.

LERER, Maria Luisa. *La ceremonia del encuentro.* Buenos Aires: Paidós, 1994.

LÉVIS-STRAUSS, C. (1949). In: MABEL, Burin; MALER, Irene. *Género y família. Poder, amor y sexualidad en la construcción de la subjetividad.* Buenos Aires: Paidós, 1998.

LÉVIS-STRAUSS, C. *Antropologia estrutural.* Rio de Janeiro: Tempo Brasileiro, 1975.

LEWES (1992) In: CLÁUDIO, Victor; MATEUS, Maria. *SIDA: eu e os outros.* Lisboa: Climepsi Editores, 2000.

LIBERMAN, Robert P.; WHEELER, Eugenie G.; VISSER, Louis A. J. M. de; KUEHNEL, Julie; KUEHNEL, Timothy. *Manual de terapia de pareja: un enfoque positivo para ayudar a las relaciones con problemas.* Biblioteca de Psicología Desclée de Brouwer. Bilbao. Barcelona: 1987.

LIEBERMAN, S. *Transgenerational family therapy.* Londres: Croom Helm, 1979.

LIEPOWITZ, Michael (1983). *A química do amor.* In: Greenshaw, Theresa. *Alquimia do amor e do tesão. Como os hormônios sexuais determinam quem, quando e com que freqüência nós amamos.* Rio de Janeiro: Record, 1998.

LIMA, M. B. C. *AIDS/SIDA. Síndrome da imunodeficiência adquirida.* São Paulo: Record, 1986.

LINS, Regina Navarro. *A cama na varanda. Arejando nossas idéias a respeito de amor e sexo*. Rio de Janeiro: Rocco, 1999.

_____. *Conversas na varanda: um debate leve e provocante sobre a sexualidade brasileira*. Rio de Janeiro: Rocco, 1999.

LIPPMAN, Frierson (1987) In: CLÁUDIO, Victor; MATEUS, Maria. *SIDA: eu e os outros*. Lisboa: Climepsi Editores, 2000.

LOCKER, Sari. *Manual do sexo alucinante – Dicas infalíveis para fazer amor na era da ansiedade*. Rio de Janeiro: Record, 1997.

LOFTUS, Elizabeth F. The reality of repressed memories. *American Psychologist* 5:518.37. Nova York, 1993.

LONDOÑO, María Ladi. *Derechos sexuales y reproductivos. Los más humanos de todo los derechos*. Colombia: Talleres Graficos de Impresora Feriva, 1996

LORIUS, Cassandra. *Sexo Tântrico: como prolongar o prazer e atingir o êxtase espiritual*. Rio de Janeiro: Ediouro, 2000.

LOURO, Guaciara Lopes. *Gênero, sexualidade e educação: uma perspectiva pós-estruturalista*. Petrópolis: Vozes, 1997.

LOYOLA, M. A. *AIDS e Sexualidade. O ponto de vista das ciências humanas*. Rio de Janeiro: Relume Dumará, 1994.

_____. *Percepção e prevenção da AIDS no Rio de Janeiro*. In: LOYOLA, M. A. (org.) *AIDS e sexualidade: o ponto de vista das ciências humanas*. IMS, UERJ. Rio de Janeiro: Relume Dumará, 1994.

LOWEN, Alexander. *Alegria: a entrega ao corpo e à vida*. São Paulo: Summus, 1995.

_____. *Prazer: uma abordagem criativa da vida*. São Paulo: Círculo do Livro, 1995.

_____. *Amor e orgasmo: guia revolucionário para a plena realização sexual*. Tradução: Maria Sílvia Mourão Netto. São Paulo: Summus, 1988.

LUHMAN, N. *Amour comme passion. De la condification del'intimité*. Paris: Aubier, 1990.

MACEDO, Rosa Maria Stefanini. A mulher na família. *Cadernos da PUC. Psicologia*, nº 15. São Paulo: Educ, 1982.

_____. *Adolescence sexuality in Brazil. From mariage to abortion*. Anais do V World Family Therapy Congress. Amsterdã, 1993.

MADANES, Cloé. *Strategy family therapy*. San Francisco: Jossey Bass, 1981.

_____. *Sexo, amor e violência: estratégias para a transformação*. Campinas: Psy, 1997.

MADANES, Cloé; KEIM, James P.; SMELSER, Dinah. *Violência masculina*. Barcelona: Granica, 1997.

MAIRS, N. *Ordinary time: cycles in marriage, faith and renewal*. Boston: Beacon Press, 1993.

MALDONADO, Maria Tereza. *Psicologia da atração sexual*. Textos do I Encontro Nacional de Sexologia. Rio de Janeiro: CEICH, 1994.

_____. *Casamento: término e reconstrução*. Petrópolis: Vozes, 1987.

_____. *Histórias da vida inteira. Um guia para reflexão e trabalho de evolução pessoal para gente de todas as idades*. São Paulo: Saraiva, 1997.

MALINÓWSKI, B. *La vida sexual de los selvajes*. Madri: Morata, 1968.

MALRIEU, Philippe. *A construção do imaginário*. Tradução: Susana Sousa e Silva. Lisboa: Instituto Piaget, 1999.

MALTZ, Wendy; BOSS, Suzie. *No jardim do desejo: as fantasias sexuais femininas*. Tradução: Laura Lins. São Paulo: Mandarim, 1997.

MANN, J.; TARANTOLA, D. J.; NETTER, T. W. *A AIDS no mundo*. Abia, IMS, UERJ. Rio de Janeiro: Relume Dumará, 1992.

_____. *História social da* AIDS. Abia, IMS, UERJ. Rio de Janeiro: Relume Dumará, 1992.

MANTEGAZZA, P. *The sexual relations of mankind*. Nova York: Eugenics Publishing, 1935.

MARCANTONIO, Antonia Terezinha; SANTOS, Martha Maria dos; LEHFELD, Neide Aparecida de Souza. *Elaboração e divulgação do trabalho científico*. São Paulo: Atlas, 1993.

MARCUSE, Herbert. *Eros e civilização*. Rio de Janeiro: Zahar, 1967.

MARINEU, R. F. *Jacob Levy Moreno (1889) (1974) (1989). Pai do psicodrama, da sociometria e da psicoterapia de grupo*. São Paulo: Ágora, 1992.

MARRY, Batten. *Estratégias sexuais: como as fêmeas escolhem seus parceiros*. Tradução: Raquel Mendes. Rio de Janeiro: Record: Rosa dos Tempos, 1995.

MARTIN, E. G.; MORENO. J. L. *Psicologia do encontro*. São Paulo: Livraria Duas Cidades, 1978.

MARTIN, Peter A. *Manual de terapia de Pareja*. Buenos Aires: Amorrotu Editores, 1994.

MARTUSCELLO, C. *Família e conflito conjugal*. Rio de Janeiro: Livraria Francisco Alves, 1991.

MASTERS, W. J.; JOHNSON, V. E.; KOLODNY, R. C. *Heterossexualidade*. Rio de Janeiro: Bertrand Brasil, 1997.

MASTERS, William H.; JONHSON, Virginia E. *Human sexual response*. Boston: Little Brown, 1966.

MASTERTON, Graham. *Sexo seis vezes na semana: guia para um banquete sexual*. Tradução: Ricardo Silveira. Rio de Janeiro: Ediouro, 2000.

MATURANA, Humberto. *A origem do humano: formação humana e capacitação*. Petrópolis: Vozes, 2000.

MATURANA, Humberto; VARELA, Francisco. *A árvore do conhecimento: as bases biológicas do entendimento humano*. Tradução: Jonas Pereira dos Santos. São Paulo: Psy II, 1987.

MCKAY, Matthew; FANNING, Patrick; PALEG, Kim. *Couple skills: making your relationship work*. Nova York: New Harbinger Publications, 1994.

MCDANIEL, S. H.; HEPWORTH, J.; DOHERTY, W. J. *Terapia familiar médica*. Porto Alegre: Artes Médicas, 1994.

MCGOLDRICK, Mônica; RANDY, Gerson. *Genogramas en la evaluacion familiar*. Barcelona: Gedisa Editorial, 1987.

MEAD, Margaret. *Sexo e temperamento*. São Paulo: Perspectiva, 1988.

MEYER e Waldow. *Gênero e saúde*. Porto Alegre: Artes Médicas, 1999.

MEDINA, Carlos Alberto de; MOREIRA, Berenice Fialho; PAIVA, Lúcia; CORSINO, Patrícia. *A arte de viver em família. Conversas com a família em crise*. Petrópolis: Vozes, 1990.

MEES, Lúcia Alves. *Abuso sexual, trauma infantil e fantasias femininas*. Porto Alegre: Artes e Ofícios, 2001.

MELLO FILHO, D. A. Repensando os desafios de Ulisses e Fausto: a saúde, o indivíduo e a história. *Cadernos de Saúde Pública*. Fundação Oswaldo Cruz, vol.11, nº 1. Rio de Janeiro, março de 1995.

MENEGAZZO, Carlos Maria. *Magia, mito e psicodrama*. Barcelona: Paidós, 1981.

_____. *Umbrales de plenitud*. Barcelona: Fundación Vínculo, 1993.

MERÉ, J. J. Sexualidad y prevención del Sida: aprendizajes significativos de la estrategia lúdica comunitaria. In: MERÉ, J.J.; SOLDI, A. (orgs.) *Sida: desafios y respuestas regionales*. Montevidéu, Ides: IMS; Embaixada Britânica, 1998.

MERHY, E. *A saúde pública como política. Um estudo de formadores de políticas*. São Paulo: Hucitec, 1992.

MESQUITA, F. *AIDS*. São Paulo: Anita Garibaldi, 1992.

MESSIAH, A.; MOURET-FOURME, E. Homosexualité, bisexualité: éléments de socio-biographie sexuelle. *Population*, ano 48, nº 5, set./out de 1993. Paris.
MILLAN, Betty. *O que é amor*. Coleção Primeiros Passos. São Paulo: Brasiliense, 1983.
MILLET, Kate. *Política sexual*. México: Aguilar, 1975.
MILMANIENSE, José E. *Extrañas parejas: psicologia de la vida erótica*. Buenos Aires: Paidós, 1998.
MIMOUN, Sylvain; CHABY, Lucien. *A sexualidade masculina*. Lisboa: Instituto Piaget, 1996.
MINUCHIN, S. *Famílias y terapia familiar*. Buenos Aires: Gedisa, 1974.
MINUCHIN, S.; FISCHMAN, J. *Técnicas de terapia familiar*. Porto Alegre: Artes Médicas, 1990.
MONEY, J.; EHRHARDT, A. A. *Man & woman. Boy & girl*. Baltimore: Johns Hopkins University Press, 1972.
MONEY, John. *Love and love sickness: the science of sex, gender diference, and paird bonding*. Baltimore: Johns Hopkins University Press, 1980.
_____. *Lovemaps: clinical concepts of sexual, erotic health and pathology paraphilia, and gender transposition In: childhood, adolescence, and maturity*. Nova York: Irvigton Publishers, 1985.
MONEY, John; TUCKER, P. *Os papéis sexuais*. São Paulo: Brasiliense, 1981.
MONICK, Eugene. *Phallos. Símbolo sagrado de la masculinidad*. Santiago del Chile: Editoral Cuatro Vientos, 1994.
MONTAGNIER, L. *Vírus e homens. AIDS: seus mecanismos e tratamentos*. Rio de Janeiro: Zahar, 1995.
MOORE, John. *... y que passa con los hombres?* Santiago del Chile: Cuatro Vientos Editorial, 1989.
MORAIS de Sá, C. A.; COSTA, T. *Corpo a corpo contra a AIDS*. Rio de Janeiro: Revinter, 1994.
MOREL, Denise. *Ter um talento ter um sintoma. As famílias criadoras*. Tradução: Ana Maria Leandro e Lidia Aratangy. São Paulo: Escuta, 1988.
MORENO, Jacob Levy. *Fundamentos da la sociometria*. Buenos Aires: Ediciones Hormé, 1964.
_____. *Psicoterapia de grupo e psicodrama*. 2ª ed. São Paulo: Mestre Jou, 1972.
_____. *Who shall survive? A new approach of the problem of human interrelations*. Beacon: Beacon House, 1973.
_____. *Psicodrama*. São Paulo: Cultrix, 1974.
_____. *Psicoterapia de grupo e psicodrama*. São Paulo: Mestre Jou, 1974.
_____. *The first psychodramatic family*. Beacon: Beacon House, 1974.
_____. *Psicodrama*. São Paulo: Cultrix, 1978.
_____. *Fundamentos do psicodrama*. São Paulo: Summus, 1983.
_____. *O teatro da espontaneidade*. São Paulo: Summus, 1984.
_____. *As palavras do pai*. Campinas: Psy, 1992.
MORIN, Edgar. *O enigma do homem*. Rio de Janeiro: Zahar, 1979.
_____. *O método 4. As idéias. Habitat, vida, costumes, organização*. Porto Alegre: Sulina, 1998.
_____. *Ciência com consciência*. Rio de Janeiro: Bertrand Brasil, 2001.
_____. *Os sete saberes necessários a educação do futuro*. São Paulo: Cortez, 2001.
_____. *A religação dos saberes: o desafio do século XXI*. Rio de Janeiro: Bertrand Brasil, 2002.
MORIN, Edgar; MOIGN, Jean Louise Le. *A inteligência da complexidade*. São Paulo: Petrópolis, 2000.

MORIN, Jack. *A mente erótica. Descobrindo as fontes internas da paixão e satisfação sexuais*. Rio de Janeiro: Rocco, 1998.

_____. *Anal pleasure & health: a guide for men and women*. San Francisco: Down There Press, 1998.

MORIS, Desmond. *O macaco nu*. São Paulo: Summus, 1979.

MORRISON, Andrew R.; BIEHL, María Loreto. *A família ameaçada: violência doméstica nas américas*. Banco Interamericano de Desenvolvimento. FGV. Rio de Janeiro, 2000.

MOSCOSO, Martha. *Y el amor no era todo: mujeres, imágenes y conflictos*. Quito: Abya Yala. DGIS, 1996.

MULLER, Laura; VITIELLO, Nélson. *500 perguntas sobre sexo: respostas para as principias dúvidas de homens e mulheres*. Rio de Janeiro: Objetiva, 2001.

MURARO, Rose Marie. *Sexualidade da mulher brasileira. Corpo e classe social no brasil*. Rio de Janeiro: Rosa dos Tempos, 1996.

_____. *A mulher no terceiro milênio: uma história da mulher através dos tempos e suas perspectivas para o futuro*. Rio de Janeiro: Rosa dos Tempos, 1993.

MURARO, Rose Marie; BOFF, Leonardo. *Feminino e masculino. Uma nova consciência para os encontros das diferenças*. Rio de Janeiro: Sextante, 2002.

NAFFAH NETO, A. N. *Psicodramatizar*. São Paulo: Ágora, 1990.

NAGY, Ivan Boszormenyi; SPARK; GERALDINE., M. *Lealtades invisibles*. Buenos Aires: Amorrotu Editores, 1991.

NAHOUN, J. (1991). In: EGYPTO, Antonio Carlos; ANDRADE, Augusto Simonetti. *O prazer e o pensar: orientação sexual para educadores e profissionais de saúde*. São Paulo: Gente, 1999.

NAOMI WOLF. *The beauty myth. How images of beauty are used against women*. Nova York: William Morrow, 1991.

NEFZAWI, Xeque. *O jardim perfumado: um manual erótico árabe*. São Paulo: Empyreus, 1998.

NEIL, J.; KMISKERN, D. *Da psiquê ao sistema*. Porto Alegre: Artes Médicas, 1990.

NETO, Alfredo Naffah; MINDLIN, Betty; PORCHAT, Ieda (orgs.). *Amor, casamento e separação: a falência de um mito*. São Paulo: Brasiliense, 1992.

NEUBURGER, Robert. *O mito familiar*. São Paulo: Summus, 1999.

NEUGARTEN, B. Dynamics of transition of middle age to old age: adaptation and the life cicle. *Journal of Geriatric Psychiatry* 4, 71.87. Nova York, 1970.

NICHOLS, Michael. *O poder da família. A dinâmica das relações familiares*. São Paulo, Saraiva, 1985.

NICZ, Edith Evanira Gomes. *Mulher traída: dor & renascimento*. São Paulo: Iglu, 1996.

NOLASCO, S. (org.). *A desconstrução do masculino*. Rio de Janeiro: Rocco, 1999.

NUNES, César Aparecido. *Desvendando a sexualidade*. Campinas: Papirus, 1987.

NUNES, Eduardo. *Sedução: uma estrada de mão dupla*. São Paulo: Nunes, 2000.

O'CONNOR, Dagmar. *Como fazer amor com a mesma pessoa por toda a vida e continuar gostando*. Rio de Janeiro: Rosa dos Tempos, 1993.

OLAVARRÍA, José; BENAVENTE, Cristina; MELLADO, Patricio. *Masculinidades populares. Varones adultos jóvenes de Santiago*. Santiago: Nueva Série, FLACSO, 1998.

OLIVEIRA, L. *De amor tecida*. Rio de Janeiro: Relume Dumará, 1993.

OLIVEIRA, Mariana Simonsen. *Nós*. Poema original não publicado. São Paulo, 2002.

OLIVEIRA, S. R. C. *A sexualidade e o homem*. São Paulo: Lemos, 2000.

ORBACH, Susie. *A impossibilidade do sexo*. Tradução: Cristina Serra. Rio de Janeiro: Imago, 2000.

ORTIZ, R. *Cultura brasileira e identidade nacional*. São Paulo: Brasiliense, 1985.

OSHLACK, Ian. *Essa coisa chamada sexo: como estimular o amor, a intimidade e a sensualidade em sua vida*. Tradução: Carmen Fischer. São Paulo: Ágora, 1999.

OSIMANI, M.L.; SÁVIO, E.; LIMA, E.; PURTSCHER, H. *Guia educativa para la prevención comunitária del VIH. SIDA y de juegos didactivos*. IDES, PNUD. Montevidéu, 1995.

PACHECO, José; GAMITO, Luís. *O sexo é de todas as idades*. Lisboa: Caminho, 1993.

PAGET, Lou. *Seja uma amante sensacional*. São Paulo: Manole, 2001.

_____. *Seja um amante sensacional*. São Paulo: Manole, 2001.

PAGLIA, Camille. *Sexual personae: arte and decadence from Nefertiti to Emily Dickinson*. Nova York: Farrar Straus and Giroux, 1990.

PAICHELER, G. *L' infection par le VIH: un défit social*. Paris: Scor Notes, 1993.

PAIVA, Vera. *Evas, Marias e Liliths. As voltas do feminino*. São Paulo: Brasiliense, 1990.

_____. *Em tempos de AIDS*. São Paulo: Summus, 1992.

_____. *Sexualidades adolescentes: escolaridade, gênero e o sujeito sexual*, In: PARKER, R.; BARBOSA, R. M. (orgs.) (1999). *Sexualidades brasileiras*. Rio de Janeiro: Relumé Dumará, 1996.

PAPP, Peggy. *O processo de mudança. Uma abordagem prática à terapia sistêmica da família*. Porto Alegre: Artes Médicas, 1992.

PARKER, Richard G. *Corpos, prazeres e paixões; a cultura sexual no Brasil contemporâneo*. 2ª ed. São Paulo: Best Seller, 1991.

_____. *A cultura sexual no Brasil contemporâneo*. São Paulo: Best Seller, 1991.

_____. *A construção da solidariedade. AIDS, sexualidade e política no Brasil*. Abia, IMS. UERJ. Rio de Janeiro: Relume Dumará, 1994.

_____. (1994). *Diversidade sexual. Análise sexual e educação sobre AIDS no Brasil*. In: LOYOLA, M.A. (org.). *AIDS e sexualidade: o ponto de vista das ciências humanas*. Rio de Janeiro: Relume Dumará, 1994.

_____. *Políticas públicas em AIDS*. Rio de Janeiro: Zahar, 1997.

PARKER, R.; BASTOS, C.; GALVÃO, J.; PEDROSA, J. S. *A AIDS no Brasil*. Abia, Imes, UERJ. Rio de Janeiro: Relume Dumará, 1992.

PARKER, R.; DANIEL, H. *AIDS. A terceira epidemia. Ensaios e tentativas*. São Paulo: Iglu, 1991.

PARKER, R; GALVÃO, J. *Quebrando o silêncio: mulheres e AIDS no Brasil*. Abia, Ims, UERJ. Coleção História Social da AIDS, nº 7. Rio de Janeiro: Relume Dumará, 1996.

PARKER, R.; GALVÃO, J.; BESSA, M. S. (orgs.). *Saúde, desenvolvimento e política: respostas frente à AIDS no Brasil*. Rio de Janeiro: Zahar, 1999.

PARKER, Richard; BARBOSA, Maria Regina. *Sexualidades brasileiras*. Rio de Janeiro: Relume Dumará, 1996.

PASTERNAK, J. *AIDS verdade e mito história e fatos*. São Paulo: Círculo do Livro, 1988.

PATEMAN, C. *The sexual contract*. Califórnia: Stanford University Press, 1988.

PATERNOSTRO, Silvana. *Na terra de Deus e do homem: uma visão crítica da nossa cultura sexual*. Rio de Janeiro: Objetiva, 1999.

PAUL, N. Y.; PAUL, B. *A marital puzzle*. Nova York: W. W. Norton, 1974.

PEASE, A.; PEASE, B. *Por que os homens fazem sexo e as mulheres fazem amor? Uma visão científica (e bem humorada) de nossas diferenças*. Rio de Janeiro: Sextante, 2000.

PEIXOTO, André. *Disque-sexo: até onde vai a fantasia sexual do brasileiro?* São Paulo: A. Peixoto, 1999.

PERAZZO, Sérgio. O desenvolvimento de papéis ligados à sexualidade. *Revista da Febrap*. Ano 7, nº 3. São Paulo, 1984.

_____. *Descansem em paz os nossos mortos dentro de mim*. Rio de Janeiro: Francisco Alves, 1986.

PERELBERG, Rosine. *Os sexos e o poder nas famílias*. Rio de Janeiro: Imago, 1994.

PESSOA, Fernando. *O mar sem fim. Poemas de mensagem*. Fundação Cultural Mapfre Vida. Instituto Português do Património Arquitectônico. Mosteiro dos Jerónimos. Lisboa, 2002.

PETRI, V. *Sexo, fábulas e perigos*. São Paulo: Iglu, 1986.

PHYSIS. *Revista de saúde coletiva. Sexualidade e AIDS*. Vol II, nº 1. Rio de Janeiro, 1992.

PINCUS, Lily. *A família e a morte. Como enfrentar o luto*. Rio de Janeiro: Paz e Terra, 1974.

PINTO, Elisabeth Batista. *Estereótipos sexuais na percepção da família em função do desenvolvimento cognitivo*. Tese de mestrado em Psicologia Clínica PUC-SP. São Paulo: Mimeo, 1985.

PITTMAN, F. *Mentiras privadas. A infidelidade e a traição da intimidade*. Porto Alegre: Artes Médicas, 1994.

PITTMAN, F. S.; WAGERS, P. T. Crises of infidelity. In: JACOBSON, N. S.; GURMAN, A. S. *Clinical handbook of couple therapy*. Nova York: Guilford Press, 1995, pp. 295-316.

POLADIM, Anita Cecília Lofrano. Da identidade feminina ao papel feminino uma abordagem psicodramática. *Revista da Febrap*. Ano 9, nº 3. São Paulo, 1988.

POLLAK, M. *Os homossexuais e a AIDS. Sociologia de uma epidemia*. São Paulo: Estação Liberdade, 1990.

POLLAK, M.; DUBOIS; ARBER F.; BOCHOW, M. La modification des pratiques sexuelles. La Recherche: La Sexualité (213), 1100.11. Paris, 1989.

POLLAK, W. *Meninos de verdade. Conflitos e desafios na educação de filhos homens*. São Paulo: Alegre, 2000.

POLLY, Y. *A mulher e o desejo. Muito mais que a vontade de ser querida*. Rio de Janeiro: Rocco, 2001.

PORCHAT, I. *Amor, casamento e separação: a falência de um mito*. São Paulo: Brasiliense, 1992.

PORTINARI, D. *O discurso da homossexualidade feminina*. São Paulo: Brasiliense, 1989.

PRIORE, Mary Del (1986). Deus dá licença ao diabo; a contravenção nas festas religiosas e igrejas paulistas no século XVIII. In: VAINFAS, Ronaldo (org.). *História e sexualidade no Brasil*. Rio de Janeiro: Graal, 1986.

PUGET, J.; BERENSTEIN, I. *Psiconalisis de la pareja matrimonial*. Buenos Aires: Paidós, 1988.

PUGLIA, Marcelo. *Tudo o que você queria saber sobre uma amante e tinha medo de perguntar*. São Paulo: Letras e Expressões, 2000.

QUINTÁS, Afonso Lopes (1986) In: MABEL, Burin; MELER, Irene. *Género y familia: poder, amor y sexualidad en la construcción de la subjetividad*. Buenos Aires: Paidós, 1998.

QUINTÁS (1986) In: EGYPTO, Antonio Carlos; ANDRADE, Augusto Simonetti. *O prazer e o pensar*. São Paulo: Gente, 1999.

QUINTÁS, Afonso Lopes. *O amor humano. Seu sentido e alcance*. Tradução: Ricardo Aníbal Resenbuch. Petrópolis: Vozes, 1995.

RAGO, Margareth. *Os prazeres da noite: prostituição e código da sexualidade feminina em São Paulo*. Rio de Janeiro: Paz e Terra, 1991.

REIS, José Roberto Tozoni. *Cenas familiares; psicodrama e ideologia*. São Paulo: Ágora, 1992.

REICH, Whilhelm. *A função do orgasmo*. São Paulo: Brasiliense, 1995.
_____. *A revolução sexual*. Rio de Janeiro: Zahar, 1983.
_____. *O assassinato de Cristo: a peste emocional da humanidade*. São Paulo: Martins Fontes, 1999.
RELVAS, Ana Paula. *O ciclo vital da família numa perspectiva sistêmica*. Porto: Edições Afrontamento, 1996.
REUTHER, R. R. *Mujer nueva, tierra nueva*. Buenos Aires: Megápolis, 1977.
REZENDE, M. A. Amaral. *Corpo de mulher*. São Paulo: MG Editores Associados, 1991.
RIBEIRO, Marcos et al. *O prazer e o pensar*. São Paulo: Gente, 1989.
RIBEIRO, Maria Saldanha Pinto. *Divórcio: Guarda conjunta dos filhos e mediação familiar: entrevista aos pais: uma forma de permanecer pais*. Proposta de alteração legislativa; em co-autoria com a Associação Portuguesa das Mulheres Juristas. Lisboa: Pé da Serra, 1999.
RICHARDSON, H. B. *Patients have families*. Nova York: Commonweath Fund, 1945.
RICHTER, Horst E. *A família como paciente: psicologia e pedagogia*. São Paulo: Martins Fontes, 1970.
RISKIN, Michael; RISKIN, Anita Banker; GRANDINETTI, Deborah. *Orgasmo simultâneo*. Tradução: Roberto Argus. Rio de Janeiro: Record, 1999.
RODRIGUES JÚNIOR, Oswaldo Martins. *Objetivos do desejo das variações sexuais, perversões e desvios*. São Paulo: Iglu, 1991.
RODRÍGUEZ GÓMEZ, G.; GIL FLORES, J. E.; GARCÍA JIMÉNEZ, E. *Metodología de la investigación cualitativa*. Málaga: Ediciones Aljibe, 1996.
ROJAS DE GONZÁLES, Nelly. *La pareja: cómo vivir juntos?* Bogotá: Planeta Colombiana, 1994.
ROJAS, Bermudez; JAIME, Guilhermo. *Introdução ao psicodrama*. São Paulo: Mestre Jou, 1977.
_____. *Núcleo do eu*. São Paulo: Natura: 1978.
ROMANÁ, M. A. *Psicodrama pedagógico*. Campinas: Papirus, 1985.
_____. *Construção coletiva do conhecimento através do psicodrama*. Campinas: Papirus, 1992.
ROSE, A. *Hiper orgasmo*. São Paulo: União Nacional, 1996.
ROSEN, G. *Da política médica à medicina mocial*. Rio de Janeiro: Graal, 1980.
ROTELLO, Gabriel. *Sexual ecology: AIDS and the destiny of gay men*. Nova York: Dutton, 1997.
ROUSSELLE, Aline. *Panacéia: sexualidade e amor no mundo antigo*. São Paulo: Brasiliense, 1984.
RUBIN, J. *O sexo depois dos quarenta... e dos setenta*. In: BRECHER, R. et al. *A resposta sexual do homem e da mulher*. São Paulo: Cultrix, 1970.
RUFFIÉ, Jacques. *O sexo e a morte*. Lisboa: Dom Quixote, 1987.
SÁ, Heredia de. In: MABEL, Burin; MELER, Irene. *Género y familia: poder, amor y sexualidad en la construcción de la subjetividad*. Buenos Aires: Paidós, 1998.
SAFFIOTTI, Heleieth. *O poder do macho*. São Paulo: Moderna, 1987.
SAMPAIO, D.; GAMEIRO, J. *Terapia familiar*. Porto: Edições Afrontamento, 1985.
SANCHES, Renate Meyer. *Escolhi a vida: desafios da AIDS mental*. São Paulo: Olho d'Água, 1997.
SANFORD, John A. *Os parceiros invisíveis: o masculino e o feminino dentro de cada um de nós*. São Paulo: Paulinas, 1986.
SANTOS, Bayard Fischer. *A medida do homem: tudo o que você precisa saber para ter o pênis maior (ou menor)*. Porto Alegre: Imprensa Livre, 2000.
SANTOS, Joguimar Moreira dos. *Adultério: histórias das transgressões dos papéis sócio-sexuais na pré-história e na idade antiga*. São Paulo: Comunicarte, 1998.

SARTI, C. Reciprocidade e hierarquia: relações de gênero na periferia de São Paulo. *Cadernos de Pesquisa*, nº 70, pp. 38-46. Fundação Carlos Chagas. São Paulo, 1989.

SATIR, V. *Terapia familiar*. Rio de Janeiro: Francisco Alves, 1988.

SATIR, Virginia. *Terapia do grupo familiar*. Rio de Janeiro: Francisco Alves, 1988.

SAYÃO, Rosely. *Sexo é sexo*. São Paulo: Companhia das Letras, 1997.

SCHÜTZENBERGER, Anne Ancelin. *Meus antepassados, vínculos transgeracionais, segredos de família síndrome de aniversário e prática do genossociograma*. Tradução: José Maria da Costa Villar. São Paulo: Paulus, 1997.

SEIXAS, Ana Maria Ramos. *Sexualidade feminina. História, cultura, família – personalidade & psicodrama*. São Paulo: Senac, 1998.

SEIXAS, Maria Rita D' Ângelo. *Sociodrama familiar sistêmico*. São Paulo: Aleph, 1992.

SELVINI-PALAZZOLI, M.; CIRILLO, S.; SORRENTINO, M. *Os jogos psicóticos na família*. Tradução: Lauro Coelho. São Paulo: Summus, 1998.

SEVELY, Josephine Lowndes. *Segredos de Eva. Uma nova teoria da sexualidade feminina*. São Paulo: Best Seller, 1987.

SHAZER, Steve de. *Pautas de terapia familiar breve. Un enfoque ecosistémico*. Buenos Aires: Paidós, 1996.

_____. *Terapia familiar breve*. São Paulo: Summus, 1997.

SHEEHY, Gail. *Passagens: crises previsíveis da vida adulta*. São Paulo: Francisco Alves, 1982.

SHILTIS, R. *O prazer com risco de vida*. São Paulo: Record, 1990.

SHOWALTER, Elaine. *Anarquia sexual; sexo e cultura no "fin de siècle"*. Rio de Janeiro: Rocco, 1993.

SILVA, V. A. da. *Nossos desvios sexuais*. São Paulo: Ediouro, 1986.

SILVERSTINE, Olga; WALTERS, Mariana; PAPP, Peggy. *La red invisible*. Buenos Aires: Paidós, 1997.

SIMONTON, S. M. *A família e a cura*. São Paulo: Summus, 1990.

SINAY, Sergio. *Esta noche no, querida*. Buenos Aires: Ediciones del Nuevo Extremo, 1997.

SINGLY, F. *La sociologie de la famille contemporaine*. Paris: Nathan, 1993.

SKYNER, Robin; CLESSE, John. *Famílias e como sobreviver a elas*. Porto: Afrontamentos, 1983.

SLUZKI, Carlos E. *Psicologia e psicoterapia de casal*. Campinas: Psy, 1994.

_____ (org.). *Psicopatologia e psicoterapia do casal*. Campinas: Psy II, 1994.

SOLOMON, Robert C. *Erotic by nature: a celebration of life, love and our wonderful bodies*. Califórnia: North San Juan, Shakti Press, 1988.

SONTAG, S. *AIDS e suas metáforas*. São Paulo: Companhia das Letras, 1988.

SOUZA, Anna Maria Nunes de. *A família e seu espaço: uma proposta de terapia familiar*. São Paulo: Agir, 1985.

SOUZA, H. *A cura da AIDS*. Rio de Janeiro: Relume Dumará, 1994.

SPENCER, Colin. *Homossexualidade: uma história*. Tradução: Rubem Machado. Rio de Janeiro: Record, 1996.

ST. CLAIRE, Olívia. *Desperte a deusa do sexo que existe em você: 227 maneiras de excitar seus instintos e imaginação*. Rio de Janeiro: Ediouro, 1998.

STACK, C. Forthcoming. The culture of gender: *an anthropologist looks at gilligan*. In: *Negotiating gender in american culture*. Boston: F. Ginsburg and. A. Beacon Press, 1988.

STEINER, Claude. *Os papéis que vivemos na vida. A análise transacional de nossas interpretações cotidianas*. São Paulo: Artenova,

STOLLER, Robert. *Sex and gender*. Vol. I. Nova York: Science House, 1968.

_____. *Splitting*. Nova York: Quadrangle, 1973.

_____. *Perversion.* Nova York: Pantheon, 1975.
_____. *Sex and gender.* Vol. 2. Londres: Horgarth, 1975.
_____. *Observando a imaginação erótica.* Tradução: Raul Fiker; Marcia Epstein Fiker. Rio de Janeiro: Imago, 1998.
_____. A contribuition to the study of gender identity. Londres: *International Journal of Psychoanalysis* 45: 220.26, 1964.
STREET, R. *Técnicas sexuales modernas.* Buenos Aires: Ediciones Hormé, 1996.
STUBBS, Kenneth R. *Romantic interludes: a sensuous lover guide.* Califórnia: Larkspur, Secret Garden, 1988.
SUPLICY, Marta. *Condição da mulher: amor, paixão e sexualidade.* São Paulo: Brasiliense, 1985.
SYMONS, Donald. *The evolution of human sexuality.* Nova York: Oxford University Press, 1979.
TANNAHILL, Reay. *O sexo na história.* Rio de Janeiro: Francisco Alves, 1983.
TAYLOR, Maurice; MCGEE, Seana. *O novo casal: as dez novas leis do amor.* Rio de Janeiro: Campus, 2000.
TAYLOR, Timothy. *A pré-história do sexo: quatro milhões de anos de cultura sexual.* São Paulo: Campus, 1997.
TERTO Jr., V. Sexo seguro. In: PAIVA, V.; ALONSO, L. *Em tempos de AIDS.* São Paulo: Summus, 1992.
TIBA, Içami. *Adolescência: o despertar do sexo.* São Paulo: Gente, 1994.
TIEFER, Leonore. *A sexualidade humana: sentimentos e funções.* São Paulo: Harper & Row do Brasil, 1996.
TISSOT, Simon (1790). Onanismo: um tratado sobre doenças acarretadas pela masturbação. In: EGYPTO, Antonio Carlos; ANDRADE, Augusto Simonetti. *O prazer e o pensar: orientação sexual para educadores e profissionais de saúde.* São Paulo: Gente, 1999.
TORGOVNICK, Mariana. *Paixões primitivas: homens, mulheres e a busca do êxtase.* Tradução: Leonardos Fróes. Rio de Janeiro: Rocco, 1999.
TRAVIS, Carol. *The mismeasure of woman: why women are not the better sex, the inferior sex, or the opposite sex.* Nova York: Simon & Schuster. Thouchstone, 1992.
TRIMMER, E. *Medicina sexual básica.* São Paulo: Manole, 1980.
TRINDADE, Ellika; BRUNS, Maria Alves de Toledo. *Adolescentes e paternidade, um estudo fenomenológico.* Ribeirão Preto: Holos, 1999.
TURKENICZ, Abraham. *A aventura do casal.* Porto Alegre: Artes Médicas, 1995.
UNAIDS. *Sexual behavior change: where have theories taken us?* Geneva: Unaids, 1999.
USECHE, Bernardo. *Cinco estúdios de sexologia.* Manizales: ARS Serigrafia Ediciones, 1999.
USSEL, Jos Van. *Repressão sexual.* Rio de Janeiro: Campus, 1980.
VACCARI, Vera Lúcia; CASTILHAS, Valeriano Martín. *DST e AIDS: conviver sem riscos.* Belo Horizonte: Lê, 1997.
VAINER, Ricardo. *Anatomia de um divórcio interminável: o litígio como forma de vínculo.* São Paulo: Casa do Psicólogo, 1999.
VAINFÁS, Ronaldo. *História e sexualidade no Brasil.* Rio de Janeiro: Graal, 1986.
_____. *Os protagonistas anônimos da história: micro-história.* Rio de Janeiro: Campus, 2002.
VAITSMAN, J. *Flexíveis e plurais: identidade, casamento e família em circunstâncias pós-modernas.* Rio de Janeiro: Rocco, 1995.
VALDÉS, T.; OLAVARRÍA, J. *Los estudios sobre masculinidades em América Latina: cuestiones em torno a la agenda internacional.* Simposio sobre participación

masculina en la salud sexual y reproductiva: nuevos paradigmas. Oaxaca, 1998.

VALINS, Linda. *Quando o corpo da mulher diz não ao sexo: compreendendo e superando o vaginismo.* Tradução: Nádia Lamas. Rio de Janeiro: Imago, 1994.

VANCE, C. A antropologia redescobre a sexualidade. *Physis,* vol. 1, nº 5. Rio de Janeiro: Relume Dumará, 1995.

VARELLA, Drauzio. *AIDS hoje.* São Paulo: Cered, 1988.

VARGAS, Marilene Cristina. *Manual do tesão e do orgasmo.* 3ª ed. Rio de Janeiro: Civilização Brasileira, 1998.

VATSYAYANA, Mallanaga. *Kama sutra.* Rio de Janeiro: Zahar, 1997.

_____. *Kama sutra segundo a versão clássica de sir Richard Burton E. F. E. Arbuthnot.* Rio de Janeiro: Zahar, 1993.

VELHO, G. *Nobres e anjos.* Rio de Janeiro: FGV, 1998.

VENTURA, M. (org.). *Direitos das pessoas vivendo com HIV e AIDS.* Grupo pela Vida. Rio de Janeiro, Grupo pela Vida, 1993.

VIANNA, Oliveira. *Evolução do povo brasileiro.* São Paulo: Lobato & Cia, 1923.

VIEIRA, Leila Maria Paulino. Método psicodramático e relações familiares. *Revista da Febrap,* ano 10, nº 1. São Paulo, 1990.

VILLETA, Wilza. *Homens que fazem sexo com mulheres: prevenindo a transmissão sexual do HIV. Proposta e pistas para o trabalho.* São Paulo: Nepaids, 1997.

VISCOTT, David Steven. *Eu te amo! E aí?* São Paulo: Summus, 1996.

VITIELLO, Nelson. *Tratado de reprodução humana.* Rio de Janeiro: Cultura Médica, 1996.

_____. *Reprodução e sexualidade. Um manual para educadores.* Rio de Janeiro: CEICH, 1994.

_____. *Redação e apresentação de comunicações científicas.* São Paulo: BYR, 1998.

WACHTEL, E. F. The family psyche over three generations: the genogram revisited. *Journal of Marital and Family Therapy* 8 (3) pp. 335-343. Nova York, 1982.

WAJSBROT, C. *A infidelidade. Um horizonte, uma troca, uma memória.* São Paulo: L&PM, 1990.

WALLERSTEIN, Judith S.; KELLY, Joan B. *Sobrevivendo à separação: como pais e filhos lidam com o divórcio.* Porto Alegre: Artmed, 1998.

WALSH, Froma; MCGOLDRICK, Mônica. *Morte na família: sobrevivendo às perdas.* Porto Alegre: Artmed, 1998.

WATTS, Alan. *Naturaleza, hombre y mujer.* Buenos Aires: Paidós, 1997.

WATZLAWICK, P. (org.). *A realidade inventada.* Campinas: Psy, 1984.

WATZLAWICK, P.; KRIEG, P. *O olhar do observador.* Campinas: Psy, 1991.

WATZLAWICK, Paul; BEAVIN, Janet Helmick; JACKSON, Don D. *Pragmática da comunicação humana: um estudo dos padrões, patologia e paradoxos da interação.* São Paulo: Cultrix, 1967.

WEBER, J.; FERRIMAN, A. *Tudo sobre AIDS em perguntas e respostas.* São Paulo: Nova Cultural, 1986.

WEIL, Pierre. *Amar e ser amado: a comunicação no amor.* Petrópolis: Vozes, 1989.

WEINRICH, James D. *Sexual landscapes: why we are, what we are, why we love, whom we love.* Nova York: Charles Scribner s Sons, 1987.

WENDY, M.; BOSS, S. *No jardim do desejo. As fantasias sexuais femininas.* São Paulo: Mandarim, 1997.

WESCHSLER, Solange Múglia. *Criatividade: descobrindo e encorajando.* Campinas: Psy, 1993.

WESTHEIMER, Ruth. *Sexo: para uma vida melhor.* São Paulo: Abril, 1987.

WHIPPLE, B.; LADAS, A. K.; PERRY, J. D. *O ponto G e outras descobertas recentes sobre a sexualidade feminina*. Rio de Janeiro: Record, 1982.

WHITAKER, C.; BUMBERRY, W. *Dançando com a família. Uma abordagem simbólico-existencial*. Porto Alegre: Artes Médicas, 1990.

WHITAKER, C.; MAPIER, A. *El crisol de la familia*. Buenos Aires: Amorrotu, 1982.

WHITE, M. *Guías para una terapia familiar sistémica*. Buenos Aires: Gedisa, 1994.

WHITE, M.; EPSTON, D. *Medios narrativos para fines terapéuticos*. Barcelona: Paidós, 1993.

WHILLIAMS, A. *Psicodrama estratégico. A técnica apaixonada*. São Paulo: Ágora, 1994.

WINKLER, John J. *Las coacciones del deseo: antropología del sexo y el género en la antigua Grecia*. Barcelona: Manantial, 1990.

WINNICOTT, D. W. *A família e o desenvolvimento do indivíduo*. Belo Horizonte: Interlivros, 1980.

WOLF, Sean Fred. In: ALAN, Watts (1997). *Naturaleza, hombrey y mujer*. Buenos Aires: Paidós, 1995.

WORDEN, J. William. *Terapia do luto: um manual para o profissional de saúde mental*. Porto Alegre: Artes Médicas, 1998.

XIMENES, Sérgio. *Minidicionário da língua portuguesa*. Rio de Janeiro: Ediouro, 2000.

YALOM, Irvin D. *O executor do amor e outras estórias sobre psicoterapia*. Porto Alegre: Artes Médicas, 1996.

YASHODHARA (1998). In: EGYPTO, Antonio Carlos; ANDRADE, Augusto Simonetti. *O prazer e o pensar: orientação sexual para educadores e profissionais de saúde*. São Paulo: Gente, 1999.

YUNES, J.; NUNES, E. D.; MENDES, R.; CHAVES, N. et al. *A medicina social no Brasil*. São Paulo: Vozes, 1988.

ZAMPIERI, Ana Maria Fonseca. Sociodrama, educação e AIDS. *Cadernos de Psicodrama Educação e Desenvolvimento*. São Paulo: Ágora, 1990.

_____. *Sexualidade e psicodrama*. Mesa-redonda do IX Congresso Brasileiro de Psicodrama. Águas de São Pedro, 1994.

_____. O axiodrama. *Revista Brasileira de Psicodrama Febrap*. Vol. 2. São Paulo, 1994.

_____. *Sociodrama construtivista da AIDS*. Campinas: Psy, 1996.

_____. A experiência do sociodrama construtivista na prevenção de HIV/AIDS. In: FERNANDES, M. E. L.; D'ANGELO, L. A. V.; VIEIRA E. M. *Preveção HIV/AIDS. Experiência do projeto AIDS CAP no Brasil*. São Paulo: Associação Saúde da Família AIDS CAP, 2000.

_____. Sociodrama construtivista da sexualidade conjugal. In: GRANDESSO, M. A. (org.). *Terapia e justiça social. Resposta ética a questões de dor em terapia*. APTF. São Paulo, 2001.

ZUK, Gerald H.; NAGY, Ivan Boszormenyi. *Terapia familiar y familias en conflicto*. México: Fondo de Cultura Económica, 1985.

A profa. dra. ANA MARIA ZAMPIERI formou-se em Psicologia pela USP em 1975. Fez duas pós-graduações: em Terapia Sistêmica de Casais e Famílias, na PUC-SP, em 1994, e em Terapia Sexual, pela Sociedade Brasileira de Sexualidade Humana, em 2000. Conquistou os títulos de mestre e doutora em Psicologia Clínica pela PUC-SP, em 1995 e 2002, respectivamente.

Sua atividade profissional é intensa. Tem participação ativa em várias associações da categoria, em comissões científicas de congressos, formando cursos de especialização em Psicodrama e Terapia de Casais e Famílias em São Paulo, Bauru, Taubaté, Rio de Janeiro, Goiânia e Brasília.

Seus artigos científicos sobre sexualidade e prevenção de HIV/AIDS têm sido publicados em revistas especializadas no Brasil e no exterior (África do Sul, Argentina, Cuba, Espanha, França, México e Peru). É co-autora de vários livros, entre eles, *Psicodrama em empresas* – Editora Ágora, e autora de *Sociodrama construtivista da AIDS* – Editora Psy, Campinas.

www.gruposummus.com.br

IMPRESSO NA
sumago gráfica editorial ltda
rua itauna, 789   vila maria
02111-031   são paulo   sp
telefax 11 **6955 5636**
sumago@terra.com.br